国家卫生健康委员会"十三五"规划教材
全国中医住院医师规范化培训教材

中医内科学·肿瘤分册

主　审　刘嘉湘

主　编　李和根　吴万垠

副 主 编　王笑民　李　杰　马纯政　程海波　李　雁

编　委　（按姓氏笔画排序）

马纯政	河南省中医院	吴万垠	广东省中医院
王　维	重庆大学附属肿瘤医院	张　越	吉林省肿瘤医院
王笑民	首都医科大学附属北京中医医院	张洪亮	新疆医科大学附属中医医院
龙顺钦	广东省中医院	陈乃杰	福建省肿瘤医院
刘丽坤	山西省中医院	周　蕾	上海中医药大学附属龙华医院
刘苓霜	上海中医药大学	耿　刚	内蒙古自治区中医医院
李　艺	云南省中医医院	柴可群	浙江省立同德医院
李　平	安徽医科大学第一附属医院	徐　巍	哈尔滨医科大学附属第一医院
李　杰	中国中医科学院广安门医院	旋　静	长春中医药大学
李　雁	上海市中医医院	蒋益兰	湖南省中医药研究院附属医院
李小江	天津中医药大学第一附属医院	程海波	南京中医药大学
李和根	上海中医药大学附属龙华医院	舒　鹏	江苏省中医院
杨小兵	广东省中医院	熊绍权	成都中医药大学附属医院

学术秘书　周　蕾（兼）　杨小兵（兼）

人民卫生出版社
·北　京·

图书在版编目（CIP）数据

中医内科学.肿瘤分册/李和根，吴万垠主编.—
北京：人民卫生出版社，2020.7
ISBN 978-7-117-30222-7

Ⅰ.①中… Ⅱ.①李…②吴… Ⅲ.①中医内科学②
中医学 – 肿瘤学 Ⅳ.①R25②R273

中国版本图书馆 CIP 数据核字（2020）第 129644 号

人卫智网	www.ipmph.com	医学教育、学术、考试、健康，购书智慧智能综合服务平台
人卫官网	www.pmph.com	人卫官方资讯发布平台

中医内科学·肿瘤分册

Zhongyi Neikexue·Zhongliu Fence

主　　编：李和根　吴万垠
出版发行：人民卫生出版社（中继线 010-59780011）
地　　址：北京市朝阳区潘家园南里 19 号
邮　　编：100021
E - mail：pmph @ pmph.com
购书热线：010-59787592　010-59787584　010-65264830
印　　刷：保定市中画美凯印刷有限公司
经　　销：新华书店
开　　本：787 × 1092　1/16　印张：20
字　　数：449 千字
版　　次：2020 年 7 月第 1 版
印　　次：2020 年 8 月第 1 次印刷
标准书号：ISBN 978-7-117-30222-7
定　　价：68.00 元

打击盗版举报电话：010-59787491　E-mail：WQ @ pmph.com
质量问题联系电话：010-59787234　E-mail：zhiliang @ pmph.com

数字增值服务编委会

3

修 订 说 明

为适应中医住院医师规范化培训快速发展和教材建设的需要,进一步贯彻落实《国务院关于建立全科医生制度的指导意见》《医药卫生中长期人才发展规划(2011—2020年)》和《国家卫生计生委等7部门关于建立住院医师规范化培训制度的指导意见》,按照《国务院关于扶持和促进中医药事业发展的若干意见》要求,规范中医住院医师规范化培训工作,培养合格的中医临床医师队伍,经过对首版教材使用情况的深入调研和充分论证,人民卫生出版社全面启动全国中医住院医师规范化培训第二轮规划教材(国家卫生健康委员会"十三五"规划教材)的修订编写工作。

为做好本套教材的出版工作,人民卫生出版社根据新时代国家对医疗卫生人才培养的要求,成立国家卫生健康委员会第二届全国中医住院医师规范化培训教材评审委员会,以指导和组织教材的修订编写和评审工作,确保教材质量;教材主编、副主编和编委的遴选按照公开、公平、公正的原则,在全国60余家医疗机构近1000位专家和学者申报的基础上,经教材评审委员会审定批准,有500余位专家被聘任为主审、主编、副主编、编委。

本套教材始终贯彻"早临床、多临床、反复临床",处理好"与院校教育、专科医生培训、执业医师资格考试"的对接,实现了"基本理论转变为临床思维、基本知识转变为临床路径、基本技能转变为解决问题的能力"的转变,注重培养医学生解决问题、科研、传承和创新能力,造就医学生"职业素质、道德素质、人文素质",帮助医学生树立"医病、医身、医心"的理念,以适应"医学生"向"临床医生"的顺利转变。

根据该指导思想,本套教材在上版教材的基础上,汲取成果,改进不足,针对目前中医住院医师规范化培训教学工作实际需要,进一步更新知识,创新编写模式,将近几年中医住院医师规范化培训工作的成果充分融入,同时注重中医药特色优势,体现中医思维能力和临床技能的培养,体现医考结合,体现中医药新进展、新方法、新趋势等,并进一步精简教材内容,增加数字资源内容,使教材具有更好的思想性、实用性、新颖性。

本套教材具有以下特色:

1. **定位准确,科学规划** 本套教材共25种。在充分调研全国近200家医疗机构及规范化培训基地的基础上,先后召开多次会议深入调研首版教材的使用情况,并广泛听取了长期从事规培工作人员的意见和建议,围绕中医住院医师规范化培训的目标,分为临床学科(16种)、公共课程(9种)两类。本套教材结合中医临床实际情况,充分考虑各学科内亚专科的培训特点,能够满足不同地区、不同层次的培训要求。

2. **突出技能,注重实用**　本套教材紧扣《中医住院医师规范化培训标准(试行)》要求,将培训标准规定掌握的以及编者认为在临床实践中应该掌握的技能与操作采用"传统"模式编写,重在实用,可操作性强,强调临床技术能力的训练和提高,重点体现中医住院医师规范化培训教育特色。

3. **问题导向,贴近临床**　本套教材的编写模式不同于本科院校教材的传统模式,采用问题导向和案例分析模式,以案例提示各种临床情境,通过问题与思路逐层、逐步分解临床诊疗流程和临证辨治思维,并适时引入、扩展相关的知识点。教材编写注重情境教学方法,根据诊治流程和实际工作中的需要,将相关的医学知识运用到临床,转化为"胜任力",重在培养学员中医临床思维能力和独立的临证思辨能力,为下一阶段专科医师培训打下坚实的基础。

4. **诊疗导图,强化思维**　本套教材设置各病种"诊疗流程图"以归纳总结临床诊疗流程及临证辨治思维,设置"临证要点"以提示学员临床实际工作中的关键点、注意事项等,强化中医临床思维,提高实践能力,体现中医住院医师规范化培训教育特色。

5. **纸数融合,创新形式**　本套教材以纸质教材为载体,设置随文二维码,通过书内二维码融入数字内容,增加视频/微课资源、拓展资料及习题等,使读者阅读纸书时即可学习数字资源,充分发挥富媒体优势和数字化便捷优势,为读者提供优质适用的融合教材。教材编写与教学要求匹配、与岗位需求对接,与中医住院医师规范化培训考核及执业考试接轨,实现了纸数内容融合、服务融合。

6. **规范标准,打造精品**　本套教材以《中医住院医师规范化培训实施办法(试行)》《中医住院医师规范化培训标准(试行)》为编写依据,强调"规范化"和"普适性",力争实现培训过程与内容的统一标准与规范化。其临床流程、思维与诊治均按照各学科临床诊疗指南、临床路径、专家共识及编写专家组一致认可的诊疗规范进行编写。在编写过程中,病种与案例的选择,紧扣标准,体现中医住院医师规范化培训期间分层螺旋、递进上升的培训模式。教材修订出版始终坚持质量控制体系,争取打造一流的、核心的、标准的中医住院医师规范化培训教材。

人民卫生出版社医药卫生规划教材经过长时间的实践和积累,其优良传统在本轮教材修订中得到了很好的传承。在国家卫生健康委员会第二届全国中医住院医师规范化培训教材评审委员会指导下,经过调研会议、论证会议、主编人会议、各专业教材编写会议和审定稿会议,编写人员认真履行编写职责,确保了教材的科学性、先进性和实用性。参编本套教材的各位专家从事中医临床教育工作多年,业务精纯,见解独到。谨此,向有关单位和个人表示衷心的感谢! 希望各院校及培训基地在教材使用过程中,及时提出宝贵意见或建议,以便不断修订和完善,为下一轮教材的修订工作奠定坚实的基础。

人民卫生出版社有限公司

2020 年 3 月

国家卫生健康委员会"十三五"规划教材
全国中医住院医师规范化培训
第二轮规划教材书目

序号	教材名称	主编		
1	卫生法规(第2版)	周 嘉	信 彬	
2	全科医学(第2版)	顾 勤	梁永华	
3	医患沟通技巧(第2版)	张 捷	高祥福	
4	中医临床经典概要(第2版)	赵进喜		
5	中医临床思维(第2版)	顾军花		
6	中医内科学·呼吸分册	王玉光	史锁芳	
7	中医内科学·心血管分册	方祝元	吴 伟	
8	中医内科学·消化分册	高月求	黄穗平	
9	中医内科学·肾病与内分泌分册	倪 青	邓跃毅	
10	中医内科学·神经内科分册	高 颖	杨文明	
11	中医内科学·肿瘤分册	李和根	吴万垠	
12	中医内科学·风湿分册	刘 维	茅建春	
13	中医内科学·急诊分册	方邦江	张忠德	
14	中医外科学(第2版)	刘 胜		
15	中医皮肤科学	陈达灿	曲剑华	
16	中医妇科学(第2版)	梁雪芳	徐莲薇	刘雁峰
17	中医儿科学(第2版)	许 华	肖 臻	李新民
18	中医五官科学(第2版)	彭清华	忻耀杰	
19	中医骨伤科学(第2版)	詹红生	冷向阳	谭明生
20	针灸学	赵吉平	符文彬	
21	推拿学	房 敏		
22	传染病防治(第2版)	周 华	徐春军	
23	临床综合诊断技术(第2版)	王肖龙	赵 萍	
24	临床综合基本技能(第2版)	李 雁	潘 涛	
25	临床常用方剂与中成药	翟华强	王燕平	

国家卫生健康委员会
第二届全国中医住院医师规范化培训教材
评审委员会名单

主 任 委 员　胡鸿毅　刘清泉

副主任委员　（按姓氏笔画排序）

王　阶　方祝元　冷向阳　陈达灿

高　颖　谢春光

委　　　员　（按姓氏笔画排序）

王艳君　毛静远　方邦江　任献青

向　楠　刘　萍　刘中勇　刘英超

刘金民　关雪峰　李　丽　杨思进

连　方　吴　伟　张　科　张允岭

罗颂平　周　华　冼绍祥　郝薇薇

徐春军　崔晓萍　彭清华

秘　　　书　舒　静　张广中　严雪梅

前　言

　　本教材为国家卫生健康委员会"十三五"中医住院医师规范化培训规划教材,适合中医学、中西医结合临床医学的住院医师规范化培训(以下简称规培)使用。

　　恶性肿瘤是威胁人类健康及生命的最常见疾病,位居人类疾病三大主要死亡原因之列,约占所有疾病死因的四分之一。在中国,恶性肿瘤已经成为严重威胁中国人群健康的主要公共卫生问题之一。随着恶性肿瘤发病率及死亡率逐年递增,早期发现、早期诊断及早期治疗仍然是我们亟待解决的问题。手术、放疗、化疗、微创治疗、靶向治疗及生物免疫治疗等是目前晚期恶性肿瘤的常用治疗手段。对于恶性肿瘤的治疗,除了以上治疗手段外,中医药在肿瘤防治中也有一定的疗效,特别是在减轻西医治疗毒副反应及改善生活质量方面有不错的表现,已引起国内外学者越来越多的重视。"坚持中西医并重,传承发展中医药事业",作为新世纪的中医或中西医结合规培医生,只有掌握恶性肿瘤的中西医诊疗临床思维,才能更好地为患者服务。

　　本教材以国家中医药管理局发布的《中医住院医师规范化培训标准(试行)》为依据,在上版规培教材《中医内科学》的基础上,首次深入、细化地编写了《中医内科学·肿瘤分册》教材。全书共分为总论、各论、技能与操作和附录4部分。总论主要介绍现代肿瘤学的治疗近况、中医肿瘤的病因病机、常用辨治方法、中医诊疗肿瘤的思辨特色和应用,并按作用机制的不同,对常用抗肿瘤中药进行了较为系统的梳理和归纳。各论主要按部位自上而下地介绍了包括脑瘤、鼻咽癌、甲状腺癌、肺癌、食管癌、乳腺癌等共22种肿瘤科常见疾病,并在《中医住院医师规范化培训标准(试行)》的基础上,适当增加了常见的癌因性症状、并发症和肿瘤治疗相关的毒副反应等,如癌因性疲乏、出血、骨髓抑制等。每个疾病从培训目标、典型案例、问题与思路、知识点、临证要点、诊疗流程等方面进行介绍,来强化住院医师对临床各病诊疗基本知识和技能的掌握。技能与操作主要介绍肿瘤科常用的诊断和治疗的技术操作方法。附录为英文缩写名词对照表,以便于读者阅读学习。

　　本教材在编写时不再采用本科教材以介绍疾病为主的编写模式,而是采用以病例导入为主的CBL(case-based learning)模式,主要目的是培养规培医生的临床诊治思维。考虑到本教材是作为中医住院医师规范化培训的通科教材,省略了文中现代肿瘤关于 TNM(Tumor Node Metastasis)分期和 NCCN(National Comprehensive Cancer Network)临床实践指南的介绍。考虑到西医治疗可参考国内外最新诊疗指南或规范,在本教材的编写过程中对于西医治疗仅是简单提及,主要突出中医临床诊治疾病思维及中医特色疗法。

本教材的编写以培养规培医生中医临床思维能力和实践能力为宗旨,注重创新性,在纸质教材的基础上增加了数字资源内容。数字资源以二维码的形式嵌入在相关章节,通过对相关知识进行系统性梳理、总结,检验学习效果,加深知识记忆,启发思路,帮助理解掌握相关知识。

本教材由国医大师刘嘉湘教授担任主审,主编李和根教授、吴万垠教授协调分工,联合全国各地的专家进行编写。本教材在编写过程中得到上海中医药大学附属龙华医院陈湘君教授的指导,在此一并表示感谢。

由于参与编写单位及人员较多,我们学术水平有限,且肿瘤治疗进展快速,不足之处,恳请有关专家和同行给予指正,以便进一步修订完善。

《中医内科学·肿瘤分册》编委会

2020 年 4 月

目　录

各　论

技能与操作

总　论

第一章

肿瘤学概论

PPT 课件

01章PPT

培训目标

1. 了解肿瘤常见发病原因和机制。
2. 熟悉现代医学常见肿瘤诊断和治疗方法。
3. 掌握肿瘤中医病机。
4. 掌握肿瘤中医辨证思路和方法。
5. 熟悉肿瘤中医常用治则治法。

第一节 现代肿瘤学诊疗近况

一、流行病学简介

据统计,2018 年全球估计新增癌症病例约 1 800 万例,死亡病例约 960 万例。国家癌症中心发布最新全国癌症统计数据显示:2014 年我国恶性肿瘤估计新发病例约 380.4 万例(约占全球 21.1%),死亡病例约 229.6 万例(约占全球 23.9%),发病率高的肿瘤依次是肺癌、胃癌、结直肠癌和肝癌,死亡率高的肿瘤依次为肺癌、肝癌、胃癌、食管癌。

二、病因和发病机制

肿瘤发病与多种因素相关,包括外源性因素(化学致癌物、物理因素、病毒因素)和内源性因素(遗传因素、免疫状态、内分泌因素、DNA 损伤修复能力等)两方面。恶性肿瘤的发生是内源性因素和外源性因素共同作用的结果,经历了多阶段、复杂渐进的病理过程后形成肿瘤。

1. **化学致癌物** 环境中化学致癌物质主要有烷化剂、稠环芳烃、芳香胺、亚硝胺、真菌与植物毒素、金属与类金属、矿物质、药物、过量酒精、烟草等。这些物质通过消化道、呼吸道、皮肤接触等途径进入人体,致癌过程可分为激发、促进和演变三个阶段,

笔记

化学致癌物按此作用阶段和机制可分为激发剂、促进剂、恶变剂三个阶段连续进行，诱导正常细胞转化为肿瘤细胞，最终导致肿瘤形成。

2. 物理因素　物理致癌因素主要有电离辐射和紫外线。长期暴露于放射性同位素镭、铀、氡、钴、锶、^{131}I 及放射性粉尘环境中，这些物质产生的辐射作用可导致白血病、乳腺癌、甲状腺肿瘤、肺癌、骨肿瘤等疾病的发生。紫外线诱发的肿瘤多发生在户外工作者和长期日光浴者，常见的有黑色素瘤、皮肤鳞状细胞癌等。

3. 病毒因素　已经证实乙型肝炎病毒与肝癌的发生密切相关；人乳头状瘤病毒与宫颈癌发病有关；EB 病毒与 Burkitt 淋巴瘤、鼻咽癌、弥漫型多克隆 B 细胞淋巴瘤等肿瘤的发病有关。

4. 遗传因素　随着对肿瘤生化和分子生物学研究的深入，人们逐渐认识到肿瘤是遗传因素和环境因素共同作用的结果。某些肿瘤具有遗传易感性，也就是说，子代从亲代那里继承了一种比别人更易患某种肿瘤的遗传倾向，并可以代代传递下去。肺癌发病存在家族聚集现象，提示其具有家族易感性；家族性乳腺癌与遗传易感性基因突变密切相关；15%~20% 的结肠癌呈家族性发病。这些情况说明遗传因素与肿瘤发病存在一定的关系。

5. 免疫状态与肿瘤　肿瘤的发生发展与机体免疫状态密切相关，原发性和继发性免疫缺陷者容易罹患肿瘤。长期应用免疫抑制剂、大剂量化疗和放疗者机体对肿瘤细胞或突变细胞的免疫监视作用降低，有些患者在原有肿瘤被有效治疗的同时还会发生另一种肿瘤。

6. 内分泌因素　激素可以通过影响细胞分化、促进细胞分裂，对肿瘤的发生起到一定作用，在乳腺癌、前列腺癌、子宫内膜癌、卵巢癌、甲状腺癌、骨癌、睾丸癌等肿瘤的发生发展过程中起着重要的作用。例如，长期使用雌激素的更年期妇女患乳腺癌的风险增加；睾酮水平与前列腺癌的发病和预后相关。

7. DNA 损伤修复能力　人类在长期的进化过程中，细胞和机体形成了多种 DNA 损伤的修复系统。如果 DNA 修复功能存在缺陷，会影响机体损伤修复功能，导致细胞凋亡或基因突变而产生肿瘤细胞。

三、诊断

肿瘤的诊断是一个多学科的综合分析过程，临床医师通过病史、体格检查和各种诊断技术，对全部资料进行综合分析，才能明确诊断。近年来，随着肿瘤诊断技术不断改进和新技术不断涌现，肿瘤诊断的准确率大大提高。目前常用的诊断方法如下：

1. 病理学诊断　病理学诊断是恶性肿瘤诊断的"金标准"，是目前肿瘤各种诊断手段中应用范围最广、最为准确可靠的方法。病理学诊断根据手术切除的标本、病变部位活检组织、穿刺及脱落细胞的检测提供明确的病理诊断或可能的病因学证据线索，为制定临床合理治疗方案、推测预后等提供重要的依据。

(1) 细胞病理学诊断：肿瘤的细胞病理学诊断是一种简便、经济、安全、准确的检查方法，广泛应用于肿瘤的临床诊断和防癌普查。适用于脱落细胞学检查的标本有痰液、尿液、乳头排液、阴道液涂片、宫颈刮片、鼻咽涂片、各种内镜刷片、胸腹腔/心包积液等。对于浅表肿瘤可固定肿块后直接穿刺，如淋巴结、甲状腺、唾液腺、乳腺、前列腺及浅表软组织等;对于深部肿瘤则需在相应辅助检查引导下进行病理活检术,如乳腺、肺、肾、肝、纵隔等。

(2) 组织病理学诊断:肿瘤经空芯针穿刺、内镜下钳取、手术切取或切除后,经固定、取材、脱水、包埋、切片等步骤后,根据疾病情况采用苏木精伊红(HE)染色、特殊染色、免疫组织化学、荧光原位杂交等技术。由于组织病理标本较大,可以有目的地选择最可疑的部位多次进行病理切片检查,诊断符合率高,是病理学检查的主要项目。肿瘤的组织病理学诊断能了解肿瘤的组织学特性,为临床治疗提供重要的依据。

(3) 分子诊断:近十余年,分子诊断已由实验室逐步进入应用阶段,分子诊断的特点是灵敏度高、特异性强、适用范围广,取材一般不受组织或时相限制,具有广泛的应用前景。其适用于肿瘤易感基因的检测、部分淋巴细胞性肿瘤的分类、肿瘤的早期诊断、肿瘤的预后判断、肿瘤的预后监测,并为肿瘤个体化和预见性治疗提供依据。分子诊断技术使我们对肿瘤发生发展、形态特征、生物学行为的认识进入分子水平,但仍然以形态学为基础,分子诊断为补充、完善和提高。

2. 影像学诊断　影像学检查是目前发现肿瘤的最主要方法之一。随着超声、X线、计算机体层成像(CT)、磁共振(MRI)、发射体层显像(ECT)以及正电子发射体层显像(PET)等新技术相继问世,逐渐形成了目前的现代医学影像诊断学。各种影像学检查技术通过显示正常组织与肿瘤的形态、成分、功能方面的差异来诊断疾病,由于不同检查技术的成像原理和方法有所不同,诊断价值和限度亦各异。如胸部低剂量螺旋 CT 在体检中的广泛应用,提高了肺癌的早期诊断。

3. 临床检验　临床检验中对肿瘤最有诊断意义的项目是肿瘤标志物。肿瘤标志物存在于患者的血液、体液、细胞或组织中,可用生物化学、免疫学及分子生物学等方法测定,且对肿瘤的辅助诊断、鉴别诊断、观察疗效、监测复发以及预后评价具有一定的价值。如肝癌的甲胎蛋白(AFP)检测、大肠癌的癌胚抗原(CEA)检测、卵巢癌的糖类抗原 125(CA-125)检测等对相关疾病的诊断和预后具有重要价值。

4. 内镜检查　内镜检查可以通过肉眼的直接形态学观察来诊断内腔的病变,并能获得组织以进一步明确病变的性质。可以观察:①黏膜的光整度、色泽、血管纹理改变及是否有浸润性改变;②动态观察内腔的扩张是否正常,管腔的收缩和蠕动状况;③溃疡的判断,通过肉眼观察溃疡表面有无渗血出血、溃疡周围黏膜有无增生僵硬、溃疡边缘有无虫蚀状,黏膜有无中断等情况鉴别溃疡的良恶性。

5. 临床诊断　临床诊断是根据病史、体格检查及影像学检查所获得的临床资料,结合肿瘤的基础知识和临床实践的经验排除非肿瘤疾病后所做出的诊断。临床诊断常用于回顾性病因调查,不能单独作为治疗的依据。

四、治疗手段

根据肿瘤发病的病期,现代医学的肿瘤治疗可分为根治性治疗、姑息性治疗和对症支持治疗 3 种。在恶性肿瘤治疗中,除经典的手术、放疗和化疗外,各种新疗法层出不穷,分子靶向治疗、免疫治疗、介入治疗、内分泌治疗以及中医药疗法在肿瘤的综合治疗中发挥着各自的作用。

1. 手术治疗　迄今为止,外科手术治疗仍是可切除实体肿瘤首选、最有效的治疗手段。约 60% 的肿瘤以手术为其主要的治疗手段,术后再辅以其他的治疗手段,可获得根治。外科治疗的原则为:正确掌握不同部位和不同组织类型肿瘤的手术适应证和手术方法;根治性手术应注意保全机体的功能和外形;制定最佳个体化综合治疗方案,控制病灶、防止远处转移、提高无病生存期和带瘤生存期。手术有助于疾病病理诊断和分期,为患者提供有效的、个体化的治疗方案,但也存一定风险,严重者可危及生命。故术前应该充分进行手术风险预评估。近几十年来外科手术方式不断改进,腔镜手术和微创治疗得到推广,外科的系统生物学概念日益受到重视,手术不单要切除肿瘤,还要尽量保全器官组织及其功能,并强调整体治疗,注意保持患者的生活质量和免疫功能。

2. 放射治疗 放射治疗是利用放射线如放射性同位素产生的 α、β、γ 射线和各类 X 射线治疗机或加速器产生的 X 射线、电子线、质子束、中子束、负 π 介子束以及其他重粒子束等照射癌变的肿瘤,杀死或破坏癌细胞,抑制其生长、繁殖、扩散从而来治疗恶性肿瘤的一门学科。放疗的原则是最大限度消灭肿瘤,且要最大限度保护正常组织。

放射治疗分为根治性放疗、姑息性放疗、辅助性放疗、肿瘤急症放疗等。根治性放疗指应用放疗方法全部而永久地消灭恶性肿瘤的原发和转移病灶,对放射线敏感及中度敏感的肿瘤可以用放射治疗予以根治;姑息性放疗大多应用于晚期肿瘤的复发和转移病灶,以达到改善症状的目的,可用于肿瘤骨转移及软组织浸润的止痛治疗、缓解肿瘤引起的梗阻、压迫、癌性咯血的止血治疗、促进溃疡性癌灶控制等方面;辅助性放疗指在应用于手术或化疗前后,起到缩小肿瘤或消除潜在的局部转移病灶的作用;肿瘤急症放疗多用于解决上腔静脉压迫综合征、颅内压增高症、脊髓压迫症、骨转移剧痛等。

放射治疗后的不良反应主要有全身反应症状(表现为虚弱、乏力、头晕、头痛、厌食等)、照射区皮肤反应、黏膜反应(口腔炎、食管炎、直肠炎、膀胱炎等)、放射性肺炎及肺纤维变、放射性脊髓炎等。

3. 化疗 化疗是指利用细胞毒性药物杀死肿瘤细胞、抑制肿瘤细胞的生长繁殖和促进肿瘤细胞分化的一种治疗方式。

化疗适应证包括:对化疗敏感的恶性肿瘤首选化疗,部分可达到治愈,如血液系统肿瘤、精原细胞瘤等;中晚期肿瘤患者,化疗作为综合治疗的重要组成部分,可用于控制远处转移,提高局部缓解率;根治术后患者辅助化疗;新辅助化疗可使肿瘤病灶缩小控制,以利于后续手术或根治性放疗;实体肿瘤术后、放疗后复发转移的患者;癌性体腔局部腔内化疗;减轻肿瘤引起的上腔静脉综合征、脑转移颅内压增高、呼吸道压迫、神经受累等。

临床上化疗的不良反应亦不容忽视,严重的毒副反应将影响生活质量及治疗的延续性。常见不良反应有:骨髓抑制(粒细胞减少、贫血、血小板减少等)、消化道反应(恶心、呕吐、腹泻、便秘等)、药物外渗引起组织炎症及坏死、口腔黏膜溃疡、过敏反应、肝肾毒性、心脏毒性、肺毒性、膀胱毒性、神经毒性等。

4. 分子靶向治疗 肿瘤的分子靶向治疗是指在肿瘤分子生物学和细胞生物学基础上,以肿瘤组织或细胞所具有的特异性结构分子作为靶点,使用某些能与这些靶分子特异结合的抗体、配体等达到直接治疗或导向治疗目的的一类疗法,在发挥抗肿瘤作用的同时减少对正常细胞的不良反应。近年来,抑制肿瘤细胞信号转导通路、血管生成、生长因子及其受体等靶向治疗在许多肿瘤治疗中取得明显疗效。常用的有以下几类:

(1) 作用于表皮生长因子受体系统的药物:表皮生长因子受体系统即 ErbB 酪氨酸激酶受体家族,包括 HER1(ErbB1,EGFR)、HER2(ErbB2,NEU)、HER3(ErbB3)及 HER4(ErbB4)4 种,与配体结合后激活许多下游信号传导通路,参与肿瘤细胞的增殖、黏附、侵袭、转移、凋亡和肿瘤血管生长等过程。以 EGFR 为靶点的单克隆抗体有西妥昔单抗等,酪氨酸激酶受体抑制剂有吉非替尼、厄洛替尼、埃克替尼、伊马替尼等;以 HER2 为靶点的单克隆抗体有曲妥珠单抗等。

(2) 抗人白细胞分化抗原的抗体:白细胞分化抗原是造血干细胞在分化成熟为不同谱系、各个谱系分化不同阶段,以及成熟细胞活化过程中,出现或消失的细胞表面分子。临床上可用于机体免疫功能的检测、白血病和淋巴瘤免疫分型等,抗人白细胞分化抗原的抗体可用于治疗淋巴瘤、白血病和某些自身免疫疾病。临床上最常见的抗原 CD20 表达于 95% 以上的 B 淋巴细胞型非霍奇金淋巴瘤,其抗体能以极高的亲和力与 B 淋巴细胞上的 CD20 结合,通过抗体依赖的细胞毒作用,导致肿瘤细胞凋亡。临床常用的 CD20 抗体主要有利妥昔单抗和替伊莫单抗(第一代)、奥法木单抗(第二代)、阿妥珠单抗(第三代)。此外,还有治疗表达 CD33 抗原的成人急性髓系白血病的药物吉妥珠单抗。

(3) 抑制肿瘤血管生成的靶向药物:血管内皮生长因子(VEGF)和其受体(VEGFR)是内皮细胞增殖、新生血管形成及血管渗透性等过程中最重要的分子。针对 VEGF 途径的治疗包括抗 VEGF 单抗和 VEGF-TKI。前者最为常用的是贝伐单抗,可用于多种恶性肿瘤的联合治疗。VEGF-TKI 目前有索拉菲尼、舒尼替尼、瑞格菲尼及我国自主生产的阿帕替尼、安罗替尼、呋喹替尼等。

分子靶向药物治疗常见不良反应有皮肤毒性(皮疹、脱皮、甲沟炎等)、腹泻、心脏毒性和肺部间质性炎症等。分子靶向治疗使肿瘤治疗疗效向前迈进了一大步,但也存在一定的局限性,耐药的产生和有限的疗效也是较突出的问题。

5. 免疫治疗　肿瘤免疫治疗是指应用免疫学原理和方法,通过激活体内的免疫细胞和增强机体抗肿瘤免疫应答,特异性地清除微小残留病灶、抑制肿瘤生长、打破免疫耐受的治疗方法。其副作用小、治疗效果明显,正逐渐成为未来肿瘤治疗的发展方向。

免疫治疗广义地分为非特异性免疫治疗和特异性免疫治疗两大类。非特异性免疫治疗指非特异性免疫刺激(如细胞因子免疫疗法、卡介苗、Toll 样受体激动剂);特异性免疫治疗包括单克隆抗体、溶瘤病毒、癌症疫苗、免疫检查点抑制剂及过继性免疫细胞治疗等。

免疫检查点通过与配体/受体结合后才能活化,免疫检查点抑制剂阻断其信号途径,释放"免疫刹车",重新激活 T 细胞对肿瘤的免疫应答效应,从而达到抗肿瘤的作用。此类药物成为对抗肿瘤的新武器,目前临床应用的有细胞毒性 T 淋巴细胞相关抗原 4(CTLA-4)抑制剂(Ipilimumab)、程序性死亡分子 1(programmed death 1,PD-1)/程序性死亡分子1配体(PD-1 ligand,PD-L1)抑制剂(Nivolumab、Pembrolizumab、Atezolizumab等),国内外尚有许多新制剂正在研发中。

免疫检查点抑制剂的主要不良反应是免疫相关不良反应,可累及眼、呼吸道、心血管、消化道、肝脏、内分泌、生殖、皮肤、神经、血液、骨骼、肌肉等多个系统。总体发生率低,多为轻度,偶尔可出现危及生命的不良反应。

6. 介入治疗 介入治疗是在影像学方法引导下针对肿瘤进行的局部治疗,以增强病灶的局部控制效果,可用于对外科手术不能切除的肿瘤进行姑息治疗,减轻肿瘤负荷,也可用于肿瘤切除后的预防性治疗。其优势在于创伤小、可重复性强、定位准确、疗效高、见效快等。

按照途径不同,分为血管性介入和非血管性介入放射学技术两大类。血管介入技术是指在血管内进行的治疗和诊断性操作。其方法是通过导管选择性地将药物和(或)栓塞剂直接注入肿瘤的一支或多支供血动脉,通过提高肿瘤组织药物浓度,增加抗肿瘤作用,从而最大限度地杀伤肿瘤细胞,同时尽量减少正常组织细胞的损伤。包括选择性动脉栓塞术、选择性动脉化疗术、选择性动脉化疗栓塞术等。非血管介入技术是在医学影像技术如B超、X线、CT、MRI引导下直接经皮肤穿刺至病灶,或经人体现有的通道进入病灶,将抗癌药物直接注射在肿瘤内或直接对病灶进行灭活,如无水乙醇、放射性粒子、冷冻消融、微波消融、射频消融等。

介入治疗的主要不良反应是穿刺部位出血、血肿、发热、疼痛、局部介入治疗部位相应并发症。

7. 内分泌治疗 通过改变体内内分泌环境的平衡来控制和治疗肿瘤的方法称作肿瘤内分泌治疗,又称激素治疗。已证实某些肿瘤的发生、发展与激素失调有关,治疗中可应用一些激素或抗激素类的物质,使肿瘤生长所依赖的条件发生变化,从而抑制肿瘤的生长。常用于乳腺癌、前列腺癌、子宫内膜癌、卵巢癌、甲状腺癌、睾丸癌、恶性淋巴瘤、急性粒细胞性白血病等的治疗。

临床上内分泌治疗分为外科治疗、放射治疗和药物治疗。外科治疗是手术切除卵巢、肾上腺、脑垂体、前列腺等内分泌腺体;放射治疗使用放射线照射破坏内分泌腺体;药物治疗是指补充某些激素,用药物消除某些激素或抵消某种激素的效应。

8. 中医药治疗 在我国,中医药治疗作为肿瘤综合治疗的一部分广泛用于临床。中医药与手术结合,促进术后康复、延缓复发转移;与放疗、化疗、靶向治疗结合,减轻其不良反应、增加疗效、提高治疗的依从性;部分无手术、放疗、化疗、靶向治疗指征的患者大多生理储备能力下降,体质比较虚弱,或伴随慢性疾病较多,可选择中医药治疗作为主要治疗手段,以延缓肿瘤进展、改善临床症状、提高生存质量、延长生存期。

中医强调整体观念,认为肿瘤是全身性疾病的局部表现,其发生发展主要是由于正气虚损,阴阳失衡,脏腑功能失调,加之外界致病因子入侵,导致气滞血瘀,痰凝毒聚,蕴郁日久形成癌肿。肿瘤的生长又会进一步损耗人体正气,正不遏邪又助长了肿瘤的发展。在中医"辨证论治"指导下,注重"扶正与祛邪相结合、辨证与辨病相结合、局部与整体相结合"原则,成为大多数医家治疗肿瘤的共识。

中医治疗肿瘤常用中药内服、静脉滴注、中药外治、针灸、气功等方法,已成为综合治疗肿瘤中不可或缺的部分。

五、多学科综合治疗

近年来,肿瘤综合治疗在临床发挥越来越重要的作用,其定义为:根据患者的机体状况,肿瘤的部位、病理类型、侵犯范围(病期),分子特点和发展趋向,有计划、合理地应用现有的治疗手段,以期最大限度地提高治愈率、延长生存时间、改善生活质量。

肿瘤综合治疗绝非单一治疗手段的简单叠加或轮番使用,强调治疗遵循局部与全身并重、分期治疗、生存率与生活质量并重、充分的循证医学证据支持、个体化治疗、适度治疗、费效比最优等原则,为患者制定最佳治疗方案。正确理解和认识肿瘤综合治疗的概念及其科学内涵具有重要的临床实际意义,体现了多学科的协作与补充,代表了当今恶性肿瘤走向规范化治疗的必然趋向。

多学科综合治疗协作组(multidisciplinary Team,MDT)是实现肿瘤个体化综合治疗的有效形式。其基本组成包括肿瘤外科医生、肿瘤内科医生、肿瘤放疗科医生、病理科医生、放射科医生、肿瘤基础研究人员(肿瘤生物学和分子生物学研究)、护士、社会工作者等。MDT 模式可使不同科室的医师在同一时间了解患者的全部资料,通过会诊和讨论进一步促进不同学科之间的交流,并进行临床分期,在治疗过程中准确评估疗效、及时调整治疗方案,为患者提供最佳的治疗方案,使患者受益最大化。

(刘苓霜)

第二节 中医肿瘤的历史沿革

古代无明确而统一的肿瘤专病概念,综合现存文献,大体可以看出中医对肿瘤的认识发端于先秦殷商时期,经历了隋、唐早期发展阶段,形成于宋元时期,至明清时期成熟,在近现代得以发展完善,于二十世纪五六十年代形成中医肿瘤学。历代医家综合前代学说及自身临床经验,不断完善肿瘤的病因病机、诊断鉴别、治则治法及方药,特别是近几十年来中医药治疗肿瘤的临床和基础研究取得了丰硕成果,中医药治疗已成为肿瘤治疗的主要手段之一,越来越受到重视。

一、中医肿瘤发展简史

(一) 先秦殷商时期发端

殷商时期,甲骨文中记载有女子乳腺类瘤病变:"高突如嵒顶,烂深如嵒壑",此为现存最早记载肿瘤的文献,其中"嵒"为"岩"的异体字,后人综合"疒"由而产生"癌"字。《周礼·天官》记载"疡医掌肿疡、溃疡、金疡、折疡之祝药,劀杀之齐",可见公元前 11 世纪对肿瘤的认识已初见端倪。《庄子》记载"附赘县疣",以皮肤瘤状赘生物比喻多余无用之物。《黄帝内经》中记载有"昔瘤""石瘕""癥瘕""膈中""肥气""息贲""伏梁""肠覃"和"厉痈"等病证,其中一些疾病的记载与现代医学某些肿瘤症状相类似。在《素问·至真要大论》《灵枢·百病始生》及《灵枢·九针》《素问·异法方宜论》等篇中早已散在阐述了气化、饮食、情志均为肿瘤发生的重要病机。而"谨守病机,治病求本"的治则对于后世治疗有启迪作用。

（二）汉代至隋唐完善

《难经》记载"积者,阴气也;聚者,阳气也。故阴沉而伏,阳浮而动。气之所积名曰积,气之所聚名曰聚。故积者,五脏所生;聚者,六腑所成也。积者……其始发有常处,其痛不离其部,上下有所始终,左右有所穷处;聚者……其始发无根本,上下无所留止,其痛无常处",这是基于《黄帝内经》理论对良、恶性肿瘤进行鉴别,并基于五脏体系对脏腑积聚做出的最早记载。东汉《说文解字》释义:"瘤、流也。流聚而生肿也",可见对肿瘤相关病证的病机已普及。《伤寒杂病论》记载"积者,脏病也,终不移;聚者,腑病也,发作有时,展转痛移,为可治""脉来细而附骨者,乃积也",其对积聚的性质、病理特点及脉象记载较前代进一步清晰。《中藏经》记载"夫痈疽疮肿之所作也,皆五脏六腑,畜毒不流则生矣",其"畜毒"的记载体现了古代医家认为肿瘤发病机制为五脏六腑气机壅滞、毒邪内蓄所致。《诸病源候论》记载"癥者,由寒温失节,致脏腑之气虚弱,而饮食不消,聚结在内,染渐生长块段,盘牢不移……若积引岁月,人皆柴瘦,腹转大,遂致死",其对于许多肿瘤疾病病因、病机及症状的记载较为精细。《备急千金要方》记载"五瘿"(石瘿、气瘿、劳瘿、土瘿、忧瘿)、"七瘤"(肉瘤、骨瘤、脂瘤、石瘤、脓瘤、血瘤、息肉),由此形成基于病因、症状相对完善的中医肿瘤分类,并以羊甲状腺治疗瘿瘤而开创内分泌治疗肿瘤的先河。《旧唐书·方伎传·孙思邈》"蒸则生热,否则生寒,结而为瘤赘,陷而为痈疽",其对恶性肿瘤的发病机制较前代更趋完善。

（三）宋元时期形成

《圣济总录》记载"瘤之为义,留滞而不去也……及郁结壅塞,则乘虚投隙,瘤所以生。初为小核,寝以长大"。提出气血郁结为形成瘤的关键所在。《卫济宝书》中最早使用"癌"字,其虽与现代恶性肿瘤症状不完全相符,却为当代中医肿瘤学命名做出示范。张元素"养正积自消"观念的提出及李杲基于脾胃论下"养正积自除"概念的延伸,标示着"扶正固本"理念初现萌芽。《三因极一病证方论》记载"五瘿皆不可妄决破,决破则脓血崩溃,多致夭枉",并叙述瘤"亦不可决溃,肉瘤尤不可治,治则杀人,惟脂瘤破而去其脂粉则愈。"对不同类别肿瘤的预后做了具体叙述。《活法机要》记载"壮人无积,虚人则有之。脾胃怯弱、气血两衰、四时有感,皆能成积",明确从体质强弱角度阐明了肿瘤发病之内因。《儒门事亲》记载"积之始成也,或因暴怒、喜、悲、思、恐之气",强调了情志因素致瘤的重要性。

（四）明清时期成熟

《证治准绳》对腹部肿块鉴别及良性、恶性肿瘤不同治法做出进一步阐述。《景岳全书》记载"噎膈证多有便结不通者""少年少见此证,而惟中衰耗伤者多有之""凡年高患此者,多不可治,以血气虚败故也",在前代经验积累上对肿瘤记述更至完善,强调"脾肾不足"在积聚发病中的重要性,并提纲挈领提出"治积之要在知攻补之宜,而攻补之宜,当于孰缓孰急中辨之"。《医宗必读》则明确记载积聚早、中、晚分期治疗的原则。《外科正宗》记载"失荣":"其患多生肩之以上,初起微肿,皮色不变,日久渐大,坚硬如石,推之不移,按之不动;半载一年,方生阴痛,气血渐衰,形容瘦削,破烂紫斑,渗流血水。或肿泛如莲,秽气薰蒸,昼夜不歇,平生疙瘩,愈久愈大,越溃越坚,犯此俱为不治",其记载与当代淋巴肉瘤、何杰金氏病及鼻咽癌、喉癌的颈淋巴结转移和腮腺癌等病的症状相近,并较详细地描述了晚期肿瘤特点。《沈氏尊生书》记载"治积聚之计,惟有补益攻伐相间而进,方为正治;病深者伐其大半即止,然后俟其脾土健运,积聚自消。"强调癌病治疗中应处理好扶正与攻邪的关系,健运脾土之说为"养正积自消"之延伸。《外科证治全生集》强调了针对恶性肿瘤"以消为贵,以托为畏"的治疗理念。《医宗金鉴》中"带疾而终天"可视为当今"带瘤生存"较早的中医论述雏形。

(五)近现代日臻完善

《医学衷中参西录》记载"贲门所生之癌多属瘀血,幽门所生之癌多属瘤赘。瘀血由于血管凝滞,瘤赘由于腺管肥大",此说从瘀血论角度探讨恶性肿瘤的发病机制,且结合解剖学完善了对瘤赘的病因分析,其补中逐瘀为"扶正培本"理念的延伸。《古今医案平议》对石疽及失荣等病结合医案将病因、病机、病位、治法、预后进行了更为系统的描述。

新中国成立以来,中医学借助现代医学诊疗仪器,综合肿瘤生物学、医学统计学在历代医家学说及自身临床经验积累上,逐步形成了"扶正培本""带瘤生存""辨证与辨病相结合"的当代中医肿瘤学,研发了众多融入现代工艺的抗肿瘤制剂,产生了良好的社会和经济效益。近年来,综合放疗、化疗、分子靶向治疗、免疫治疗的中西医系统治疗方案,以及结合分子生物学、基因组学、蛋白质组学、生物信息学的当代中医肿瘤病证基础研究,极大地丰富了中医肿瘤学内涵,成为我国肿瘤治疗的特色和优势,在当代肿瘤诊断及防治中将发挥日益深远的作用。

二、中医对肿瘤的命名及分类

中医对肿瘤的命名及分类多取自病灶形态、症状及病因,也有良性、恶性之分。中医对肿瘤的命名虽不能等同于现代医学肿瘤相关病名,但两者有共通之处。现将中医文献中有关肿瘤病名的记载与现代医学肿瘤病名对照,列表如下(见表1-1,表1-2)。

(一)古代病名与现代恶性肿瘤病名对照

表1-1　部分古代病名与现代恶性肿瘤病名对照表

古代病名	现代病名
舌菌	舌癌
茧唇	唇癌
喉百叶	喉癌
失荣	鼻咽癌颈部转移、恶性淋巴瘤、腮腺癌及颈部转移癌
石瘿	甲状腺恶性肿瘤
乳岩(乳石痈、乳发)	乳腺癌
肺积(息贲)	肺癌
脾积(痞气)	肝癌肝脾肿大、慢性白血病脾大
噎膈(噎食、膈证、关格)	食管癌、贲门癌
反胃(胃反、翻胃)	胃幽门部癌及幽门狭窄等
肝积(肥气、癖黄、肝着)	肝恶性肿瘤
伏梁	胰腺癌或横结肠癌

续表

古代病名	现代病名
癥瘕(积聚)	腹腔内(包括胃、肝、胆、胰腺、膈、子宫、卵巢、肾脏等)良性或恶性肿瘤
肠覃	卵巢、盆腔、胃肠道肿瘤
肾岩	阴茎癌
石瘕	子宫肌瘤、盆腔良恶性肿瘤
骨疽	骨的良性、恶性肿瘤
上石疽	颈部淋巴结转移瘤、何杰金氏病
石疗、黑疗、青疗、翻花疮	体表的恶性肿瘤、黑色素瘤、癌性溃疡

(二)古代病名与现代良性肿瘤病名对照

表 1-2　部分古代病名与现代良性肿瘤病名对照表

古代病名	现代病名
耳覃	外耳道乳头状瘤
瘿瘤	甲状腺瘤、甲状腺囊肿
脂瘤	脂肪瘤或皮脂腺囊肿
痰核	慢性淋巴结炎、淋巴结结核及肿瘤等
血瘤	血管瘤
红丝病(胎瘤)	小儿血管瘤
筋瘤	腱鞘囊肿、软组织恶性肿瘤
气瘤	软组织肿瘤
骨瘤	骨良性肿瘤
瘤赘	皮肤赘生物
肉瘤	类脂肪瘤
脾积	脾大
疣、痣、赘	息肉

(刘苓霜)

第三节　中医病因病机学

一、病因学

　　肿瘤的中医病因学旨在探索各种导致肿瘤产生的因素。随着中医对肿瘤研究的不断深入,目前认为引起肿瘤发生的病因具有多元性特点,即多种因素共同作用于机体,导致机体内环境稳定性破坏,继而引起脏腑功能、气血阴阳、津液代谢等发生一系列变化,最终导致肿瘤的产生。这与现代医学认为肿瘤的发生基于多因素、多阶段、多基因相互作用的观点相契合。

根据历代医家对肿瘤病因的认识,结合临床实际,可以大致将肿瘤的病因分为外源性因素和内源性因素两大方面。外源性因素主要包括外感六淫邪气和饮食因素;内源性因素主要包括正气不足和情志因素。

(一) 内源性因素

1. 正气不足　中医学历来强调以正气为主导的发病观,正气充实,则脏腑功能旺盛,气血充盛,卫外密固,邪弗能害。早在《素问·评热病论》中就提出"邪之所凑,其气必虚"的观点,对肿瘤的治疗提出"衰其大半而止,过者死"的警示,初步建立正虚与肿瘤的关系,并认识到治疗肿瘤过程中须固护正气。《诸病源候论·虚劳病诸候上》指出"虚劳之人,阴阳伤损,血气凝涩,不能宣通经络,故积聚于内也"。张元素提出"养正积自除"的学术思想,扶正可令"真气实,胃气强,积自消"(摘自罗天益《卫生宝鉴·养正积自除》)。张介宾《景岳全书·杂证谟·积聚》中认为"脾肾不足及虚弱失调之人,多有积聚之病",对于积聚的治疗提出"当以渐消磨……慎毋孟浪欲速,妄行攻击,徒致胃气受伤,而积仍未及,反以速其危也"。李中梓在《医宗必读·积聚》中指出"积之成者,正气不足,而后邪气踞之"。叶桂在《临证指南医案·产后》亦认为"最虚之处,便是容邪之处"。不难发现,正虚致瘤的观点从古至今一脉相承。

因此,正气亏虚是肿瘤发病的根源,正气亏虚,气血失调,阴阳失衡,致使病理产物不断生成、堆积,终致气滞血瘀,痰结毒聚。随着病情的进展,尤其是肿瘤晚期患者出现大肉尽脱,大骨枯槁之症,正虚逐渐成为疾病的主要矛盾。

2. 情志因素　情志失调与肿瘤的发生有密切联系。《丹溪心法·六郁》中指出"气血冲和,百病不生,一有怫郁,诸病生焉。故人身诸病多生于郁"。情志内伤,则脏腑气机紊乱,尤以心肝脾为著,肝气疏泄不及,心气推动无力,脾气运化失司,进而可导致精气血津液代谢的失常,痰浊、瘀血等病理产物互结,终成有形癥积。古代文献中对情志失调致瘤亦有丰富的论述。如《冯氏锦囊秘录·带下门诸论·乳症》中论述乳岩(乳腺癌)的病机"忧怒抑郁,朝夕积累,脾气消阻,肝气横逆,气血亏损,筋失荣养,郁滞与痰结成隐核";又如噎膈,《素问·通评虚实论》指出"隔塞闭绝,上下不通,则暴忧之病也"。验之临床,情志失调与噎膈、乳岩等发病确有密切联系。

此外,情志失调也是肿瘤病情发展的一个重要因素。研究表明,抑郁状态的患者肿瘤发病率比一般人群高出 3~5 倍,在临床上可出现意志消沉,精神不振,气短乏力,懒言,过度思虑等焦虑抑郁的表现。思则气结,悲则气消,正气愈加亏耗,抗邪愈加无力,病理产物加速生成,从而导致疾病进一步的发展,正如徐春甫《古今医统大全·郁证门》中所说"既郁之久,变病多端"。现代研究也显示,抑郁状态可降低肿瘤患者的细胞免疫功能,缩短生存时间。抑郁程度越重,存活时间越短。

(二) 外源性因素

1. 六淫邪气　传统的中医理论认为肿瘤产生与感受六淫邪气有关,如《灵枢·九针论》"四时八风之客于经络之中,为瘤病者也"。而在六淫之中,又以寒邪致瘤的观点居多,如《灵枢·百病始生》指出"积之始生,得寒乃生,厥乃成积也"。此外,《灵枢·水胀》《灵枢·刺节真邪》篇中还提到寒气客于肠外则发为"肠覃",客于子门则为"石瘕"，寒气导致气郁、津凝而致"昔瘤"等。寒性收引，致使瘀血停留而成积，亦可引起津液凝聚，痰湿内生而成积，这一观点为后世应用温阳药治疗肿瘤提供了理论依据。

随着现代对肿瘤病因深入的研究，六淫因素也应不断丰富外延，不应仅仅局限于传统的风、寒、暑、湿、燥、火，如病原微生物（如 EB 病毒、HPV 病毒）感染，大气污染（如烟草、油烟），职业致癌因素（如石棉、有机溶剂）等亦为广义的六淫邪气范畴，在强调扶正预防肿瘤的同时，也应注意"避其六淫毒气"方能针对性地避免肿瘤的发生。

2. 饮食因素　饮食不节和饮食不洁均为肿瘤发生的重要外因。饮食不节，暴饮暴食，或恣嗜肥甘厚味、煎炸炙煿之品，久之脾胃受损，纳化失常，致使痰浊、湿热内生，影响气血运行，痰瘀互结成积；另一方面，脾胃受伤，则气血生化无源，人体正气愈加亏虚，加速病情进展。因此，饮食不节而致脾胃受伤亦是肿瘤产生的重要因素。正如刘完素《黄帝素问宣明论方·积聚总论》中所说"积聚、留饮、痞膈、中满湿积、霍乱吐下、癥瘕坚硬、腹满，皆太阴湿土，乃脾胃之气，积聚之根也"。长期进食不洁食物（如霉变、腐败、腌制、熏烤等），外来毒邪或损伤脾胃，或伏藏体内，久则生变。

此外，《素问·生气通天论》指出"味过于酸，肝气以津，脾气乃绝……味过于辛，筋脉沮弛，精神乃央"，饮食偏嗜会直接损伤脏腑功能，打破五脏之间协调平衡的关系，故饮食需"谨和五味"，做到膳食营养均衡。不良的饮食习惯（如饮食过热、过冷，进食过快，食物过于辛辣、粗糙等）也是不容忽视的因素，若长期刺激，亦可导致肿瘤的产生。

张从正在《儒门事亲·五积六聚治同郁断》中对肿瘤产生的外因作了高度的概括："积之成也，或因暴怒喜悲之气，或伤酸甘辛咸之食，或停温凉热寒之饮，或受风暑燥寒火湿之邪"。但需要指出的是，正气亏虚所致的脏腑功能失调方为肿瘤发病之根源，在此基础上加以情志、饮食、外邪因素的影响，致使机体阴阳失调，气血运行障碍，脏腑功能紊乱，酿生痰瘀毒邪，胶结成块，癌瘤乃生。

（三）不内外因

外伤性损伤，如车祸、跌仆、手术、烫伤、放疗等造成局部组织的气血不畅，久之形成痰湿、气滞、血瘀，也是肿瘤产生的重要因素。尤其随着现代医学的进步，外科手术发展广泛，在切割损伤了人体的完整性后，损害了经络、三焦、元气，导致人体自身祛邪除积能力下降，通过表里脏腑相应、五行生克制化、脏腑别通理论、经络流注等多渠道，发生局部邻近组织或远处脏腑转移，亦一定程度上与肿瘤的转移复发病机密切相关。

二、病机学

《类经·疾病类》指出"机者，要也，变也，病变所由出也"，肿瘤的中医病机学旨在阐释肿瘤发生、发展和变化的规律和机制。各种致病因素作用于正虚机体，导致气血运行发生失调，脏腑功能出现紊乱，机体阴阳失于平秘，继而出现局部如瘀血、痰浊、湿邪、毒邪等病理产物的生成和堆积，相互胶结，难解难分，日久形成肿瘤。因此，总结肿瘤发生发展的关键病机，可以概括为正气亏虚、气滞血瘀、痰湿结聚、毒邪内蕴四个方面。

（一）正气亏虚

正气亏虚既是肿瘤发病的根本病因，又是贯穿疾病全程的重要病机。张元素指出"壮人无积,虚人则有之",正气不足,气血亏虚,阴阳失和,抗邪无力,邪气深入,脏腑功能失调,气血运行紊乱,致使瘀血、痰浊、湿邪、毒邪等病理产物丛生,久而成为癥积,为肿瘤发病之基础。

中医治疗肿瘤的优势和特色在于扶正固本,通过辨别气血阴阳之不足而调之,以平为期,大量的实验和临床研究也证实了扶正培本类中药可有效改善肿瘤患者低下的免疫功能,并有效提高患者的生存质量,延长生存时间,甚至有减轻瘤体负荷的作用,使不少中晚期肿瘤患者得以长期带瘤生存。

（二）气滞血瘀

气滞与情志因素密切相关,首责之于肝,肝气失于条达,气滞不畅,血瘀不行,气附血而凝,血合气而聚,然后凝为坚积,癌瘤乃成。清代医家沈金鳌在《杂病源流犀烛·诸气源流》中谈到"凡人清纯元气,与血流行,循环无端,若冲击横行于脏腑间,而为痛、为痞满、为积聚等病者,气失其平也",即肿瘤的产生多有"气机失平"在先。皇甫中在《明医指掌·瘿瘤证》中指出"若人之元气循环周流,脉络清顺流通,焉有瘿瘤之患也",也说明了癌瘤在形成病理产物之前,多有气滞这一先决条件。

另一方面,瘤体既成,经络阻塞不通,久之则气滞血瘀更甚。加之气滞津凝痰阻,气郁化热等病机可兼见为患,故随着疾病逐步进展,形成痰、瘀、热等病理产物互结,病机愈加复杂多变。因此,气血失调既是肿瘤发病之因,又可成为继发病理产物进一步促进肿瘤的发展,这为肿瘤治疗过程中调理气血的治法提供了理论基础。

（三）痰湿结聚

痰湿的形成主要责之于脾,前已述,饮食不节、饮食不洁都会损伤脾胃,脾胃运化失司,水湿不化,聚而成痰,随气流行,外而经络筋骨,内而五脏六腑,结于体表经络则为瘿瘤痰核,结于内脏则为癥瘕积聚,故痰湿为病,无处不至,病状多端。朱丹溪在《丹溪心法·痰》中首先明确了有形肿物与痰湿之邪的关系,指出"凡人身上、中、下有块者,多是痰"。

此外,痰湿之邪还可与瘀血、毒邪、食积等有形病理产物结合,病机渐趋复杂多变。尤其是对痰瘀互结这一病机,古代医家多有论述,如朱丹溪《丹溪心法·痰》中提出"痰挟瘀血,遂成窠囊",在《丹溪心法·积聚痞块》中提出"气不能作块成聚,块乃有形之物也,痰与食积死血而成也……食积即痰也"的学术观点。又如唐宗海《血证论·瘀血》中的"血积既久,亦能化为痰水"。验之临床,痰瘀互结证可广泛见于脑瘤、肺癌、胃癌、食管癌等多种恶性肿瘤,确为经验之谈。

（四）毒邪内蕴

毒邪与肿瘤关系的提出最早见于华佗《中藏经》,书中指出"夫痈疽疮肿之所作也,皆五脏六腑蓄毒不流则生矣,非独因荣卫壅塞而发也",提出了"脏腑蓄毒"的观点,发前人所未发。但这与导致恶性肿瘤之"毒"内涵并不相同。迨至近代,"毒邪"概念作为肿瘤特有的病机被明确提出。毒邪内生是恶性肿瘤的始动之因,是由外感六淫、内伤七情、饮食劳倦等多种病因长期作用于机体,致使经脉阻滞,气血失和,脏腑功能失调,浊邪积聚,从而产生的一种强烈的致病物质,具有易耗损正气,酿生痰瘀,广泛侵袭,胶着难清等特性。

需要指出的是,毒邪产生的本质与机体正气不足密切相关。若机体正气充足,拒邪于外,或在浊邪积聚之初及时将其清除,恢复机体阴阳平秘的状态,可有效遏制毒邪的产生。因此,正气亏虚是毒邪产生的先决因素。

毒邪理论的形成基于临床实践的观察和总结,为临床应用清热解毒类和攻毒散结类药物治疗恶性肿瘤提供了理论依据。具有抗癌作用的中草药中,数量最多的就是清热解毒药。相关实验研究也表明,清热解毒类药物如白花蛇舌草、半枝莲、重楼等均具有较强的抗肿瘤作用;攻毒散结类中药如生半夏、生附子、干蟾皮、全蝎、蜈蚣等具有细胞毒作用,亦可有效杀伤肿瘤细胞。

总之,肿瘤是一类全身属虚,局部属实的疾病。正气亏虚是肿瘤发生发展的根源性病因,正气不足,气血亏虚、阴阳偏颇,抗邪无力,邪气乘虚而入,蕴结于脏腑经络,致使脏腑功能紊乱,气血运行失调,气滞、血瘀、痰湿等浊邪胶结于局部,郁久酿生毒邪,肿瘤乃成。

(李　雁)

第四节　四诊与辨证

一、四诊

四诊合参是中医精确辨证的重要前提,四诊信息相互参照、印证和补充,缺一不可。具体内容和方法可以参照中医基础理论和中医诊断学教材相关内容。然而,由于肿瘤疾病的特殊性,四诊提示的信息又较内科有所不同,尚需结合具体情况以及影像学、病理学、基因检测等现代化手段知其善恶,明其进退,晓其预后。

（一）望诊

1. 望神　得神常见于良性肿瘤或恶性肿瘤初期患者,表明脏腑功能未衰,邪气轻浅,正气未伤,预后良好。少神常见于中晚期恶性肿瘤患者,或近期手术、放疗、化疗的患者,此时若能积极干预,或可向善转归;若邪气长驱直入,正气速溃,则预后不良。失神常见于晚期恶病质患者,表明机体精气大伤,脏腑功能严重受损、衰减,预后不良。假神常见于久病重病的恶性肿瘤患者,表明脏腑精气极度衰竭,正气欲脱,阴阳即将离决,往往是临终前的征兆。神乱常见于脑瘤或脑转移瘤继发痫病者,多为痰瘀生风,神机受累。

2. 望色　肝癌患者面部多呈现青色,也可见于疼痛剧烈、气滞血瘀等患者。肿瘤患者若阴虚火旺,或热毒炽盛,面部多呈现赤色。消化系统恶性肿瘤患者常见面色萎黄,或黄而虚浮,多因为脾虚伴气血不足,或挟湿痰饮。肝、胆、胰腺恶性肿瘤,常因胆汁排泄不畅,气滞湿阻中焦,出现黄疸。肿瘤患者伴有气血亏虚,阳虚不制,阴寒内生,可见面色淡白无华,㿠白虚浮;剧烈癌痛患者亦可见面色苍白。若患者面色黧黑伴肌肤甲错,为血瘀之证,或晚期肿瘤,久病及肾,预后不佳。

3. 望形态　《素问·三部九候论》指出"必先度其形之肥瘦,以调其气之虚实"。肿瘤早期,邪气轻浅,正气未虚,患者的形体和姿态一般不会出现显著的变化。晚期患者因邪气肆虐,正气衰败,形体方面可表现为肌肉消瘦,饮食不为肌肤,骨瘦如柴;姿态方面可表现为头倾视深、背曲肩随等衰惫姿态,甚则出现"大骨枯槁,大肉尽脱"

的恶病质表现,为脏腑精气衰竭,气液干枯,乃危重之候。若症见猝然跌倒,四肢抽搐,口吐涎沫,多为脑瘤或脑转移瘤继发痫病者。若症见循衣摸床,撮空理线,为失神之危候。腹胀肿大,难以俯仰转侧,多为水停腹中,或腹中癥积为病。

4. 望局部　中医学认为,人体是一个有机的整体。全身病变可反映于局部,局部的病变也可影响全身,诊察时需注意局部病变与全身的关系。本篇仅阐述肿瘤疾病相关表现,其余部分可与中医诊断学内容互参。

(1) 望头面五官颈项:望头面包括望头部的大小形态、毛发,望面部之色泽及面容。肺癌及纵隔肿瘤患者若出现面肿伴有颈静脉怒张,首先应考虑癌肿侵犯上腔静脉,致回流障碍,属瘀水互结之证,严重时浮肿可累及胸壁、上肢等部位。毛发稀少,甚则全无,多因化疗、放疗戕伐正气,精血受损。

望五官包括对眼、耳、口、鼻、舌的诊察,《灵枢·五阅五使》指出"五官者,五脏之阅也",通过望五官之异常变化,可了解脏腑的病变。目窠陷下者,多见于中晚期肿瘤患者;若目窠深陷,甚则视不见人,真脏脉见,多为阴阳离决之危候。颅内肿瘤可见单侧瞳神逐渐散大,或两侧瞳神大小不等。若症见同侧瞳神缩小,胞睑下垂,面部无汗,为 Horner 综合征,属脾虚清阳不升,痰毒流注经络之证,多见于肺上沟瘤。

望颈项需注意观察其外形与动态,肿瘤患者若出现颈侧颌下瘰核肿起,无痛,质硬难移,与周围组织粘连,多为恶性肿瘤发生颈部淋巴结转移。若见痰核生于耳之前后及肩项,推之不动,坚硬如石,皮色如常,日久渐长,甚则腐烂,愈溃愈硬,渗流血水,病属失荣,相当于现代医学恶性淋巴瘤的范畴,多因忧思恚怒,郁火痰结所致。

(2) 望四肢胸胁腹部:望四肢主要观察四肢、爪甲及其形态变化。四肢肌肉消瘦、萎缩、松软无力,多见于肿瘤晚期气血亏虚,四肢肌肉失养。杵状指表现为指趾末节膨大如杵,可见于肺部肿瘤。肿瘤患者症见单侧肢体水肿,或双侧肢体粗细不均,要考虑癌栓或血栓阻塞之可能,或为淋巴结肿大影响静脉回流所致。

望胸胁与腹部需注意诊察其外形及动态变化。胸廓膨隆,肋间饱满变宽,气管向健侧移位,常见于气胸、悬饮患者。乳房检查时需关注乳头有无凹陷、渗液、渗血、溃破,局部皮肤有无改变等。若见胸式呼吸增强,腹式呼吸减弱,可见于鼓胀、腹内癥积、腹部剧烈疼痛的患者;若见胸式呼吸减弱,腹式呼吸增强,则多见于悬饮、气胸患者。呼吸节律不整,甚则呼吸、暂停交替,为肺气虚衰之象,可见于终末期肿瘤患者。

腹部出现局部膨隆,多见于腹内癥积患者。单腹胀大,四肢消瘦者,则属鼓胀。若见腹部凹陷,甚则深凹着脊,为脏腑精气耗竭,多见于晚期恶病质患者。腹部青筋暴露,皮色苍黄,为肝郁脾虚,脉络瘀阻,常见于鼓胀重证。

(3) 望皮肤:望皮肤需关注其色泽和形态。皮肤发黄,伴目黄、小便黄,为黄疸,黄色鲜明如橘子色为阳黄,晦暗如烟熏者为阴黄,阳黄乃湿热蕴蒸,阴黄为寒湿内蕴,多见于消化系统肿瘤。胸、面、颈部见红丝赤缕,伴朱砂掌者,属肝热血瘀,常见于肝脏恶性肿瘤合并肝功能不全,激素灭活障碍者。若肿瘤患者皮肤出现瘀斑、瘀点,表现为色淡红或紫暗,大小不一,隐隐稀少,发无定处,出没无常,多属"阴斑"范畴,为脾虚统血无权,或寒凝气滞血瘀成斑,常见于血液系统肿瘤、肝硬化、肝癌等患者。肿瘤患者免疫功能低下,若见胸腹腰部成簇水疱,呈带状分布,为"缠腰火丹",乃正虚湿热内蕴,火毒外侵所致。

（4）望排出物：肺癌患者血络受损，可见痰中带血，色鲜红。上消化道肿瘤患者若见呕吐鲜血或紫暗有块之血，夹有食物残渣，属胃腑积热，或肝火犯胃，或瘀血阻络，血不循经。若见朝食暮吐，暮食朝吐，宿谷不化，病属"胃反"，为胃中无火，可见于胃癌所致的幽门梗阻。若症见呕吐痰涎，伴视物旋转，耳鸣耳聋者，多为痰饮内阻，上冒清阳所致，可见于颅内占位性病变。大便中夹有黏冻、脓血，为湿热毒邪蕴结肠道，肠络受损，可见于大肠癌。尿中带血，呈间歇性、无痛性，多为泌尿系统肿瘤的表现。

5. 望舌　舌为心之苗，亦为脾之外候，足厥阴肝经络舌本，足少阴肾经循喉咙，夹舌本。故舌与五脏密切相关，通过望舌可知脏腑之虚实，气血之盛衰，津液之盈亏，是望诊中不可或缺的客观依据。舌质为脏腑气血所荣，故"观舌体，可验其阴阳虚实"，侧重于正气；舌苔是胃气熏蒸谷气上潮于舌的产物，故"审苔垢，即知其邪之寒热浅深"，侧重于邪气。通过舌苔的厚薄判断邪正盛衰，观苔质之润燥反映体内津液之盈虚和输布，辨舌苔的腻腐测阳气与湿浊的消长，根据舌苔的剥落和真假判断胃气的存亡、疾病之预后。舌诊的具体内容请参照中医诊断学。值得注意的是，肿瘤患者体质变化迅速，晚期患者虚实真假错综复杂，在治疗过程中，会出现舌脉不符，或者舌证不一的情况，需要临床医生结合实际，详审病机，动态观察，综合分析，方可窥疾病之全貌。

早期肿瘤患者邪气轻浅、正气未伤，常见淡红舌，薄白苔。随着病情的变化，邪正力量的消长，舌苔也会出现变化。如肺癌初期多见舌质淡或胖，苔薄白，以气虚和气阴两虚为主；中期则以气阴耗伤加重，阴虚内热为主，表现为舌质红、裂纹，苔少或光；晚期则可见舌质暗红而干，苔剥等。肿瘤患者在各种治疗期间，舌象表现也会受到干扰出现各种变化。如化疗期间患者多因药物导致脾胃气虚，气血运行受阻，表现舌质淡白，或暗红有瘀斑，苔腻等。大剂量化疗后可呈现舌体胖大伴舌色紫暗发青。白血病患者最常见淡白舌，鼻咽癌等头颈部肿瘤局部经放疗或热疗的患者常见红（绛）舌、裂纹舌。部分慢性肝病及原发性肝癌患者可见舌之左右两侧边缘呈现青紫色，或条纹状，或不规则斑点、黑点，边缘清晰，易于辨认，称为"肝瘿线"，往往提示热毒内郁，瘀血阻滞。

此外，舌生恶肉，初如豆大，渐渐头大蒂小，如"泛莲""菜花"或"鸡冠"之状，表皮溃烂，流涎臭秽，伴有剧痛而妨碍饮食，为"舌菌"，类似现代医学舌癌的表现，多由心脾郁火，气结火炎而成。

（二）闻诊

闻诊是通过听声音和嗅气味来诊察疾病的方法。无论是声音还是气味，都是人体生命活动之外在征象，一定程度上可反映脏腑功能之盛衰。以下对肿瘤患者相关的闻诊内容作详细阐述。

1. 听声音

（1）声嘶：肺癌或纵隔肿瘤患者出现进行性加重的声音嘶哑症状，一般消炎治疗无效者，可能为肿瘤侵犯喉返神经，导致声带麻痹所致。此外，早中期喉癌累及声门者亦可导致声音嘶哑。

（2）谵语与郑声：高热、脑瘤或肝癌并发肝性脑病的患者出现神志不清，语无伦次，声高而有力，为谵语，多为热扰神明；肿瘤晚期、危重阶段的患者出现神志不清，语言重复,时断时续,声低模糊,为郑声,属脏腑精气大衰。

(3) 呕吐:颅内占位性病变继发颅内高压多见喷射样呕吐。噎膈(食管癌、贲门癌)患者多见食入即吐,或食入后移时食物格拒反出。若朝食暮吐,暮食朝吐,宿谷不化,则为翻胃,可见于胃窦部肿瘤并发幽门梗阻者。肿瘤患者化疗期间因湿浊之气困阻中焦,胃气失于和降,呕吐是常见之症。

(4) 呃逆:《素问·宝命全形论》谓:病深者,其声哕。久病、重病的肿瘤患者若突发呃逆,乃病情转危之兆,其声多断续,声低气怯无力,伴精神萎靡不振,甚则神昏,乃胃气衰败之象。化疗期间也容易引起呃逆,为药毒内侵,导致湿浊阻滞,脾胃不和,胃气上逆。

(5) 肠鸣:正常情况下一般 3~5 次 / 分。肿瘤患者若见肠鸣音增多,需警惕消化道出血可能。若见肠鸣高亢而频急,甚则呈金属音,伴脘腹胀满、疼痛拒按者,多为肠内外有形实邪阻滞,肠道气机通降不畅,发为鸣响,常见于肠道占位性病变或腹腔内巨大肿瘤压迫导致的肠结(机械性肠梗阻)。肠鸣完全消失,伴显著腹胀,无阵发性绞痛者,属肠痹(麻痹性肠梗阻),为肠道气滞不通之重证。

2. 嗅气味 一般情况下,气味酸腐臭秽明显者,多为实热之证;气味偏淡或略带腥臭之味者,多为虚寒之证。消化道恶性肿瘤、口腔癌患者口气多臭秽或腐臭,晚期肺癌患者因有较多含坏死组织的痰液、唾液从口中排出,口气亦多有臭味。妇女若见带下恶臭,其色黄绿夹红,为"五色带下",多为湿热毒邪蕴结胞宫,胞宫腐败所致,需行进一步检查明确是否为恶性肿瘤。若病室中血腥气弥漫,说明患者曾有大出血,如咳血、呕血、便血等。病室有尸臭,多属脏腑衰败,病情危笃。

(三) 问诊

问诊乃"诊病之要领,临证之首务",通过详细的问诊可获取较为全面的病情资料,从而及时、准确地确立诊断。现在症的问诊是中医辨治特色的集中体现,临证可以十问歌为问诊基础,重点询问与中医辨证相关的内容。此外,患者既往史、个人生活史、家族史的问诊也同样重要,不可忽视。以下对问现在症的内容作重点介绍。

1. 问寒热 但热不寒是肿瘤患者常见的临床症状之一,有时发热可成为肿瘤疾病的首发症状,尤其是白血病、淋巴瘤的患者,应给予足够重视。肿瘤性发热通常以低热为多见,其成因较为复杂,或为肿瘤暗耗气阴,表现为气虚发热或阴虚发热,或为邪郁化热(如气郁、湿郁、瘀血等)。现代医学认为癌性低热与肿瘤细胞产生的致热因子和肿瘤细胞坏死有关。病程中亦可见到中等度发热或高热,多为邪毒内侵,或毒邪内蕴、郁而化火所致。

寒热往来因邪伏半表半里,正邪相持,正胜则热,邪胜则寒,病位在少阳,常见于邪毒入侵后属正虚邪恋者。但寒不热常见于里虚寒证,常伴四肢欠温,大便溏薄,因脾肾阳衰,火不暖土,可见于久病阳虚的肿瘤患者。

2. 问汗 汗为阳气蒸化津液经玄府达于体表所致,所谓"阳加于阴谓之汗"。适量的汗出有助于保持机体阳气与阴液的平衡,并具有排泄代谢废物和抗御病邪的作用。但是,某些特征性的汗出具有病理性意义。肿瘤患者常有异常出汗的表现。

譬如经多次化疗的患者常有自汗的表现,乃气(阳)虚不能固密玄府,津液外泄,可伴神疲乏力、畏寒等症。盗汗多为阴虚内热之证,常见于经放疗或热疗治疗后的肿瘤患者。若患者气阴两虚,则可自汗、盗汗并见。晚期肿瘤患者病情危重之际,可见冷汗淋漓,面色苍白,四肢厥冷,脉微欲绝,为阳气亡脱,属亡阳之汗;若见汗黏如油,烦躁不安,脉细数者,为阴津外泄欲竭之象,属亡阴之汗。

3. 问疼痛 疼痛部位的问诊有助于明确癌肿所在的部位,如头痛绵绵不休,进行性加重,伴见喷射样呕吐、视盘水肿等颅内压增高表现者,常见于脑瘤,证属痰瘀毒邪,上扰清窍。胸痛可见于肺癌、纵隔肿瘤,常为瘤体压迫,气血阻滞,胸络失和所致。胸骨后疼痛,伴进行性吞咽困难,甚则食物格拒反出者,为噎膈之症,多由痰气瘀结,致"脘管窄隘"。胁为肝之分野,故胁痛多属肝胆及其经脉之病变,常与肝胆、胰腺疾病相关。若见胃脘疼痛失去既往规律,或痛无休止,伴体重明显减轻,呕血黑便等表现者,需警惕胃癌之可能。腹部包含脏器较多,故腹痛病因较为复杂。中医认为脾主大腹,故大腹疼痛多与脾胃相关;小腹属肾、膀胱、大肠、小肠和胞宫,少腹为足厥阴肝经循行部位。临证需明确疼痛部位及脏腑定位,结合病史、体格检查及辅助检查,确定腹痛病因。肿瘤患者多表现为慢性腹痛,因瘤体浸润并压迫神经所致;急性腹痛较少,可见于肝癌晚期癌肿破裂。腰为肾之府,故腰背疼痛多为肾虚所致,亦可由于寒湿、瘀血致病。此外,肿瘤患者出现腰背疼痛也有可能是肿瘤发生骨转移的一个信号,需给予重视。

4. 问头身胸腹 头晕是指患者自觉头部眩晕,如坐舟车之感。头晕伴神疲乏力,面色苍白者,为气血亏虚,清窍失养,可见于肿瘤晚期体虚患者;若伴恶心呕吐,头重如裹,痰多苔腻,则为痰湿中阻,上冒清阳,可见于脑瘤。胸闷可见于肺癌或纵隔肿瘤患者,多伴咳嗽、喘息、胸痛等,为胸络失和所致。胁胀多由于肝气郁结,可见于肝癌、胰腺癌患者。腹胀如鼓,伴皮色苍黄,腹部青筋隆起,为鼓胀之病,因肝、脾、肾受损,气滞、血瘀、水停腹中,常见于肝硬化、肝癌或腹腔恶性肿瘤。麻木有虚实之分,虚者因气血不足,实者因气滞血瘀、风痰阻络、风寒袭络等。肿瘤患者症见四肢麻木,常为化疗药物(如铂类、长春花生物碱类、紫杉烷类等)损伤肢体末梢神经所致。

5. 问饮食 《灵枢·平人绝谷》指出"平人不食饮七日而死者,水谷精气津液皆尽故也"。水谷精微是人类赖以生存的基本条件,也是肿瘤患者与病邪斗争的物质基础。通过询问饮食可了解患者的脏腑功能,察胃气之盛衰存亡。

食欲减退、纳呆常见于晚期肿瘤或化疗期间的患者,多因脾胃亏虚,纳化失常,或湿浊邪气蕴结,脾胃运化障碍。若见饥不欲食,伴胃脘嘈杂,嗳气干呕,口干咽燥者,多为胃阴不足,受纳功能减退。患者本已病重不能食,突然索食,食量明显增多者,是脾胃之气将绝之兆,称为"除中",属"假神"的一种表现。

6. 问二便 《素问·五脏别论》指出:"魄门亦为五脏使"。二便的排泄虽主司于大肠和膀胱,但与脏腑功能的正常协同运作密切相关,通过询问二便的变化,有助于了解机体消化功能之强弱和津液代谢的情况。具体问诊的内容应包括二便次数、颜色、质地以及感觉方面的变化。

尿中带血,可见于肾癌和膀胱癌,其特点为无痛性、间歇性,因其起病之隐袭性,血尿常常为首诊症状。排尿困难是老年男性前列腺肥大的常见症状,可伴余沥不尽,腰膝酸冷,动则喘促,多因年老肾阳虚衰,温煦失司,蒸化无力所致。排尿困难亦可成为前列腺癌的首诊症状。

里急后重感是指腹痛窘迫,时时欲泻,肛门重坠,便出不爽,可伴黏冻、脓血,多因湿热毒邪蕴结,肠道传导失司所致,可见于大肠癌。此外,若出现大便习惯的改变,或大便形状的改变,如变细或沿其纵向有凹陷,在排除息肉、痔疮等情况下,也需要警惕大肠癌的可能。大便色黑如柏油样,或大便隐血试验阳性,需注意排除消化道恶性肿瘤。

7. 问睡眠　阳入于阴而寐,阴出之阳而寤。睡眠、觉醒的有序交替与人体阴阳的调和、卫气的循行有密切的关系。询问睡眠情况有助于了解机体阴阳气血的盛衰、营卫循行的情况。研究表明,肿瘤具有明确的心身相关性发病机制,又易继发一系列心身疾病。患者的睡眠情况从一定程度上反映了其心神是否健旺安宁,情绪是否稳定,有助于医生及时治疗、疏导。因此,睡眠的问诊对肿瘤患者有特殊意义和价值。例如对于失眠的问诊,需包括入睡情况,入睡困难与否,睡眠中间是否易醒,是否多梦,醒后是否疲劳,是否早醒等。问诊全面是精准辨治的重要前提。

肿瘤患者的失眠有虚实之分,实证多表现为不易入睡,其成因或为痰热内扰,或为食滞胃脘,导致阳不入阴;虚证失眠多表现睡而易醒,或容易惊醒,其成因或为营血亏虚,心神失养,或为心胆气虚,导致阳出于阴之时机提前。嗜睡则与失眠相反,多为阳虚阴盛,其病机或因痰湿困脾,清阳不升,或为心肾阳虚,阴寒内盛所致。此外,部分肿瘤患者可因癌性疼痛、腹水引起的腹胀、呼吸困难等导致继发性失眠,对于此类失眠的治疗需从病因着手,以解决原发病为先。

8. 问经带　妇女经、带的异常,不仅仅提示妇科疾患,亦是全身病理变化的一个缩影。围绝经期妇女不规则阴道出血,或表现为经断复来,需警惕子宫内膜癌的可能。性交后(接触性)出血常见于宫颈癌患者。阴道不规则排液,伴明显异味,其色黄绿夹红,是子宫颈癌、子宫内膜癌典型的临床表现。胎产史方面,宫颈癌常见于早产、多产或有多个性伴侣的妇女;乳腺癌多见于高龄产妇、无胎产或产后不哺乳者。

(四) 切诊

切诊是医生用手指或手掌对患者某些部位进行触、摸、按、压,从而了解健康状态,诊察病情的方法,包括脉诊和按诊两部分内容。

1. 脉诊　根据脉象之位、数、形、势参数可将28脉大致归入浮、沉、迟、数、虚、实六大类脉中,浮沉分表里,迟数辨寒热,虚实定邪正盛衰,以六纲统诸脉,可执简驭繁。下面以六纲脉为主线重点论述肿瘤患者中常见的脉象。

(1) 浮脉类:常见有浮、濡、散、芤、革,其共性特点为轻取即得。浮脉主表;濡脉主虚又主湿,肿瘤患者多见此脉象。芤脉、革脉多见于肿瘤患者伴大出血,因精血亡脱,脉道不充,气无所恋浮越于外所致。久病体虚患者若见浮散之脉者多为孤阳外越欲脱,是病情危重之象。

(2) 沉脉类:常见有沉、牢、弱,其共性特点是重按始得。沉脉主里,牢为沉而弦长实大,坚牢不移,为邪实内结之象,可见于癥积;弱为沉细无力而软,主阳虚、气血亏虚,常见于肿瘤后期以正虚为主的患者。

(3) 迟脉类:常见有迟、缓、涩,其共性特点是一息不足四至。迟脉多见于寒证,缓脉主脾虚、湿证,与濡脉主病类似,为脾胃本脉,常见于胃肠道恶性肿瘤属脾虚湿阻者。涩脉主病分虚实两端,或为气滞、瘀血、痰浊等实邪阻滞,或见于精亏血少之虚证。

（4）数脉类：常见有数、动，其共性特点是一息五至以上。数脉多为热证，亦见于里虚证。毒邪内蕴，郁而化火或邪毒内侵者可见数脉；晚期患者正气衰败，气血不足者亦可见数脉，但必数而无力。动脉专司痛与惊，故动脉可见于癌性疼痛者。

（5）虚脉类：常见有虚、细、微、代，其共性特点为应指无力。虚脉、细脉、微脉皆主气血亏虚，多见于肿瘤晚期正虚的患者。其中，微脉较前二者程度更甚，为气血大虚或阳气衰微之象，细脉亦主湿证。代脉主脏气衰微、痛证、跌打损伤等，若见于肿瘤晚期患者，常常是脏气衰败，阴阳离决之先兆。

（6）实脉类：常见有实、滑、弦，其共性特点为应指有力。实脉见于实证。滑脉主痰饮、食滞、实热等病证，胃肠道肿瘤证属脾胃湿热者脉象多见滑数。弦脉主肝胆病、痛证、痰饮等，肝胆系统肿瘤、妇科肿瘤、实证癌性疼痛多见弦脉。弦滑数脉常见于肝胆系统肿瘤属肝胆湿热或肝火夹痰者。《金匮要略·水气病脉证并治第十四》指出"水之为病，其脉沉小"，故脉见沉弦多属悬饮内停，亦可见于肝郁气结。

2. 按诊　按诊是切诊的另一重要组成部分，它可进一步确定望诊之所见，补充望诊之不足，亦可为问诊提供重点和方向，在辨证中起着重要的作用。尤其对于脘腹部疾病的诊察，通过触摸、按压，了解有无压痛及肿块，肿块的形态、大小、质地、活动度等，在明确邪气痼结程度及病情顺逆方面有不可替代的作用。

如乳房部触及肿块质硬，形状不规则，高低不平，边界不清，伴腋窝部扪及瘰核，或乳头溢出血性分泌物者，需警惕乳腺癌之可能。右胁下肿块，按之质地坚硬，表面凹凸不平，边缘不规则，伴压痛者，需考虑肝癌。腹部肿块通常大者为病深；形状不规则，表面不光滑者为病重；坚硬如石者为恶候。具体按诊时可根据大腹、小腹、少腹三个分区初步推断疾病部位。右少腹包块，疼痛拒按，弹痛（反跳痛），多为肠痈；左少腹作痛，按之累累硬块者，有可能是肠中宿便，但需警惕肠道肿瘤的可能。脐上大腹属脾胃，大腹触及肿块，常见于胃、胰腺等肿瘤或脾肿大，脐下小腹肿块可能为胞宫或膀胱肿瘤。

二、辨证

辨证是对四诊所收集的资料进行分析、综合，从而对疾病当前的病因、病位、病性、病势等本质作出判断，并概括为具体证型的诊断思维过程。准确的辨证是论治的前提，因此，掌握并遵循辨证的基本原则和具体步骤，是提高临床辨证论治水平的重要途径。

（一）辨证的基本原则

1. 抓主证　辨证的关键在于辨明主证，主证反映在病的本质，对病情发展起着关键性的作用。临床肿瘤患者往往有较多的不适症状，有时可表现为复杂的症候群，如果没有抓主证的意识，后续的遣方用药便无从下手。只有抓住主证，才能掌握其当下最主要的矛盾，有助于治法及方药主次的确定。例如，肺癌患者症见干咳少痰，低热盗汗，恶心呕吐，肢软乏力，便溏，夜寐欠安。若仅着眼于症状，则显得纷繁复杂，既有肺阴不足，阴虚内热的表现，又有呕吐、便溏等脾虚胃逆之表现，尚有不寐见证。但从病机分析，抓住干咳少痰为其主症，结合次症辨为肺气阴不足，治拟益气养阴润肺为主，余证则皆视为兼证，可视具体情况适当佐以健脾和胃，理气降逆，养心安神药物，这样形成的方药就主次分明,相比平分秋色的方药更容易取得预期疗效。

需要指出的是,主证并非一成不变,通常在患者体质、气候、饮食、情志、治疗方式等因素的影响下,主证可以转化。如本为阳热有余之证,由于未及时干预,气津受损,变为气阴两虚之证;或本为阴虚内热,表现为骨蒸潮热,心烦失眠,因治疗过用寒凉,阳气受损,变生阴阳两虚之证。以上诸多因素皆能导致主证转化,临证需仔细观察,一旦主证发生转化,则"治随证变",需及时转变相应的治疗措施。

2. 辨真假 辨证过程中,典型的证候往往容易辨识,但临床出现自相矛盾症状,甚至假象的情况也不少,如寒热的真假,表现为"真寒假热""真热假寒",虚实的真假,表现为"至虚有盛候""大实有羸状",病危患者临终之前出现的假神等,都要求临床医生透过现象看本质,分清真假,辨明主次。

古人多以脉象作为鉴别真假的主要依据,如张景岳指出"虚实之要,莫逃于脉"。从现代的临床实践来看,患者自身的诉求、舌脉之象都是鉴别真假较为客观的参考指标。例如部分肿瘤晚期阳气衰惫的患者可出现自觉身热,口渴,舌红,脉大,另一方面却表现为欲饮热水、欲近衣、舌质滑润、脉按之不实。前后二者虽然矛盾,但究其本质,欲饮水、欲近衣乃患者求生自救本能的体现,是"脏神之所欲",加之脉虽大而不实,舌质虽红却滑润,皆为阴寒内盛,格阳于外之表现,均为"假热"之象。除此之外,问诊方面也不可忽视,通过仔细询问患者的病史、病程、饮食、用药史等寻找线索,进一步佐证证候真假。

总之,证候真假的辨识至关重要,不可孟浪,否则用药南辕北辙,反有助纣为虐之患,甚者可杀人于无形,需谨慎对待。

3. 审标本 《素问·标本病传论》指出"知标本者,万举万当,不知标本,是谓妄行"。审察疾病之标本缓急,亦是辨证的重要内容。中医学中标本是一个相对的概念,在不同的角度,标本的含义不尽相同。例如,针对肿瘤,若着眼于邪正关系,则毒邪、痰凝、血瘀、热毒等邪气均为标,而免疫力低下、骨髓抑制等正虚表现皆为本。以病因与症状关系而言,则癌瘤为本,瘤体占位继发的水肿、咳嗽、咯血、疼痛、高热等都属于标。以疾病新旧而言,则原发肿瘤为本,转移性肿瘤为标。肿瘤病证尽管纷繁复杂,但从标本的角度分析,其证候总不离乎标与本。通过辨析病证之标本,则可抓住矛盾的主要方面,视其轻重缓急或先治其标,或先顾其本,或标本同治,具体治则在本章第五节中详细论述。

4. 定虚实 肿瘤发生发展的过程从一定意义上说,就是邪正斗争及其盛衰变化的过程。虚实就是对邪正消长与病情发展演变关系的客观评估与分析。所谓实,是指邪气亢盛,而正气未衰,邪正剧烈斗争而引起的一系列病理变化,此阶段主要矛盾为邪盛,即"邪气盛则实"。所谓虚,是指正气不足,抗病能力低下而引起的一系列病理变化,此阶段主要矛盾为正虚,即"精气夺则虚"。肿瘤早期正气未虚,邪盛为主要矛盾,随着疾病的进展,正气逐渐损耗,过渡到以正虚为主要矛盾,疾病晚期多表现为正虚邪恋。因此,明确疾病之虚实对肿瘤疾病阶段的把握、具体治法的确立都有重要的意义。正如李中梓《医宗必读·积聚》所说"初者,病邪初起,正气尚强,邪气尚浅,则任受攻;中者,受病渐久,邪气较深,正气较弱,任受且攻且补;末者,病魔经久,邪气侵凌,正气消残,则任受补"。

需要指出的是,肿瘤作为内伤杂病,纯虚无实或纯实无虚者皆属少见,绝大部分患者为虚实夹杂之证,临证需把握"邪实"和"正虚"的比例关系,从而确定"攻邪"和"补虚"药物的主次关系,或以攻邪为主,或以扶正为先,或扶正祛邪,标本兼顾。

（二）辨证的具体步骤

1. 四诊　四诊中望、闻、切的过程都要求医者虚心宁静,聚精会神,方可见微知著,及时察觉病情的微妙变化。因此,诊病首先要求医者做到"虚静为保（宝）"。望诊的重点在于对患者神的诊察,神是人体生命活力表现的高度概括,诊"神"的着眼点在于对患者面色、双目、动作、表情等方面的考察,同时要与望色、望形态等结合起来,综合辨析,从而了解患者神的盛衰存亡,判断善恶顺逆。问诊作为医患互动交流的过程,除了对疾病本身展开询问以外,对患者的生活状况、精神情志方面的问诊以及人文关怀亦不容忽视,只有取得了患者的信任和合作,才能取得较为准确的诊病资料,问诊的过程也会更为顺畅。在问诊的同时,可自然融入闻诊的内容,通过听声音、嗅气味以知患者所苦,了解脏腑病变。肿瘤患者的脉诊,尤重对胃、神、根的考察,以判断疾病的进退吉凶,脉之有胃、有神,则胃气未衰,心神尚旺;脉之有根,虽病肾气犹存,先天之本未绝,尚有生机。此外,基于病情针对性地按诊可进一步探明疾病的部位和性质,充实诊断与辨证必要的临床资料。最后,通过综合分析归纳上述四诊所得,为后续辨证立法、遣方用药打下坚实的基础。

2. 求因　求因是指探求疾病发生的原因,钱潢《伤寒溯源集》指出"外感之邪,受本难知,发则可辨,因发知受",即根据患者病证的外在表现,辨明其具体的病因,作为辨证结论中一个重要的组成部分。例如,患者症见头身困重、肢体倦怠、胸脘痞闷、口腻不渴、纳呆恶心、肌肉酸痛、舌苔滑腻、脉濡或缓,则辨其病因是湿邪为患。肿瘤疾患的病因较为复杂,通常为痰、瘀、毒、热、滞、虚等多种病因兼夹为患,或为痰瘀互结,或为痰毒内蕴,或为瘀热互结,临证需仔细甄别,病因的准确判断有助于从根本上治疗疾病。

3. 定性　定性是指确定疾病当前病理变化的本质属性。肿瘤的发生,根本在于邪正斗争引起的阴阳失调和邪正盛衰。阴阳消长体现在寒热属性的变化,邪正盛衰反映在虚实属性的变化,故寒、热、虚、实是肿瘤病变中最基本的性质。定性有助于治疗大法的确立,根据"寒者热之""热者寒之""虚则补之""实则泻之"便可相应地拟定补虚、泻实、清热、散寒（温里）的治疗原则。值得注意的是,由于肿瘤成因和病机的复杂性,临床患者多表现为虚实夹杂、寒热错杂,这就要求医生在定性之时准确把握虚、实的比例,寒、热的程度,为后续治疗中祛邪、扶正（或清热、温里）的比例提供一个大致的分寸,避免犯虚虚实实之戒。

4. 定位　定位即判定病变之部位。中医病位辨证的内容丰富,主要包括脏腑辨证、六经辨证、气血辨证、卫气营血辨证、三焦辨证等。肿瘤属内伤杂病范畴,且与气血的盈虚通滞情况密切相关,故临床多采用脏腑辨证与气血辨证结合定位肿瘤病位。

脏腑辨证基于中医藏象理论,结合脏腑与形、窍、志、液、时等关系得出脏腑定位。例如胃癌临床表现有胃脘痛、吞酸、嘈杂、食欲不振、脘腹痞胀,后期可表现为朝食暮吐、暮食朝吐、呕吐完谷、呕血黑便、便溏腹泻等证。胃脘痛、嘈杂、脘腹痞胀为胃之本证,故脏腑定位在胃,木郁作酸,故吞酸主要责之于肝;便溏腹泻,为脾失健运;呕吐完谷,为火不暖土,肾阳衰惫,故胃癌的发生发展与肝、脾、肾密切相关。

气血辨证即辨疾病之在气、在血。气分证通常表现为功能上的障碍,症状以气之功能不足(气虚)或气体滞留、通利不畅(如气滞、气逆等)为主要特点,血分证则以血液亏虚(血虚)或血行障碍(如血瘀、出血等)为主要特点。一般初病在气,久病及血,例如胃癌在气者,多见胀痛,或涉及两胁,胃脘不适与情志因素密切相关;在血者,疼痛部位固定,痛如针刺,入夜尤甚,舌质紫暗或有瘀斑,或兼见呕血、便血。

5. 辨势　辨势就是预测疾病发展演变的趋势。预测疾病之趋势需综合分析病证特点、患者体质、病邪性质、病程长短、治疗手段等多种因素。例如黄疸一证,阳黄病程较短,消退较易;阴黄病程缠绵,收效较慢。阳黄以湿热为患,若患者素体阳盛,则易从阳化热,湿为热蒸,表现为热重于湿之证;若素体阳虚,则从阴寒化,变为湿重于热,甚或寒湿阻遏之证。又如鼓胀一证,水为阴邪,得阳则化,故阳虚型鼓胀较易调治;对于阴虚型鼓胀,温阳易伤阴,滋阴又助湿,所以古有"阳虚易治,阴虚难调"之训。因此,对病证发展趋势合理的预判有助于整体把握疾病的预后和转归。

6. 定名　定名就是对证名的确定,疾病某一阶段的证包含病因、病性、病位、邪正关系、病变趋势和转归等内涵,故对证名的确立,必须建立在上述辨证步骤基础之上,其中病因、病性、病位是基本要素。例如,病因为湿邪,病性为寒,病位在脾,可得出寒湿困脾之病机,继而辨为寒湿困脾证。

(李　雁)

第五节　治则和治法

一、治则

治则是治疗疾病时所需遵循的基本大法。肿瘤的治则基于各种肿瘤治疗过程中所需解决的共性问题,如处理邪正关系,协调标本缓急,调理阴阳气血等,因此扶正祛邪、治标治本,调理阴阳气血为肿瘤治疗的基本治则。此外,肿瘤的治疗还需合理处理辨病与辨证的关系,二者灵活结合运用有利于提高诊疗水平,取得较好的临床疗效。

(一) 扶正祛邪

扶正祛邪治则的确立基于肿瘤全身属虚,局部属实的病机特点,扶正针对正气的不足,而祛邪则着眼于局部邪气之有余,虽是两种截然相反的治则,但却是相互为用,相反相成,扶正可助正以祛邪,张元素比喻"犹之满座皆君子,纵有一小人,自无容地而出"(摘自罗天益《卫生宝鉴·养正积自除》),故可"养正积自除",达到正胜而邪自去的目的。祛邪则可阻止、清除邪气对机体的损害,达到克敌制胜,邪去而正自安的目的。

但从临床实际来看,肿瘤患者正虚是根本,并且贯穿疾病全程,久虚积损扶正难以速效;肿瘤的形成并非一朝一夕,祛邪又非一日之功,过用攻伐则有加重正虚之虑,唯有缓缓图之。故肿瘤患者多表现为正虚邪恋的复杂病机,徒扶正补虚则有"闭门留寇"之弊,徒攻伐祛邪则有"贼去城空"之虞。故临床单独运用扶正或祛邪的方法治疗肿瘤的机会相对较少,多数情况下需要同时或分清主次,先后运用。

同时运用扶正祛邪法时,需分清正虚和邪实的主次关系,若虚实夹杂以正虚为主,则应扶正为主,兼以祛邪,此时不可过投攻伐之品;同理,若以邪实为主,则应祛邪为主,扶正为辅。治疗过程中应灵活调整扶正、祛邪药物的比例,尽可能做到扶正不留邪,祛邪不伤正。在某些特殊情况下,也可先后运用扶正祛邪法,如肿瘤晚期患者,一般状况较差,恶病质表现较为突出,不耐攻伐,此时正虚为突出主要矛盾,攻邪反能更伤正气,故当先以扶正为主,以助正祛邪,待体质有所恢复后再行祛邪;如患者正虚不甚,尚耐攻伐,或表现为邪气亢盛,则应先祛邪,对于早期的肿瘤,根治性手术亦为合理的祛邪方案,此时不应拘泥于祛邪伤正这一观点,祛邪即可以护正,或先去邪气后再行补虚之法,则正易趋复。

总之,处理扶正和祛邪的关系是贯穿肿瘤治疗过程中永恒的主题,临证时应随证应变,根据患者病情以及合并的治疗措施灵活调整二者比例,勿犯虚虚实实之戒。

(二) 治标与治本

中医学的标本是一个相对的概念,其内涵较为广泛。例如,就疾病产生的先后而言,先病为本,后病为标;就症状与病机而言,病机为本,症状为标;就邪正关系而言,正气为本,邪气为标。将以上概念具体化,即肿瘤作为原发病始终是疾病之"本",正气亏虚的根本病机亦为"本";相对而言,亢盛的邪气,或是肿瘤继发的一系列急、危病症便为"标"。临证需详察标本,根据病情需要或先治其标,或先扶其本,或标本同治。

1. 先治其标 治标之法常适用于邪气亢盛或肿瘤继发急危病症的情况,此时若不积极去除标邪,可能危及患者生命,如《素问·标本病传论》中提出的"小大不利""腹满",皆为标急之证,需速治其标。此外如肝癌患者大量的腹腔积液,严重时压迫胸腔而导致呼吸困难,危及生命;又如肺癌继发引起的大出血;再如肿瘤骨转移引起的剧烈疼痛,都应予先治标,及时缓解患者不适,维持生命体征,待病情稳定后,再根据病因行针对性的治疗。

2. 先治其本 治本之法适用于病情稳定,暂无急危病症的情况。此时应着眼于疾病本身的病机特点,损有余而补不足,若本病得治,标病亦可自除。如肝癌患者术后仍见肝区隐隐作痛,疼痛虽缠绵反复但无危及生命之虞,此时就不必使用大量止痛药物对症,而应通过辨证的思维探求疾病本质,或从养阴和络止痛入手,或以清利湿热为主,随证治之。又如鼻咽癌患者局部放疗后出现明显的乏力体倦、口舌干燥等症状,此时邪气已除大半,病情渐趋平稳,而放疗耗气伤阴之弊端凸显,此时就应该考虑益气养阴生津为主的治疗,一则改善症状,一则助正以祛邪,防止肿瘤远期的复发和转移,可获事半功倍之效。

3. 标本同治 标本同治适用于标本并重或标本和缓的情况下。标本二者均和缓,多见于肿瘤正邪相持的阶段,此时正气不足,但未太过亏损;邪气缠绵,但不至于亢而为害,二者相持,若单纯扶正则留邪,单纯祛邪则伤正,两方面均不容忽视,则应祛邪抗癌与扶正补虚并举。此外,例如肺癌继发引起的上腔静脉阻塞综合征,属标本并重,若标(静脉回流障碍)不除,继发导致的水肿、缺氧、颅内高压等随时危及患者生命,但本病(肺癌引起的上腔静脉梗阻)若不能妥善解决,标也难治。因此,这种情况需尽可能标本同治,在脱水降颅压、抗感染治标的同时,寻求可行方案尽快解除上腔静脉梗阻状态以求治本。

（三）调理阴阳气血

1. 调理阴阳　调理阴阳，就是纠偏。肿瘤发生发展过程中产生的机体阴阳的偏盛偏衰，阴阳偏盛，则损其有余；阴阳偏衰，则补其不足，使阴阳归于平秘、和谐的状态。

阳偏盛的证候为一派阳热有余的表现，属实热证。治法应泻其阳盛，即"热者寒之"，或苦寒直折，或甘寒清气，或泻下通腑，釜底抽薪。此外，阳偏盛的证候通常伴有不同程度阴液的耗伤，尤其是肿瘤患者素体属阴津亏虚者，在使用清热法的同时，需对患者阴伤的程度给予充分关注，必要时可辅以滋阴之法，以求标本兼顾。

阴偏盛的证候为一派阴寒凝滞的表现，属实寒证。治法应泻其阴盛，即"寒者热之"，《金匮翼·疝症统论》指出"外入之寒，温必兼散"，在使用温里药温中散寒止痛的同时，应注意发散药的配伍使用，使在表之寒得以温散。此外，寒邪易伤阳气，尤其肿瘤患者正气亏虚，容易出现表里同时受邪的表现，此时不宜单纯温散，需少佐温阳之品助正以祛邪。

阳偏衰的证候为阳气温煦无力，阴气相对偏盛的表现，属虚寒证。治法应扶阳抑阴，在应用温里药温中散寒的同时，注意补益药的配伍，使阳气生化有源。阳损及阴时，应在补阳的基础上佐以滋阴之品，使阳得阴助而生化无穷。此外，对于严重的阳衰证，即亡阳证，当回阳救逆为要。

阴偏衰的证候为阴气制约无力，阳气相对偏盛的表现，属虚热证。治法应滋阴潜阳，"寒之不寒，是无水也"，临证需注意区分阴虚证，以"壮水之主，以制阳光"之法治之，若误投苦寒，则徒伤阳气，变生阴阳两虚之证。阴损及阳时，在补阴的同时需少佐温阳之品，则阴得阳助而泉源不竭。对于严重的阴衰证，即亡阴证，需救阴以固脱。

2. 调理气血　《素问·调经论》指出"人之所有者，血与气耳。血气不和，百病乃变化而生"。气血失和既是肿瘤发病的重要原因，又可使肿瘤继发病理产物进一步促进疾病进展。因此，调理气血对于肿瘤的治疗是"澄源"与"塞流"并举，临证时需关注气血之间相互资生、相互依存和相互为用的关系，如气虚行血无力而为血瘀，气虚生血无源而为血虚，气虚摄血不能而表现为出血，血虚气失濡养而为气虚等，常见治法有补气生血、益气行血、益气摄血、气血并补等。

（四）辨证论治与辨病论治

辨证论治是中医学认识和治疗疾病的基本原则，通过辨证把握疾病阶段性的本质，辨明疾病之病因、病位、病性及可能的变化趋势，为遣方用药确立总体方向，即所谓的"法随证立，方从法出"。辨病则是对疾病特定的致病因素、发病规律、病理演变和预后转归全过程的总体把握，有效避免了单纯辨证之不足，并且可以在辨证用药的基础上，或者在不违背辨证结果的前提下，选择一些疾病针对性较强的药物，从而取得更佳的治疗效果。故辨证为纲，从总体角度确立用药属性偏向、治法概括或代表性方剂；辨病为目，基于对具体疾病的把握，选择疾病相关性药物，加强对疾病针对性的治疗。唯有纲目结合，方能提高治疗的针对性，减少盲目性，取得满意的临床疗效。

肿瘤的治疗也需要遵循辨病与辨证相结合的原则。例如，对脑瘤的治疗，根据疾病发展的不同阶段，不同的治疗手段以及患者体质的差异，临床可以见到多个证型，根据不同的证型确立不同的治疗大法和主方用药。在因证选方的同时，需结合辨病论治,病证结合,才能有效提高中医治疗肿瘤的疗效。

需要指出的是,要妥善处理辨病与辨证的关系,始终坚持辨证为主,辨病为辅的指导思想。中医治疗肿瘤的特色在于辨证,通过调理人体气血阴阳,激发机体自身的抗病能力以祛邪抗瘤。因此,临证时切忌堆砌辨病攻伐之品,违背治疗初衷,且辨病用药的选择需兼顾辨证的结果,如素体阳虚的患者就不可过用清热解毒类药物,气虚血亏之人不可过用攻伐类药物等,否则徒伤正气,反生他变。

此外,肿瘤的论治除上述的辨病与辨证用药以外,对症用药也是临证组方中不可或缺的一环。肿瘤患者除主证之外,尚有诸多非特异性的症状难以归入主证辨证结果的范畴,但这些症状确实引起患者明显的不适而亟待解决,如寐差、恶心呕吐、胃纳差、疼痛、出血、自汗盗汗、便秘等,有些则表现为辅助检查的异常,如贫血、肝酶升高、胆红素升高、骨转移等。因此,对症用药的价值亦不容小觑。临证针对疼痛常用延胡索、炒白芍、徐长卿、乳香、没药等;胃纳差常用焦山楂,六神曲,炒谷芽、炒麦芽等;恶心作呕常用竹茹、旋覆花、枇杷叶等;便秘常用郁李仁、火麻仁、枳实、厚朴等;肝酶升高常用垂盆草、地耳草、五味子等;胆红素升高(黄疸)常用茵陈、金钱草、制大黄等;骨转移常用骨碎补、补骨脂、透骨草等。以上均为举例,对症用药的掌握重在对临床用药体会的积累和总结,需要引起重视。

二、治法

治法,是在辨清证候,审明病因病机之后,针对性采取的具体治疗法则,即所谓"法随证立"。论治肿瘤最根本的矛盾在于邪正关系的处理,因此,肿瘤的治法可大致分为扶正类治法和祛邪类治法两大类。

(一) 扶正类治法

扶正类治法应用于各种正气虚损类的证候。恶性肿瘤属慢性消耗性疾病,多数患者会出现不同程度气、血、阴、阳的亏损,通过益气、补血、滋阴、温阳的治法能改善患者的症状,调整脏腑经络的生理功能,提高自身的免疫功能和抗病能力,从而达到缓解病情,延长生存期,甚至治愈疾病的目的。

1. **益气健脾法**　益气健脾法主要针对脾气虚证。脾虚则运化水谷失司,气血生化乏源,可见食少、短气乏力、纳呆便溏,舌淡苔白,有齿痕,脉虚弱等表现,是肿瘤患者较为常见的证候。《素问·平人气象论》指出"人无胃气曰逆,逆者死",唯有固守中州,使脾胃之气健运,则生气不竭,故益气健脾是肿瘤的基本治法,根据具体情况可配伍化湿、和胃、运脾、升阳诸法。代表方如四君子汤、参苓白术散、补中益气汤等;代表药物如黄芪、党参、太子参、白术、茯苓、怀山药、薏苡仁、甘草等。

2. **滋阴补血法**　滋阴补血法主要针对阴血亏虚证。"血主濡之"(摘自《难经·二十二难》),阴血亏虚,则濡养无力,可见头晕心悸、夜寐不安,面色萎黄,爪甲不荣,神疲气短,舌淡白,脉细无力等表现,常见于肿瘤晚期恶病质或化疗后引起造血功能障碍者。血虚常合并气虚,又易导致血滞,故临证常配伍补气、行血之品。代表方如人参养荣汤、归脾汤、八珍汤等;代表药物如当归、鸡血藤、枸杞子、熟地、龙眼肉、大枣、阿胶、紫河车等。

3. **养阴生津法**　养阴生津法主要针对阴虚内热证。阴虚内热证多出现于放疗、热疗、化疗等治疗后,也可由于毒邪亢盛或高热伤阴所致,其证可见午后潮热,手足心热,盗汗骨蒸,口干咽燥,心烦失眠,大便干结,舌红,苔少或舌光无苔,脉细数。阴虚常伴气虚、火旺,故临证常配伍益气,清热泻火之品。养阴生津的代表方如沙参麦冬汤、增液汤等,滋阴降火可选择大补阴丸、知柏地黄丸等,代表药物如北沙参、生地黄、玄参、川石斛、天花粉、天冬、麦冬、龟甲、鳖甲、知母、黄柏等。

4. 温阳补肾法　温阳补肾法主要针对肾阳亏虚证。"五脏之伤,穷必及肾"(摘自《景岳全书·虚损》),肾内寄命门之火,为元阳之本,肾阳衰惫,则温煦失司,火不煖土,故见畏寒肢冷,腰膝酸冷,神疲气衰,小便清长,大便溏薄,舌淡苔白,脉沉迟无力,常见于极度消耗的晚期肿瘤患者。阳虚常合并气虚,故常配伍益气之品,病久阳损及阴时,可同时配伍养阴填精之品,资其化源以助阳气之生化。代表方如肾气丸、右归丸等,代表药物如肉桂、熟附片、鹿角片、淫羊藿、巴戟天、肉苁蓉、菟丝子、薜荔果等。

(二) 祛邪类治法

邪气是促进肿瘤疾病发生发展的主要因素,祛邪类治法可及时、有效驱除病邪,阻断邪气对机体的进一步侵害,从而达到"邪却而正安"之目的,尤其是对于早期肿瘤患者,邪气轻浅,正气尚盛,故可对证予活血化瘀、化痰软坚、清热解毒、攻毒散结诸法。需要指出的是,攻邪之法不可久用、过用,需掌握"中病即止"的治疗原则。此外,攻邪时应把顾护胃气的指导思想贯穿治疗全程,组方中可酌情配伍护胃安中之品。

1. 活血化瘀法　活血化瘀法适用于肿瘤疾病证属瘀血阻滞者。古代医家认为癥积、噎膈、石瘕等肿瘤性疾病均与瘀血密切相关。王清任《医林改错》明确提出"肚腹结块者,必有形之血"。瘀血既为肿瘤发病之因,又为肿瘤继发性病理产物,瘤体阻滞必然导致血行不畅,活血则使瘀血去,新血生,气血运行恢复畅通。故活血化瘀法是肿瘤治疗之常法,症见肿块伴痛有定处,入夜尤甚,肌肤甲错,舌质青紫或紫暗,或有瘀斑、瘀点,舌下络脉迂曲,脉弦或涩。代表方如血府逐瘀汤、失笑散、大黄䗪虫丸、活络效灵丹等,代表药物如三棱、莪术、川芎、红花、丹参、当归、土鳖虫、五灵脂、王不留行等,以上药物均有不同程度抑制肿瘤细胞生长,调节机体免疫功能的作用。此外,部分活血药如延胡索、乳香、没药、蒲黄、五灵脂、皂角刺、三七等对癌性疼痛均有较好的对症止痛效果。

从目前的研究结果来看,活血化瘀法对恶性肿瘤的治疗尚存在一定的争议,部分研究结果显示,活血化瘀治疗可能促进肿瘤血管生成,加速其增殖转移或引起出血。因此,活血药物的应用需遵循中医辨证施治的原则,活血药多有耗气之弊,故当患者出现明显的脏腑亏虚见症,不可一味活血,需辅以补益之法,使行而不伤。研究显示,活血化瘀与扶正、清热等治法合理配伍时可有效规避活血药物对肿瘤治疗的不利影响。若患者有明显的瘀血出血倾向时,则应谨慎使用活血化瘀药,或采用既有化瘀又有止血作用的药物,如三七、花蕊石、茜草等,以防止出血风险。

2. 化痰软坚法　化痰软坚法适用于肿瘤疾病证属痰湿结聚者。《丹溪心法·痰》中指出"凡人身上中下有块者多是痰",痰邪分有形和无形,有形之痰肉眼可见,包括咳吐而出的痰液,体表可见痰核、瘰疬等;无形之痰隐于脏腑经隧,日久与瘀血、毒邪诸邪互结,变生百病。痰之为病,表现多端,症见有形包块、痰多、胸闷、呕恶、眩晕、舌体胖大,苔腻,脉滑。代表方如涤痰汤、海藻玉壶汤、消瘰丸等,代表药物如半夏、天南星、蛇六谷、夏枯草、生牡蛎、海藻、昆布、山慈菇、全瓜蒌、白僵蚕、象贝母、猫爪草等。

根据痰湿的形成病机和致病特点，临证常配伍理气行滞药物，使气顺痰消，配伍健脾益气药物，以杜其化源。痰郁化热，与清热药同用；痰湿与瘀血互结者，则化痰软坚与活血化瘀法并举。

3. 清热解毒法 清热解毒法适用于肿瘤疾病属热毒炽盛者。热毒产生的本质是阳气郁遏，肿瘤虽全身病机属虚，但因瘤体阻滞效应，局部为气滞、血瘀、痰凝、毒邪盘踞之所，阳气为邪所郁，日久蕴热，进一步加重病理产物的生成和搏结。临床症见发热或高热，肿块短期内迅速增大，局部焮红肿痛，口渴，小便短赤，大便干结，舌红绛，苔黄，脉数等，可采用清热解毒法，使局部之郁火去，则有助于痰浊、瘀血等病理产物的消散。研究也证实了清热解毒类中药可减轻炎性反应，直接抑制肿瘤细胞生长，保护细胞免受致癌物损伤，有效阻止肿瘤进一步的进展和恶化。代表方如五味消毒饮、黄连解毒汤等，代表药物如半枝莲、白花蛇舌草、半边莲、蜀羊泉、重楼、藤梨根、金银花、连翘、蒲公英、紫花地丁、野菊花、黄芩、苦参、山豆根、龙葵、石上柏、石见穿、蛇莓、肿节风、冬凌草、青黛等。

热毒易耗伤阴液，故常配伍清热生津之品，若热邪迫血妄行，则佐以凉血止血之属。若辨证属郁火者，应遵循《内经》"火郁发之"的原则，避免一味苦寒直折，适当配伍辛散之品，如金银花、石膏、升麻之类，或者寒温并用，配以柴胡、紫苏叶等，使郁火得以宣泄发散，邪有出路。此外，需注意避免过用、久用寒凉，否则有败胃伤阳之弊，临证可酌情配伍和胃安中之品，如陈皮、佛手、炒谷芽、炒麦芽、大枣等佐制其苦寒之性。

4. 攻毒散结法 肿瘤的形成虽与气滞、痰湿、瘀血、热毒等病理因素密切相关，但究其产生之根源，毒邪是肿瘤产生的始动因子和关键病机。毒邪缠绵难清，易损正气，又可酿生痰瘀，化生火热。对此顽固之邪，非攻不克，故治以攻毒散结之法。攻毒者，就是利用毒性剧烈，药性峻猛的药物治疗因毒而起之苛疾，即所谓"以毒攻毒"。散结者，为攻毒之结果，毒邪得清，则疾病的根源问题得以解决，其余诸如瘀血、痰浊等邪气不与毒邪相抟，则势必孤矣，易趋消散，如此"结毒"得清，故曰散结。现代研究证实了此类药物普遍具有细胞毒作用，可有效杀伤抑制肿瘤细胞。部分药物尚具有诱导肿瘤细胞凋亡、分化的作用。此类代表性药物有以生附子、雷公藤、鸦胆子为代表的植物类药；以全蝎、蜈蚣、斑蝥为代表的动物类药；以砒霜、轻粉、硇砂为代表的矿物类药。其中，部分抗癌药物通过提取其中的有效成分，制成了如华蟾素注射液、亚砷酸注射液、复方斑蝥胶囊等中成药或静脉制剂，目前已被应用于临床。

传统中医理论认为，"有故无殒"，即毒药攻邪，有病则病受之，故可使用峻烈之品攻散毒邪，以达到治病救人的目的。但现代研究发现，许多攻毒散结中药的有效剂量与中毒剂量十分接近。因此，使用上述药物需要注意以下三个方面：第一，在合理炮制的前提下小剂量起用，不可为求速效而妄投重剂；第二，遵循"中病即止"的原则，衰其大半而止，同时注意顾护患者的正气，通过适当的配伍减少其副作用；第三，充分继承和挖掘名老中医使用有毒药物的经验和体会，通过实验和临床研究论证其有效性和安全性，为更好应用上述药物逐步积累经验，形成用药规范。

（李 雁）

复习思考题

扫一扫
测一测

1. 肿瘤发病具体与哪些因素有关,如何理解?
2. 肿瘤的诊断方式有哪些?
3. 肿瘤治疗方式有哪些? 其各自有哪些分类?
4. 肿瘤综合治疗的定义是什么?

第二章

中医诊疗肿瘤的思辨特色和应用

培训目标

1. 掌握中医诊疗肿瘤的思辨特色。
2. 掌握中医与化疗、手术和放疗结合治疗肿瘤的优势互补作用。
3. 熟悉分子靶向治疗不良反应及中医治疗对策。
4. 了解纯中药治疗肿瘤的现状。

第一节 中医诊疗肿瘤的思辨特色

随着治疗理念的不断进步,多学科协作模式(MDT)作为一种治疗肿瘤的新兴模式,根据患者的身心状态、肿瘤发展的具体部位、病理类型、肿瘤分期、发展趋势等多种因素,依靠多部门多学科协作,为患者制定规范化、个体化的最佳治疗方式,从而最大限度地改善患者的生活质量,延长生存时间。

MDT 模式的产生标志着肿瘤治疗逐渐进入了多学科综合治疗的时代,突出个体差异,强调个体化治疗,这与传统中医辨证治疗肿瘤的理念是不谋而合的。此外,传统中医辨治肿瘤中整体与局部、辨证与辨病、治标与治本以及因时、因地、因人而治的三因制宜等思辨理念对现代临床仍有重要的指导意义。

一、整体与局部

中医的整体观强调人体是一个有机的整体,脏腑经络、四肢百骸之间均有密切的联系。因此,肿瘤的治疗不应仅着眼于局部的瘤体,而是要在整体层次上对全身状态进行不同侧重的调节。肿瘤虽然局部属实,但全身为虚,气血阴阳的亏虚导致了肿瘤的发生发展,正所谓"积之成者,正气不足,而后邪气踞之",在治疗局部癌肿的同时,必须重视对全身情况的调整,通过益气、养血、滋阴、温阳诸法恢复机体阴阳平秘的和谐状态,即"谨察阴阳所在而调之,以平为期",助正以祛邪,这也是中医治疗肿瘤的特色和优势所在。

二、辨证与辨病

证和病是中医最基本的概念,证是对疾病所处一定阶段的病因、病性、病位、邪正盛衰和病变趋势的概括,通过辨证可以把握肿瘤疾患当下的病变本质,分析并寻求病变的症结和治疗关键所在。辨证的重要性不言而喻,但是,对于肿瘤的治疗,还需要强调辨病的重要性。朱肱《类证活人书·卷第六》指出"庶几因名识病,因病识证,如暗得明,胸中晓然,而处病不瘥矣"。辨病有助于总览疾病的全局,合理预判疾病的发展趋向。例如,肺癌患者出现腰背部疼痛需警惕骨转移之可能,此时如果一味机械辨证,不结合疾病自身的发生发展规律,则可能贻误病情;若出现进行性加重的胸胁满闷、喘息气急,可能为肺癌侵犯胸膜引起的胸腔积液所致,严重者需积极对症处理。此外,辨病可使治疗针对性加强,清代医家徐灵胎在《兰台轨范·序》中谈及"欲治病者,必先识病之名,能识病名,而后求其病之所由生……一病必有主方,一方必有主药",不同的肿瘤有各自的专方专药,尤其是祛邪药物的运用,对肿瘤的治疗有很强的针对性。因此,辨证论治反映中医治疗肿瘤的共性,体现了个体化治疗的原则;辨病论治则反映了中医治疗肿瘤的个性,体现了不同肿瘤的用药特色,二者用之得当,可相得益彰。

三、治标与治本

肿瘤病情变化多端,并发症较多,临床症情纷繁复杂。因此,如何正确把握疾病的一个重要方面就是落实疾病的标本缓急,明确治标与治本的先后次序。标本先后需随病情变化而灵活转变。在病情稳定的情况下,一般根据疾病证候发生的顺序治疗,本证在前,标证在后,先治其本,后治其标,针对始因及首发症而治。但在一些危及生命的紧急情况下,如肺癌继发的大咯血、呼吸窘迫,肝癌引起的腹水胀满、吐血,骨转移癌导致的剧烈疼痛,脑瘤继发的神昏、痫病发作等,即使为标也必须先行解决,以力求通达,保有生机为治疗宗旨。若标本并重或标本均和缓,则可采取标本同治以求兼顾。具体治疗原则可与前文互参,此处不再赘述。

四、三因制宜

三因制宜,即因时、因地、因人制宜,治疗肿瘤需要法天之纪,用地之理,充分考虑季节气候、地理环境、患者体质等因素的差异。《素问·六元正纪大论》指出"热无犯热,寒无犯寒,从者和,逆者病",故春夏季节不可过用辛温发散,秋冬季节慎用寒凉之品;西北地区多寒燥,东南地区多湿热,都是临证遣方用药需要注意的细节问题。此外,不同的患者间还存在年龄、性别、禀赋、体质等方面的差异,具体用药亦需区别对待,方能收效显著。

第二节　中医在肿瘤综合治疗中的应用

越来越多的临床研究显示,中医药在防治肿瘤中具有不可或缺的作用,是肿瘤综合治疗的一个组成部分。在具体的临床实践中,中医可灵活地与多种常见肿瘤的治疗手段相结合,达到协同增效,降低不良反应的目的,具体内容分述如下。

一、中医与化疗结合

化疗是现代医学治疗肿瘤最常用的手段之一,其临床应用包括晚期播散性肿瘤的全身诱导化疗、局部病灶治疗后的防复发转移、术前新辅助化疗等,可杀灭肿瘤细胞,降低瘤体负荷,延长患者的生存期。但化疗的同时亦带来诸多不良反应,如胃肠道反应,骨髓抑制,心、肝、肾损害,周围神经炎等,给患者带来了较大的心理压力,也严重影响了患者治疗的依从性。

中医与化疗合理联用,可以一定程度上缓解化疗的不良反应,增强患者对化疗的耐受性,从而提高患者的依从性。例如,化疗过程中药物不慎漏于皮下组织,导致局部组织的充血、肿胀、疼痛,严重时可致组织坏死,通过外用金黄膏、玉露膏等,配合内服清热解毒凉血类药物,可有效缓解局部反应。

化疗最常引起消化道反应,如恶心呕吐、呃逆、不思饮食、口干口苦、痞满腹胀等症,最常见的消化道反应称为化疗相关性恶心呕吐,总体发生率为 70%~80%。此症乃湿浊阻滞,脾胃不和所致,中医治疗多采取运脾化湿,和胃降逆,代表方剂如旋覆代赭汤、橘皮竹茹汤、小半夏汤、丁香柿蒂汤、连苏饮等,常用药物如旋覆花、代赭石、半夏、生姜、苍术、白术、陈皮、竹茹、丁香、柿蒂、刀豆子、砂仁等,可明显缓解上述症状。

多种化疗药物都可引起不同程度的骨髓抑制,临床表现为红细胞系、白细胞系、血小板系的减少。中医认为,此症为化疗后药毒内侵,致使脾肾受损,髓亏血枯,故治疗大法以健脾补肾填精,益气养血为主,代表方剂如补中益气汤、八珍汤、归脾汤、六味地黄丸等。具体辨证遣方用药的同时可参考患者血常规结果,如红细胞减少者可选用黄芪、党参、当归、鸡血藤、枸杞子、紫河车、阿胶、龙眼肉等;白细胞减少者可选用黄芪、黄精、女贞子、菟丝子、补骨脂、淫羊藿等;血小板减少者可选用花生衣、仙鹤草、鸡血藤、熟地黄、龟甲胶、鳖甲胶等,以上药物可在结合辨证论治的基础上酌情选用。

此外,临床研究结果表明,许多晚期肿瘤化疗的疗效并不理想,通过合理联合中医药与化疗,可有效提高诸如晚期肺癌、胃癌、食管癌、肝癌等肿瘤的远期疗效。

二、中医与手术结合

外科手术切除是绝大多数可切除实体瘤最为有效的治疗手段,对于尚未转移的早、中期肿瘤,通过根治术往往可以得到治愈的效果。当然,手术亦存在一些局限和不足。例如,手术具有较为严格的适应证和禁忌证,一般情况较差的患者不具备手术条件;对于全身转移的晚期肿瘤患者,外科手术难以实行根治性切除;根治性手术后出现复发转移等。故而,大部分肿瘤手术治疗后,还需要配合综合治疗。中医与手术合理联合,不仅可以改善患者术前的一般情况,为手术的开展创造有利条件,而且对于术后患者的康复、防复发转移均有裨益。

术前的中医药治疗,一般以扶正培本为主,通过补益气血、运脾开胃等方式改善患者的营养状况,增加机体储备,有利于手术的顺利进行。

术后患者多呈现气血两虚或气阴亏虚证,气血两虚者表现为头晕乏力,少气懒言,面白无华,纳少便溏等,治法以补益气血为主,代表方剂如六君子汤、当归补血汤、归脾汤等,常用药物如人参、党参、黄芪、当归、龙眼肉、白术、甘草、茯苓等。气血亏虚还常常合并腹胀、便秘等术后胃肠功能紊乱的症状,补益时需注意补中寓通,使补而不滞、行而不伤,切忌呆补,临床常配伍藿香、紫苏梗、广木香、青皮、陈皮、佛手、陈香橼、谷芽、麦芽、鸡内金等。

气阴两虚表现为乏力气短,口干舌燥,饥不欲食,大便欠畅,舌光红无苔等,治疗应以益气养阴清热为主,代表方剂如生脉饮、沙参麦冬汤等,常用药物如太子参、西洋参、北沙参、麦冬、五味子、生地黄、石斛、天花粉等。

部分患者还会出现自汗的症状,多为术后营卫不和,表卫不固所致,治疗以调和营卫,益气固表止汗为主,代表方剂如桂枝加龙骨牡蛎汤、玉屏风散、牡蛎散等,常用药物如桂枝、白芍、大枣、五味子、生黄芪、煅龙骨、煅牡蛎、瘪桃干、麻黄根等。

需要指出的是,手术虽然切除了局部的病变组织,但无法降低日后肿瘤复发和转移的概率,机体致瘤内环境的产生并非一朝一夕。因此,术后随访期中医药的巩固和维持治疗就显得尤为重要,此时多根据术后正虚邪恋的病机特点确立祛邪和扶正相结合的治疗方案。扶正方面视机体气、血、阴、阳之不足补益纠偏,使气血充盈调和,阴阳平秘;祛邪方面则应结合具体病邪特点之不同予以化痰软坚、攻毒散结、清热解毒、活血化瘀诸法。

三、中医与放疗结合

放疗被广泛运用于肿瘤的根治性、辅助性和姑息性治疗中,尤其对于放射敏感性肿瘤和区域性肿瘤有较好的疗效。近年来,随着三维适形放射治疗、调强放射治疗、立体定向放射治疗等精准放疗技术的发展,肿瘤的控制率得以提高,不良反应也有所下降。但分析现状,放疗的不良反应,如对周围组织的放射损伤作用、全身各区域急性及亚急性反应等仍然是其运用过程中的主要障碍。中医联合放疗,不仅可以减轻放疗的不良反应,部分中药尚具有放疗增敏的功效,可有效提高肿瘤治疗的近期和远期疗效。

中医认为,放射治疗乃火毒之邪,具有伤津耗气的致病特点,多数患者在放射治疗后会出现口舌干燥、低热、五心烦热等阴伤的表现,严重者可影响放疗的正常进行。中医治疗多采用清热解毒、养阴生津、退热除蒸等治法,代表方剂如五味消毒饮、沙参麦冬汤、当归六黄汤、清骨散等。

此外,根据不同放疗部位的症状差异,遣方用药也有一定的差别。例如,头颈部放疗者多表现为咽喉肿痛、口干、吞咽困难等症,治以养阴清热、生津解毒,常用药物如北沙参、玄参、天花粉、生地黄、石斛、桔梗、蒲公英、金银花等;胸部放疗所致的放射性肺炎多表现为发热、咳嗽、少痰或无痰等肺燥阴亏之证,治以养阴清肺,常用药物如北沙参、玄参、天花粉、麦冬、生地黄、生石膏、桑叶、桑白皮、白芍等;腹盆腔部位放疗常导致放射性直肠炎、膀胱炎,前者多表现为腹泻、腹痛、便血、肛门灼热感等湿热下注之证,可治以清热燥湿,凉血解毒之法,常用药物如白头翁、葛根、黄芩、黄连、生地榆、生槐米、侧柏炭等;后者可表现为排尿困难、尿频、血尿等下焦湿热,迫血妄行之证,治以凉血止血,清热利湿之法,常用药物如生地黄、白茅根、大蓟、小蓟、萹蓄、瞿麦、藕节炭、仙鹤草、槐米炭等。

此外,放疗在杀灭肿瘤细胞的同时,会对骨髓造血细胞造成严重的影响而导致骨髓抑制。中医认为,肿瘤患者正气本虚,加之外来放射毒邪侵犯机体,致脾肾功能损伤,脾胃运化失司,气血生化无源,肾气主骨生髓无力,病属"虚劳"之范畴,治疗大法当以温补脾肾,益气养血为主。常用方剂如八珍汤、右归丸、归脾汤等,代表药物如人参、黄芪、党参、灵芝、当归、茯苓、鹿角、补骨脂、阿胶等,考虑到放射线的热毒之性,可稍佐以清热解毒之品以期标本兼顾。

除缓解放疗的不良反应以外,对于某些肿瘤,中药可以提高肿瘤细胞对放射治疗的敏感性,例如鼻咽癌放疗过程中配合活血化瘀类中药,可降低血液黏稠度,改善微循环,不仅可达到放疗增敏的目的,还可以提高鼻咽癌的远期疗效。肝癌放疗过程中配合健脾理气类药物,也可显著延长患者的生存时间。

四、中医与分子靶向治疗结合

分子靶向治疗是指通过干扰肿瘤生长和进展涉及的特异性分子而阻断肿瘤生长和扩散的治疗手段。与传统的化疗药物相比,分子靶向治疗的选择性更强,不良反应较轻,在某些肿瘤的治疗中可取得较好疗效。但是,随着对靶向药物的广泛应用,其耐药性、不良反应等不足也逐渐凸显。中医与分子靶向治疗结合,可有效缓解不良反应,改善患者的生活质量,提高生存率。

例如,对于 EGFR 敏感突变阳性的 NSCLC,多个前瞻性研究结果表明 EGFR-TKI 的疗效优于传统化疗,且不良反应较轻,故常选用 EGFR-TKI 治疗。但这类药物可引起皮疹、腹泻、厌食、虚弱等副作用,尤其是 EGFR-TKIs 相关性皮疹,发病机制尚不明确,目前多以抗生素联合激素治疗为主,临床疗效欠佳。中医可采取内服和外治结合的方式,疗效优于西药治疗者。内服汤剂多治以养血、祛风、清热、解毒、凉血诸法,外治多采取具有清热、燥湿、解毒功效的中药湿敷、外洗等方式。对于腹泻、厌食、虚弱等不良反应,通过中医辨证论治也可有效缓解症状。

此外,实验研究结果表明,中药可增强靶向药物对肿瘤的抑制作用,表现为抑制肿瘤细胞增殖、诱导细胞凋亡、抑制侵袭和转移等多靶点、多途径。针对靶向药物耐药性这一治疗瓶颈,多种中药都表现出一定程度逆转靶向药物耐药的作用,二者联合既弥补了中医在病灶控制方面的不足,又可改善靶向耐药之缺陷。

五、纯中药治疗

越来越多的临床研究结果表明,对于失去手术、放疗、化疗机会的晚期肿瘤患者,纯中药治疗不仅可以有效缓解患者的临床症状(如癌性疼痛、纳差、神疲乏力、恶心呕吐、便秘腹泻、失眠等),提高生存质量,还可使不少患者长期带瘤生存,其积极的治疗作用不可忽视。

此外,随着临床研究的不断深入,许多中药有效抗癌成分被提取并制成疗效确切的中药制剂。经临床多中心验证的中成药,如:金复康口服液、正得康胶囊、康莱特注射液、华蟾素注射液、复方苦参注射液、消癌平注射液、鸦胆子油乳注射液、榄香烯注射液、肿节风片、贞芪扶正胶囊、参芪扶正注射液、平消胶囊、小金片、西黄丸等药物均酌情应用于临床,在提高患者生存质量,延长生存期方面都发挥着重要的作用。

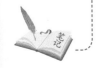

(李　雁)

复习思考题

扫一扫
测一测

扫一扫 测一测

1. 中医诊疗肿瘤的思辨特色主要体现在哪四个方面？简述之。
2. 化疗相关性恶心呕吐的基本病机如何？并简述中医的诊疗策略。
3. 试述中医与手术联合治疗肿瘤的主要策略有哪些？
4. 试述中医对放疗所致骨髓抑制的认识，并列举治疗原则及常用方药。

第三章

常用抗肿瘤中药

 培训目标

1. 掌握常用抗肿瘤中药的分类及功效主治、用法用量。
2. 熟悉常用抗肿瘤中药的性味归经及使用注意。
3. 了解常用抗肿瘤中药药对。

中医药治疗肿瘤历史悠久,在几千年的医疗实践中积累了丰富的中药防癌抗癌经验,现代研究表明,许多中药在抑制肿瘤细胞、提高机体免疫功能等方面存在明确的药理作用,且安全性较好,在肿瘤治疗中具有现代医学不可替代的优势。中药主要来源于天然药物及其加工品,包括植物药、动物药、矿物药等,根据抗肿瘤中药不同的功用,可将其分为扶正培本类、清热解毒类、活血化瘀类、化痰软坚类、理气行滞类、以毒攻毒类等。本章节根据常用抗肿瘤中药分类,简要介绍各类药物的作用、功效及使用注意事项等。

第一节　扶正培本类中药

《内经》曰:"正气存内,邪不可干""邪之所凑,其气必虚"。目前,大多数学者认为,正气虚损是肿瘤发生和发展的根本内在原因和病机的关键所在。早期肿瘤已存在虚证,病至中晚期正虚表现更为明显,常出现神疲乏力、气短心悸、头晕、腰酸、耳鸣等一系列虚证表现。扶正培本类药主要用于肿瘤正气亏虚的治疗,可扶助正气、培植本元,通过补充人体阴阳气血之不足,改善脏腑经络的生理功能,以增强体质、提高机体内在抗病能力,达到改善症状、缓解病情、提高生活质量、延长生命、抑制肿瘤发展的目的,临床应用十分广泛。现代药理研究证实,此类中药包含的有效成分种类多而复杂,如多糖、皂苷、挥发油、氨基酸、有机酸、甾体等,其中多糖、皂苷是本类中药发挥抗肿瘤作用的主要有效成分,其抗肿瘤机制主要有调节机体免疫功能、诱导肿瘤细胞分化与凋亡、抑制肿瘤细胞增殖等。临床运用扶正类药物治疗应注意辨别虚证之气、血、阴、阳属性,切忌不辨证的盲目补益,补益不当可能产生不良后果。补阳药性多温燥,

38

故阴虚火旺者不宜使用;补阴药大多甘寒滋腻,脾胃虚弱、痰湿内阻、腹胀便溏者亦不宜用。临床给予扶正培本治疗时常配合健运脾胃药,以使"补而不滞"。邪毒炽盛时扶正培本药当谨慎,以防"闭门留寇",加重病情。正虚邪实者,应注意邪实之属性,随证配合清热解毒、活血化瘀、化痰软坚等祛邪药物同用。人体的气、血、阴、阳互相依存,其虚损不足常互相影响,补气药和助阳药、补血药和养阴药往往配合使用。根据其作用和应用范围的不同而分为补气药、补血药、养阴药、温阳药四类,分别用于各种肿瘤气虚、血虚、阴虚、阳虚者。

一、常用扶正培本类中药

(一) 补气药

补气药是治疗气虚证的基本药物,常用于各种肿瘤有气虚表现者,以及放疗、化疗后出现白细胞、红细胞下降者。肿瘤患者常见气虚症状有神疲乏力、肢体倦怠、面色无华、少气懒言、语音低微、气短、自汗、纳少、便溏、浮肿、脱肛,舌质淡或胖,有齿痕,苔薄白。常用的补气药有黄芪、人参、党参、太子参、白术、茯苓、山药等。

1. 黄芪 黄芪味甘、性微温,归肺、脾经,有补气升阳、固表止汗、生津养血、托毒生肌、利水消肿功效,可用于多种肿瘤气虚证患者。黄芪中的抗肿瘤组分有黄芪总黄酮、黄芪皂苷、黄芪水提物、黄芪多糖。黄芪总苷通过线粒体途径促进caspase-3激活,诱导白血病细胞凋亡,通过抑制癌转移因子(包括 VEGF、bFGF、MMP-2/9 等)抑制癌细胞进展,还可以抑制胃腺癌细胞的血管新生;黄芪多糖能改善免疫能力,从而发挥抗肿瘤作用。煎服 9~30g,大剂量可用至 30~60g,一般补气多蜜炙用,但对于肿瘤患者生用既可补气,又可解毒。

2. 人参 人参味甘、微苦,性微温,归肺、脾、心、肾经,有大补元气、补肺健脾、复脉固脱、生津止渴、养血、安神益智功效。人参含有多种人参皂苷,Rh2 对肿瘤细胞具有细胞毒活性;Rg3 通过抑制 TGF 介导的上皮间质转化抑制肺癌细胞迁移、入侵;IH901 通过抑制 VEGF/bFGF 的表达,抑制肝癌细胞的侵袭;Rb2 抑制黑色素瘤细胞血管新生因子表达;人参皂苷还有调节免疫和抑制肿瘤干细胞的作用。煎服 3~10g,也可 1 次 1~2g 研末吞服,每日 1~2 次。用于回阳救逆时,用大剂量(15~30g)煎汁分多次灌服。使用时注意,实证、热证无虚象者忌服;不宜与茶、莱菔子、萝卜同服,以免影响药效,这里指的人参主要是移山参和野山参,红参性热,一般不用。

3. 党参 党参味甘、性平。归肺、脾经,有补脾益肺、养血生津功效,可用于肺癌、胃癌、肠癌、乳腺癌等多种肿瘤。党参中抗肿瘤组分有党参精、党参脂、党参皂苷、党参多糖。党参多糖对肺癌细胞具有细胞毒作用,能够抑制肿瘤细胞表达,从而抑制肿瘤细胞浸润和迁移;党参水提液、党参精及党参多糖可提高免疫功能。煎服一次 9~30g。

4. 太子参 太子参味甘、微苦,性平,归肺、脾经,有益气健脾、生津润肺功效,可用于肺癌、胃癌、肝癌、肾癌、膀胱癌等。太子参的抗肿瘤组分有乙酸乙酯提取物、太子参水提物 PH-I、太子参内生真菌等。太子参的乙酸乙酯提取物对肿瘤细胞具有细胞毒作用;太子参的提取物 PH-IC 能够调节免疫。煎服 9~30g。

5. 白术 白术味苦、甘,性温,归脾、胃经,具有健脾益气、燥湿利水、固表止汗、安胎功效,可用于肺癌、胃癌、食管癌、肠癌、肝癌、前列腺癌等。白术抗肿瘤成分有白术水提物、白术多糖和挥发油等。白术多糖、倍半萜类均对肿瘤细胞有细胞毒作用,可抑制增殖,诱导凋亡;白术内酯Ⅰ、Ⅱ具有抗肿瘤细胞转移作用。煎服 3~15g,阴虚内热燥渴者当用生白术,气滞胀闷者忌用。

6. 茯苓 茯苓味甘、淡,性平,归心、肺、脾经,具有健脾和中、利水渗湿、宁心安神功效,可用于肝癌、胃癌、肠癌、肺癌、肾癌、膀胱癌等。茯苓抗肿瘤组分有茯苓三萜类、茯苓多糖和乙酸乙酯提取物。茯苓三萜类、茯苓多糖、茯苓多糖衍生物 α-glucan 具有抗肿瘤活性,还有抗肿瘤细胞转移、调节免疫的药理作用。水煎服每次 10~15g。

7. 山药 山药味甘,性平,归肺、脾、肾经,具有补气养阴、补脾益肾、补肾涩精功效,可用于各类肿瘤证属脾胃虚弱、肺肾亏损、气阴两虚或气虚邪实者。山药主要抗肿瘤成分是山药多糖。山药多糖 RDPs-I 对黑色素 B16 和 Lewis 肺癌细胞有明显抑制作用,并显著提高荷瘤小鼠 TNF-α 和 IL-2 水平;其有效成分薯蓣皂苷可以抗肿瘤细胞转移。 煎服 15~30g,单独食用或煎水代茶可用至 60~150g,研末吞服用量 6~10g。健脾补脾宜炒用,阴虚者宜生用,内有积滞、湿盛中满者不宜单用,邪热内实者慎用。

(二) 补血药

补血药可用于肿瘤血虚证患者,常见于晚期癌症消耗明显或化疗后骨髓造血功能损害导致的红细胞、白细胞、血小板低下。其主要表现为面色萎黄、唇甲苍白、头晕眼花、心慌心悸,以及妇女月经后期、量少、色淡,甚至经闭等。常用药有熟地黄、当归、阿胶、白芍、何首乌、大枣等,常配伍人参、黄芪、白术等健脾益气药,气血双补。

1. 熟地黄 熟地黄味甘,性微温,归肝、肾经,能补血滋阴、益精填髓,可用于各种肿瘤证属肝肾阴虚、气血不足者。熟地黄主要抗肿瘤组分为地黄多糖,地黄低聚糖能阻滞肿瘤细胞周期,抑制细胞增殖,诱导细胞凋亡。10~30g 煎服。熟地黄滋腻碍胃,重用久服宜与陈皮、砂仁等同用,以免过于滋腻,气滞痰多、脘腹胀满、食少便溏者忌服。

2. 当归 当归味甘、辛,性温,归肝、心、脾经,能补血调经、活血止痛、润肠通便,可用于宫颈癌、卵巢癌、乳腺癌、胃肠道肿瘤、肝癌、淋巴瘤等。当归主要抗肿瘤成分当归多糖可抑制肿瘤细胞增殖,诱导细胞凋亡,并具有抗肿瘤转移及免疫调节作用。6~12g 煎服。一般生用,酒炙活血通经力强。湿盛中满、大便溏泄者慎用。

3. 阿胶 阿胶味甘,性平,归肺、肝、肾经,能补血,止血,滋阴,润燥,可用于各种肿瘤表现为素体虚弱、血虚者。常用于肿瘤患者经放、化疗或手术后体弱血虚者。主要的抗肿瘤药理作用为抑制肿瘤细胞生长。3~9g 烊化兑服。脾胃虚弱便溏者慎用。

4. 白芍 白芍味苦、酸、甘,性微寒,归肝、脾经,能平抑肝阳、养血敛阴、柔肝止痛、敛阴止汗,可用于肝癌、胃癌、肠癌、胰腺癌、宫颈癌、白血病等。白芍抗肿瘤成分有白芍总苷、芍药苷等。白芍提取物及其成分 paeoniflorin 能够抑制肿瘤细胞增殖,阻滞细胞周期,诱导凋亡,并可抗肿瘤细胞转移、抑制肿瘤血管新生。9~18g 煎服。阳衰虚寒之证不宜单独应用。

5. 何首乌 何首乌味甘、涩,性微温,归肝、肾经,具有补肝肾、益精血,乌须发,强筋骨作用,可用于多种肿瘤证属精血不足、津枯肠燥者。首乌中抗肿瘤组分有蒽醌苷类化合物、何首乌醇提物。何首乌醇提物能抑制肿瘤细胞增殖,诱导肿瘤细胞凋亡,阻滞细胞周期。6~12g 煎服。常配当归、熟地黄、黄芪、党参等同用。一般用制首乌,生用有毒性。

6. 大枣　大枣味甘,性温,归胃、脾、心经,能补中益气、养血安神,可用于各类肿瘤,尤宜于证属脾胃虚弱、气血两虚者。大枣的抗肿瘤成分有大枣中性多糖、金丝枣多糖、三萜类化合物齐墩果酸。大枣中性多糖能够增强小鼠的免疫能力;大枣多糖能够使黑色素瘤细胞停留在 G2/M 期,可激活 caspase-3、caspase-9 诱导其凋亡;齐墩果酸具有抗侵袭作用。入汤剂 3~12 枚或 6~30g 煎服;入丸剂,应去皮核捣烂;外用可煎水洗或烧存性研末调敷。

（三）养阴药

养阴药可用于肿瘤肺阴虚、胃阴虚、肝阴虚、肾阴虚等阴虚证患者。常用养阴药有南沙参、北沙参、麦冬、天冬、知母、女贞子、百合、石斛等。

1. 南沙参　南沙参味甘,性微寒,归肺、胃经,能养阴清肺、益胃生津、祛痰、益气,可用于肺癌、鼻咽癌、食管癌、胃癌等。南沙参主要抗肿瘤组分为皂苷,其主要抗肿瘤药理作用为抑制肿瘤细胞生长。9~30g 煎服。风寒咳嗽忌服。

2. 北沙参　北沙参味甘、微苦,性微寒,归肺、胃经,能养阴生津、益胃生津,可用于肺癌、胃癌、食管癌、肝癌、鼻咽癌等。北沙参水提乙醇处理后的 3 种提取物对肺癌细胞株(A549)和肝癌细胞株(HEP)均有一定抑制作用。6~12g 煎服。风寒咳嗽及肺胃虚寒者忌服。

3. 麦冬　麦冬味甘、微苦,性微寒,归肺、胃、心经,能养阴润肺、益胃生津、清心除烦,可用于鼻咽癌、肺癌、食管癌、贲门癌、骨瘤等。麦冬皂苷 DT-13 可抑制肿瘤细胞增殖,还可通过抑制 VEGF 抑制血管生成。9~30g 煎服。风寒感冒、痰湿咳嗽、脾胃虚寒泄泻者忌用。

4. 天冬　天冬味甘、苦,性寒,归肺、胃、肾经,能养阴清热、润肺滋肾,可用于肺癌、鼻咽癌、胃癌、食管癌、乳腺癌等。天冬中的抗肿瘤组分有天冬多糖、天冬胶和天冬水提物。天冬多糖及天冬胶能够下调 Bcl-2、上调 caspase-3 蛋白表达,诱导肝癌 Hcclm3 细胞凋亡;天冬水提物可明显降低 S180、H22 小鼠肉瘤重量,延长 S180 腹水型小鼠存活时间。9~21g 煎服,可熬膏或入丸散。虚寒泄泻及外感风寒致嗽者禁服。

5. 知母　知母味苦、甘,性寒,归肺、胃、肾经,能滋阴润燥,清热泻火,可用于多种肿瘤证属肝肾阴虚、肺阴亏损、阴虚阳亢者。知母中的知母皂苷 A-Ⅲ 和芒果苷具有抗肿瘤活性,可阻滞细胞周期、诱导细胞发生凋亡。6~12g 煎服。脾虚便溏者不宜用。

6. 女贞子　女贞子味甘、苦,性凉,归肝、肾经,能补益肝肾、乌发明目,可用于肺癌、肝癌、胃癌、肾癌、脑瘤、白血病等。女贞子抗肿瘤组分有女贞子多糖、熊果酸和齐墩果酸。女贞子多糖对肝癌 H22 实体瘤有抑制作用;熊果酸、女贞子多糖能调节免疫,从而抑制肿瘤细胞生长;齐墩果酸能够抑制恶性神经胶质瘤细胞迁移和侵袭、抗直肠癌血管新生,以及诱导小鼠胚胎干细胞 1B10 分化。10~15g 煎服,也可入丸剂或熬膏,制用补肝肾;生用清虚热。脾胃虚寒泄泻者、阳虚者禁服。

7. 百合　百合味甘,性微寒,归肺、心经,能养阴润肺、清心安神,可用于肺癌、鼻咽癌、食管癌、胃癌、乳腺癌、白血病、淋巴瘤等。百合的抗肿瘤组分百合多糖可以上调 Bax 蛋白表达,通过激活 caspase-3、caspase-9 表达诱导细胞凋亡,也有增强荷瘤小鼠免疫功能的作用。6~12g 煎服。清心宜生用,润肺宜蜜炙用。风寒咳嗽、中寒便溏者忌用。

8. 石斛　石斛味甘,性微寒,归胃、肾经,能益胃生津、养阴清热,可用于食管癌、胃癌、肺癌、鼻咽癌等多种肿瘤及肿瘤放疗、化疗后的副反应。石斛中的抗肿瘤组分石斛水提物、甲醇提取物和石斛多糖均有抑制肿瘤细胞的作用,还有抗肿瘤细胞转移和免疫调节作用。6~12g 煎服,鲜品可用 15~30g。鲜石斛清热生津力强,热病伤津者多用之,阴虚口干者宜用干石斛。本品味甘助湿,湿温未化者忌用,脾胃虚寒者慎用。

（四）温阳药

温阳药可用于肿瘤阳虚证患者,以温补肾阳为主。常用温阳药有仙茅、淫羊藿、肉桂、沙苑子、补骨脂、肉苁蓉等。

1. 仙茅　仙茅味辛,性热,有毒,归肾、肝、脾经,能温肾壮阳、强筋骨、祛寒湿,可用于肺癌、鼻咽癌、肝癌、肠癌、乳腺癌、骨癌等。仙茅中的抗肿瘤组分仙茅多糖能够抑制肿瘤生长。3~10g 煎服,或酒浸服。阴虚火旺者慎服。

2. 淫羊藿（别名:仙灵脾）　淫羊藿味辛、甘,性温,归肾、肝经,能补肾阳、强筋骨、祛风湿,可用于骨癌、肺癌、大肠癌、膀胱癌、白血病等证属肾阳虚衰者。淫羊藿的主要活性成分 icaritin、icariside Ⅱ能抑制肺癌与肾癌细胞、黑色素瘤的增殖,icaritin 还可以抑制胃癌细胞的迁移与浸润、抗血管新生、调节免疫及抑制肿瘤干细胞。6~15g 煎服,亦可浸酒、熬膏或入丸散。阴虚火旺者不宜用。

3. 肉桂　肉桂味辛、甘,性大热,归肾、脾、心、肝经,能补火助阳、散寒止痛、温经通脉、引火归原,可用于白血病、卵巢癌、子宫癌、食管癌、肾癌、膀胱癌等多种肿瘤,尤适宜肾阳不足、下元虚冷者。肉桂中的抗肿瘤组分肉桂水提物和精油对肿瘤细胞有抑制作用;肉桂提取物还可抑制 VEGFR2 激酶及其下游信号而抑制肿瘤的血管。煎服 1~5g,宜后下或焗服;冲服 1~2g 研末。里有实热、阴虚火旺、血热出血及孕妇忌用。

4. 沙苑子　沙苑子味甘,性温,归肝、肾经,能补肾助阳、固精缩尿、养肝明目,可用于食管癌、膀胱癌、直肠癌、骨肉瘤等。其抗肿瘤成分沙苑子黄酮可抑制肿瘤组织血管形成,也可通过调节机体免疫发挥抗肿瘤作用。9~15g 煎服。阴虚火旺及小便不利者慎用。

5. 补骨脂（别名:破故纸）　补骨脂味辛、苦,性温,归肾、脾经,能温肾助阳、温脾止泻、纳气平喘,可用于食管癌、胃癌、结肠癌、直肠癌、骨肿瘤、膀胱癌、肺癌等。补骨脂抗肿瘤组分能够增强 TRAIL 介导的肿瘤细胞凋亡,还能阻止肿瘤细胞的迁移与浸润,补骨脂提取物还可调节免疫,抑制肿瘤生长。9~15g 煎服。阴虚火旺及大便秘结者忌服。

6. 肉苁蓉　肉苁蓉味甘、咸,性温,归肾、大肠经,能补肾益精、润肠通便,可用于多种肿瘤证属脾肾阳虚、阴寒凝滞者。肉苁蓉水提液可增加荷瘤小鼠脾巨噬细胞、NK 细胞数量,增强脾细胞对肿瘤细胞的杀伤作用,从而发挥抗肿瘤活性;其水煎醇提取物体外对肝癌细胞、大肠癌 Lovo 细胞的增殖有明显的抑制作用。10~15g 煎服。阴虚火旺、大便溏泄及胃肠实热便秘者不宜服。

二、常用扶正培本类药对

（一）黄芪、白术

黄芪与白术均为常用的补气药,二者同用,为相须配对。黄芪可补肺,白术善补脾,二者合用,既可健脾补中,又能补肺益气。因此,无论脾气虚、肺气弱或肺脾俱虚之证,均可应用。此外,黄芪及白术皆有托毒排脓之功,所以也可应用于虚寒性的痈肿不溃,或疮疡溃久不愈之证。黄芪用量 9~30g;白术用量 9~15g。

（二）白术、茯苓

白术及茯苓均为燥湿健脾之品,二者常相须配对,是治疗脾虚湿停最常用的药对。脾为阴土,喜燥恶湿,白术苦甘而温,功能补脾燥湿,利水止汗。茯苓性味甘平,利水渗湿,健脾和中,宁心安神,善治脾虚湿困、胸闷食少之证。二药合用,一燥一渗,运利结合,使水湿除而脾气健,益脾气而助运湿,皆除脾之所恶,而达健脾之功。白术用量 6~30g;茯苓用量 10~30g。

（三）沙参、麦冬

沙参、麦冬同为养阴生津之品,性味归经相仿,然沙参体质轻清,具轻扬上浮之性,多入上焦而清肺中之火,养肺中阴液;麦冬甘寒多汁,善入中焦而清胃生津力佳。二药合用,相须配对,肺胃同治,清肺凉胃,养阴生津力增强。沙参用量 10~15g;麦冬用量 10~15g。

（四）女贞子、墨旱莲

女贞子补肾滋阴,养肝明目,乌须黑发。墨旱莲养肝益肾,凉血止血,乌须黑发。二药均入肝、肾经,相须伍用,补肝益肾,明目乌发,凉血止血力增强。治肝肾阴虚,症见口苦咽干、头晕目眩、失眠多梦者。女贞子用量 6~12g;墨旱莲用量 15~30g。

（五）黄芪、当归

黄芪、当归配伍,是临床常用的气血双补药对之一。前人云"气能生血""血为气之母"。当归甘平柔润,功专补血,血足以载气。黄芪甘温,功长补气,气旺以生血。两药合用,补气养血之力倍增。黄芪用量 30g,当归用量 10g。

第二节 清热解毒类中药

热毒与肿瘤的发生发展关系十分密切。肿瘤局部炎症、感染、癌性毒素对机体作用均可出现热毒的表现,如发热、口干、咽燥、大便秘结、尿黄、舌红苔黄、脉数等症状,严重者可见壮热、烦躁、神昏、谵语等症。清热解毒药具有清热泻火解毒、消肿散结等功效,用于治疗多种癌瘤属热毒、火毒积聚者。综合报道,其药理作用概括起来有以下几方面:①直接抑制肿瘤;②调节机体免疫功能;③抗感染、排毒;④调节内分泌功能;⑤阻断致癌和反突变作用。运用清热解毒药治肿瘤应酌情与扶正、行气活血、化痰祛湿等药物配合应用。本类药物药性大多苦寒,长期使用易损伤脾胃,常配合调理脾胃药同用。常用清热解毒抗肿瘤药有重楼、白花蛇舌草、龙葵、天葵子、石上柏、半枝莲、白英、苦参、蛇莓、藤梨根、八角莲、菝葜、野葡萄藤、野菊花、土茯苓、黄连、黄芩等。

一、常用清热解毒类中药

1. 重楼(别名:七叶一枝花、蚤休)　重楼味苦,性微寒,有小毒,归肝经,能清热解毒、消肿止痛,可用于肺癌、胃癌、肝癌、骨肉瘤、肌肉瘤、恶性淋巴瘤等。重楼中的抗肿瘤组分有重楼提取物、重楼总皂苷。重楼总皂苷对人肺癌细胞 A549、人鼻咽癌细胞

CNE-2Z 和 B16 恶性黑色素瘤细胞均具有抑制作用。重楼提取物可抑制肿瘤血管新生。15~30g 煎服，外用适量。有小毒，用量不宜过大，孕妇及阴证疮疡者忌用。

2. 白花蛇舌草（别名：蛇舌草）　白花蛇舌草，味苦、甘，性寒，归心、肝、脾经，能清热解毒、散瘀利湿，可用于肝癌、胃癌、肠癌、肺癌、喉癌、鼻咽癌、膀胱癌、肾癌、淋巴瘤等。白花蛇舌草丙酮提取物有抑制多种肿瘤细胞的增殖、抑制结直肠癌血管新生、调节免疫等作用。15~30g 煎服，亦可适量捣汁外敷，孕妇忌用。

3. 龙葵　龙葵味苦，性寒，有小毒，归肺、膀胱经，能清热解毒、利水散结，可用于肺癌、喉癌、鼻咽癌、乳腺癌、膀胱癌、白血病等。龙葵水提取物中抗癌活性物质具有诱导胰腺癌细胞凋亡的作用，体外实验证实可抑制人前列腺癌 PC-3 细胞的侵袭和转移。10~30g 煎服。外用时取适量，捣敷或煎水洗。脾胃虚寒者忌服。

4. 天葵子（别名：紫背天葵）　天葵子味甘、苦，性寒，归肝、胃经，能清热解毒、消肿散结，可用于乳腺癌、肝癌、淋巴瘤等多种肿瘤。天葵子中的抗肿瘤组分天葵子生物碱等具有明显的细胞毒性，还具有抗肿瘤细胞转移作用。15~30g 煎服。脾虚便溏及小便清利者忌用。

5. 石上柏（别名：深绿卷柏）　石上柏味甘，性平，归肺、肝经，能清热解毒、止血，可用于肺癌、咽喉癌、肝癌、胃癌、食管癌、子宫癌、肾癌、膀胱癌等。石上柏水提取物对鼻咽癌的抑制作用与自由基介导的线粒体凋亡相关，其他抗肿瘤化学成分还可以抗血管新生、调节免疫。15~30g 煎服。脾胃虚弱及孕妇慎用。

6. 半枝莲　半枝莲味辛、苦，性寒，归肺、肝、肾经，能清热解毒、利尿，可用于食管癌、胃癌、肠癌、肺癌、肝癌、胆囊癌、肾癌、膀胱癌、宫颈癌、卵巢癌等多种肿瘤。半枝莲乙醇提取物能抑制人肠癌细胞的增殖并诱导癌细胞凋亡，还可抑制肿瘤转移；半枝莲黄酮类化合物能抑制肿瘤血管生成；半枝莲多糖可以调节免疫。10~30g 煎服。血虚者不宜，孕妇慎服。

7. 白毛藤（别名：蜀羊泉）　白毛藤味苦，性微寒，归肝、胆、肾经，能清热解毒、消肿利水，可用于肺癌、肝癌、宫颈癌、卵巢癌等。白毛藤水提物和醇提物、其甾体生物碱等成分具有抗肿瘤活性；白毛藤多糖能抑制肿瘤细胞增殖；白毛藤及其总苷抑制肿瘤细胞增殖，促进凋亡。15~30g 煎服或浸酒内服，外用时取适量，煎水外洗、捣敷或捣汁外涂。体虚无湿热者忌用。

8. 苦参　苦参味苦，性寒，归心、肝、胃、大肠、膀胱经，能清热利湿、杀虫止痒、利尿，可用于肝癌、肺癌、肠癌、宫颈癌、膀胱癌、皮肤癌、软组织肉瘤等多种肿瘤。其主要抗肿瘤化学成分苦参碱能抑制多种肿瘤细胞的增殖并诱导凋亡，还可抗肿瘤细胞转移、抑制肿瘤血管新生、调节免疫、抑制肿瘤干细胞。9~30g 煎服。外用时取适量。脾胃虚寒、阴虚津伤者慎用。不宜与藜芦同用。

9. 蛇莓（别名：蛇果草）　蛇莓味甘、苦，性寒，有小毒，归肺、肝、胃经，能清热解毒、凉血消肿、化痰止咳，可用于甲状腺癌、乳腺癌、鼻咽癌、胃癌、肠癌等。蛇莓中抗肿瘤组分蛇莓酚类提取物对子宫颈癌细胞具有抑制作用，还可通过调节免疫发挥抗肿瘤作用。10~30g 煎服，鲜品可用至 60g。外用时取适量，捣烂外敷或研末撒癌灶局部。性偏苦寒易败胃，用量不宜过大。

10. 藤梨根（别名：阳桃根、猕猴桃根）　藤梨根味甘、酸，性凉，有小毒，归心、肾、肝、脾经,能清热解毒、祛风除湿、活血消肿,可用于肝癌、胃癌、肠癌、食管癌、肺癌、乳腺癌等。猕猴桃根中抗肿瘤组分猕猴桃根酚酸、猕猴桃根多糖主要抗肿瘤药理作用为抑制肿瘤细胞。15~30g 煎服。外用时取适量,捣敷患处。孕妇忌服,脾胃虚弱者慎服,少数服药后出现皮疹、呕吐、腹胀等症,停药后即消失。

11. 八角莲(别名:鬼臼、独叶一枝花)　八角莲味苦、辛,性凉,有毒。归肺、肝经,能清热解毒、消肿散结,可用于乳腺癌、肝癌、胃癌、腮腺癌、皮肤癌、食管癌、膀胱癌、恶性淋巴瘤、白血病等。其抗肿瘤化学成分鬼臼毒素具有显著的抑制肿瘤细胞、抗肿瘤细胞转移和抗血管新生的作用。3~9g 煎服。八角莲有毒性,内服剂量不宜过大。

12. 菝葜　菝葜味甘、微苦、涩,性平,归肝、肾经,能解毒消肿、活血祛风,可用于食管癌、胃癌、肠癌、肝癌、骨肿瘤、皮肤癌、白血病等。菝葜中的抗肿瘤组分菝葜乙酸乙酯提取物对各种肿瘤细胞具有明显的抑制作用。15~30g 煎服,或浸酒,或入丸散。

13. 野葡萄藤　野葡萄藤味甘、微苦,性平,能清热消肿、利尿祛湿,可用于恶性淋巴瘤、胃癌、肠癌、肝癌等。野葡萄藤抗肿瘤成分对人肝癌 BEL-7402 细胞和白血病HL-60、K562 细胞增殖有明显的抑制作用,并能诱导肝癌细胞凋亡。15~30g 煎服。外用时取适量,研粉撒癌灶局部。

14. 野菊花　野菊花味苦、辛,性微寒,归肝、心经,能清热解毒、泻火平肝,可用于鼻咽癌、口腔癌、喉癌、肺癌、肝癌、胰腺癌、乳腺癌、宫颈癌、卵巢癌等。野菊花中抗肿瘤组分野菊花总黄酮对人骨肉瘤细胞 Saos-2 具有抑制增殖和促进凋亡作用;野菊花的乙醇提取物能显著减少肝癌细胞 MHCC97H 的转移能力。9~15g 煎服,鲜品30~60g。外用时取适量捣敷,可煎水漱口或淋洗。脾胃虚弱者慎用。

15. 土茯苓　土茯苓味甘、淡,性平,归肝、胃经,能清热解毒、除湿通络,可用于胃癌、肠癌、鼻咽癌、宫颈癌、膀胱癌、阴茎癌、骨肿瘤等。土茯苓的抗肿瘤组分为土茯苓提取物和落新妇苷。土茯苓乙醇提取物可以显著抑制 HepG2 细胞的增殖,通过诱导DNA 断裂导致细胞凋亡;落新妇苷能够抑制肿瘤细胞的转移和侵袭。15~30g 煎服。外用时取适量,研末调敷。

16. 黄连　黄连味苦,性寒,归心、脾、胃、肝、胆、大肠经,能清热燥湿、泻火解毒,可用于肝癌、胆囊癌、食管癌、胃癌、肠癌、胰腺癌、舌癌等。黄连中的抗肿瘤成分小檗碱对人肺腺癌细胞具有抑制生长和诱导凋亡的作用,还有抗肿瘤细胞转移、抗肿瘤血管新生作用。3~6g 煎服;研粉吞服,每次 1~2g,每日 2~3 次。脾胃虚寒、呕吐泄泻者慎服。

17. 黄芩　黄芩味苦,性寒,归肺、胆、脾、大肠、小肠经,能清热燥湿、泻火解毒,可用于肝癌、胆囊癌、肺癌、肠癌、喉癌等多种肿瘤。黄芩中的抗肿瘤成分黄芩总黄酮可抑制肿瘤细胞的增殖、代谢及癌症相关的炎性反应;黄芩素有抗肿瘤细胞转移、抗肿瘤血管新生、免疫调节的作用。3~12g 煎服。苦寒之品,易伤脾胃,非湿热者不宜应用。

二、常用清热解毒类药对

(一) 白花蛇舌草、重楼

白花蛇舌草微苦、甘,性寒,归胃、大肠、小肠经,能清热解毒、利湿通淋;重楼苦、微寒,归肝经,能清热解毒、消肿止痛、凉肝定惊。二药相伍,共奏清热解毒、抗癌散结、消肿祛邪之功,临床上用于各种肿瘤,效果颇佳。白花蛇舌草用量 15~30g;重楼煎汤内服一般 15~20g,鲜品 20~30g;研末服 3~6g。

（二）石上柏、石见穿

石上柏性平味苦,具有清热解毒、活血利湿之功;石见穿具有活血止痛之功。两药相伍,活血解毒之功彰,抗肿瘤之力宏。临床多用于癌瘤有瘀血征象者,二药相伍,增强清热解毒作用,活血无出血之虞,止血无留瘀之忧。石上柏用量 9~15g;石见穿用量 9~15g。

（三）半枝莲、半边莲

半枝莲能清热解毒、化痰、止痛、消肿,半边莲清热解毒、利水消肿,两药相配,清热解毒之力倍增,又能化瘀血、止疼痛、消肿满,控制肿瘤的生长,增强机体的免疫能力,适用于肺癌、胃癌、肝癌、肠癌等证属热毒血瘀、痰湿之患者。半枝莲用量 15~30g;半边莲用量 15~30g。脾胃虚弱,虚证水肿忌服。

第三节 活血化瘀类中药

活血化瘀药是指能通利血脉、促进血行、消散瘀血,用于治疗肿瘤瘀血的一类药物。肿瘤患者常因脉络阻滞、血行不畅而出现癥瘕积聚、局部刺痛、舌紫暗等症,应用活血化瘀药则可疏通络脉,散瘀行滞,有助于局部肿块的消散,并可起到缓解疼痛的作用。活血化瘀药物抗肿瘤的作用可概括为:①增强手术、放疗、化疗和免疫治疗的疗效;②调整机体的免疫功能;③调节神经和内分泌功能;④预防放射性纤维化,减少副反应;⑤杀灭肿瘤细胞;⑥对抗肿瘤细胞引起的血小板聚集及癌栓的形成。本类药物药味多辛、苦,善于走散通行,攻伐力强,极易损伤正气,故使用时必须严格掌握其剂量,或与扶正类药物配合同用。本类药物易耗气动血,孕妇、妇女月经过多及其他出血患者慎用或忌用。常用活血化瘀抗肿瘤药有三棱、莪术、乳香、水红花子、王不留行、泽兰、牡丹皮、鬼箭羽、威灵仙、柘木、赤芍等。

一、常用活血化瘀类中药

1. 三棱 三棱味辛、苦,性平,归肝、脾经,能破血行气、消积止痛,可用于卵巢癌、宫颈癌、膀胱癌、肝癌、食管癌、胃癌、肠癌、骨肉瘤等。三棱中的抗肿瘤成分为三棱提取液以及 β-榄香烯。β-榄香烯对肿瘤细胞有细胞毒作用,还有抗肿瘤细胞转移、抗血管新生的作用。煎服 5~12g,醋炙后可增强祛瘀止痛作用。孕妇及月经过多者忌用。

2. 莪术 莪术味苦、辛,性温,归肝、脾经,能破血行气、消积止痛,可用于肺癌、肝癌、食管癌、胃癌、胰腺癌、肠癌、乳腺癌、膀胱癌、宫颈癌、卵巢癌等。莪术中抗肿瘤成分有莪术挥发油、β-榄香烯、莪术醇、呋喃二烯,其均具有抗肿瘤细胞生长、抗肿瘤细胞转移、抗血管新生、免疫调节作用。9~15g 煎服。醋炙莪术祛瘀止痛力强。月经过多者及孕妇忌用。

3. 乳香 乳香味辛、苦,性温,归心、肝、脾经,能活血止痛、消肿生肌,可用于骨肉瘤、食管癌、恶性淋巴瘤、乳腺癌等多种肿瘤。乳香的抗肿瘤成分乳香挥发油、乳香油和乳香提取物有抑制肿瘤细胞作用;乳香提取物对白血病和脑瘤细胞具有抗增殖和诱导凋亡作用;乳香酸可以抑制血管生成。3~10g煎服,宜炒去油用。外用时取适量,生用或炒用,研末外敷。本品味苦气浊,易致恶心呕吐,胃弱者慎用。孕妇及无瘀滞者忌用。

4. 水红花子　水红花子味咸,性微寒,归肝、胃经,能活血消积,可用于胃癌、肠癌、肝癌、恶性淋巴瘤等。水红花子抗肿瘤成分对宫颈癌细胞 Hela、人肺高转移细胞株 95D、胃癌细胞 MGC、肝癌细胞 HepG-2 等肿瘤细胞株具有抑制作用。15~30g煎服。外用时取适量,熬膏敷患处。凡血分无瘀滞及脾胃虚寒者忌服。

5. 王不留行　王不留行味苦,性平,归肝、胃经,能活血消肿、下乳通经,可用于乳腺癌、肝癌、肺癌。王不留行水提液能够明显抑制内皮细胞增殖、迁移及黏附,具有潜在的抑制肿瘤血管生成作用,从而抑制肿瘤的生长和迁移。5~10g煎服。孕妇慎用。

6. 泽兰　泽兰味苦、辛,性微温,归肝、脾经,能活血祛瘀、通经利水,可用于肺癌、鼻咽癌、肝癌、胃癌、卵巢癌、宫颈癌、绒毛膜癌等。泽兰挥发油、泽兰内酯和泽兰苦素均具有抗肿瘤细胞增殖、抗肿瘤细胞转移及抗血管新生作用。6~12g煎服。外用适量。血虚及无瘀滞者慎用。

7. 牡丹皮　牡丹皮味辛、苦,性凉,归心、肝、肾经,能清热凉血、活血散瘀,可用于食管癌、肝癌、肺癌、鼻咽癌等多种肿瘤。牡丹皮的抗肿瘤化学成分丹皮酚和芍药苷具有抗肿瘤作用,丹皮酚还可以抗肿瘤细胞转移、调节免疫。5~10g煎服,或入丸散。用于凉血止血可炒炭用。血虚有寒,孕妇及月经过多者慎服。

8. 鬼箭羽(别名:卫矛)　鬼箭羽味辛、苦,性寒,归肝经,能破血通经、化瘀止痛,可用于乳腺癌、肝癌、卵巢癌、胃癌、肠癌等。鬼箭羽 95% 乙醇提取物、正丁醇部位均具有抗肿瘤活性;鬼箭羽甲醇提取物能抑制肿瘤细胞侵袭和转移、抗血管新生。10~30g煎服,或浸酒或入丸散。外用时取适量,捣敷或煎汤洗或研末调敷。

9. 威灵仙　威灵仙味辛、咸,性温,归膀胱经,能消痰散结、通络止痛、祛风除湿,可用于骨肿瘤、食管癌、胃癌、皮肤癌及脑瘤等。威灵仙中抗肿瘤成分有威灵仙多糖、威灵仙总皂苷、齐墩果酸、白头翁素、原白头翁素等。齐墩果酸可通过自体吞噬抑制Kras 基因转化细胞的增殖和侵袭;原白头翁素对白血病和黑色素瘤细胞有抑制细胞增殖作用。15~30g煎服。气虚血弱者忌服。

10. 柘木　柘木味甘,性温,归肝、脾经,能祛瘀止痛、化痰散结,可用于食管癌、胃癌、肠癌、肝癌、肺癌等。柘木的抗肿瘤成分有柘木醇提取物、柘木总黄酮、柘木多糖等,对肿瘤细胞均具有抑制作用。30~60g煎汤。孕妇忌服。

11. 赤芍　赤芍味苦,性微寒,归肝经,能清热凉血、散瘀止痛,可用于肝癌、胰腺癌、结肠癌、肺癌、宫颈癌、卵巢癌、甲状腺癌、淋巴瘤、皮肤癌等。赤芍抗肿瘤成分为赤芍水提液和赤芍总苷、芍药苷、没食子酸和丹参酚,均具有抑制肿瘤细胞生长、抗肿瘤细胞转移、免疫调节作用。6~12g煎服。血虚者不宜用。不宜与藜芦同用。

二、常用活血化瘀类药对

(一) 三棱、莪术

三棱苦平降泄,入肝脾血分,破血中之气,功专破血祛瘀,行气止痛,化积消块;莪术味辛苦性温,入肝脾气分,功专行气破血,散瘀通经,消积化食,用于治疗气滞血瘀引起的癥瘕积聚等。二药相伍,气血双施,有活血化瘀、行气止痛、化积消块之功效。莪术用量 15~30g,三棱 15~30g。体虚无瘀者忌服。

（二）桃仁、红花

桃仁苦甘而平,有破血祛瘀、润燥滑肠之功;红花辛温,有活血通经、祛瘀止痛之功。二药皆有活血化瘀之力,且擅入心、肝二经,然红花质轻,走外达上,通经达络,长祛在经在上之瘀血;而桃仁质重而降,偏入里善走下焦,长于破脏腑瘀血。相须配对后祛瘀力增强,作用范围扩大,适用于全身各部瘀血,入心可散血中之滞,入肝可理血中之壅。桃仁用量 6~10g,红花用量 6~10g。

第四节　化痰软坚类中药

化痰软坚药是指能祛除痰湿、软坚散结的一类药物,用于治疗多种癌瘤属于痰浊邪毒凝结,或痰热毒聚,或寒痰凝滞于肌腠、经络、脏腑者。现代研究表明,某些软坚散结药能促进病理产物和炎性渗出的吸收,使病态的组织溶解,并直接杀伤癌细胞,抑制癌细胞的生长。中医认为肿块的形成与气滞、血瘀、痰毒等病理因素密切相关,故临床使用在辨证的基础上加用软坚散结药,注意与理气化滞、活血化瘀、化痰祛湿、清热解毒等药物配合应用,可明显提高临床疗效。常用化痰软坚抗肿瘤药有瓜蒌、皂角刺、猫爪草、僵蚕、半夏、南星、山慈菇、蛇六谷、泽漆、夏枯草、生牡蛎、海藻、昆布等。

一、常用化痰软坚类中药

1. 瓜蒌　瓜蒌味甘、微苦,性寒,归肺、胃、大肠经。瓜蒌皮清热化痰、宽胸散结;瓜蒌仁润燥滑肠。其可用于肺癌、纵隔肿瘤、肝癌、食管癌、胃癌、肠癌、胰腺癌、乳腺癌等。瓜蒌中抗肿瘤成分瓜蒌水提物、天花粉蛋白、葫芦素 D 均具有抑制肿瘤细胞作用;天花粉蛋白还有抗血管新生、调节免疫的作用。15~30g 煎服。脾虚便溏者及寒痰、湿痰证忌用。不宜与川乌、草乌、附子同用。

2. 皂角刺（别名:皂刺）　皂角刺味辛,性温,归肺、胃经,能消肿托毒、排脓、杀虫,可用于乳腺癌、肺癌、食管癌、肠癌、宫颈癌、鼻咽癌、皮肤癌等。皂角刺提取物对肿瘤细胞具有抑制作用,以及抗肿瘤细胞转移、抗血管新生、免疫调节作用。12~30g 煎服。外用时取适量,醋蒸取汁涂患处。疮痈已溃者及孕妇禁服。

3. 猫爪草　猫爪草味甘、辛,性温,归肝、肺经,能解毒散结、消肿化痰,可用于恶性淋巴瘤、甲状腺癌、乳腺癌、肺癌等。猫爪草抗肿瘤成分为猫爪草皂苷和多糖提取物,具有抑制肿瘤细胞的作用;猫爪草皂苷还有调节免疫的作用。15~30g 煎服。

4. 僵蚕（别名:天虫）　僵蚕味咸、辛,性平,归肝、肺、胃经,能化痰散结、息风解痉、祛风止痛,可用于恶性淋巴瘤、肺癌、喉癌、脑瘤、鼻咽癌、舌癌、甲状腺癌、胃癌、乳腺癌等。僵蚕乙醇提取物对小鼠艾氏腹水癌有 29%~36% 的抑制率,对小鼠肉瘤 S_{180} 也有抑瘤作用。9~15g 煎服;或 1~1.5g 研末吞服。散风热宜生用,余多制用。

5. 半夏　半夏味辛,性温,有毒,归脾、胃、肺经,能燥湿化痰、降逆止呕、消痞散结,可用于食管癌、胃癌、肺癌、宫颈癌、舌癌等。半夏抗肿瘤成分有半夏水提物、醇提物、乙酸乙酯提取物等。半夏醇提物具有抗肿瘤增殖、诱导凋亡和阻滞生长周期作用。

9~15g 煎服。阴虚燥咳、津伤口渴、血证及燥痰者慎服，孕妇慎用。

6. 天南星　天南星味苦、辛，性温，有毒，归肺、肝、脾经。燥湿化痰、消肿散结、祛风解痉，可用于各种消化道肿瘤、肺癌、鼻咽癌、宫颈癌、乳腺癌、脑瘤、淋巴瘤等多种肿瘤。天南星醇提物可以诱导肿瘤细胞凋亡，其机制与激活 caspase 通路相关。15~30g 煎服，多制用。外用时取适量。阴虚燥痰及孕妇忌用，生品内服宜慎。

7. 山慈菇　山慈菇味甘、微辛，性寒，有小毒，归肝、脾经。软坚散结、解毒消肿，可用于肺癌、鼻咽癌、食管癌、胃癌、肝癌、乳腺癌、甲状腺癌、恶性淋巴瘤等多种肿瘤。山慈菇假鳞茎乙醇提取物对 HCT-8、Be17402、BGC-823 等细胞表现出非选择性中等强度的细胞抑制作用。9~30g 煎服。外用磨汁或研末。严格控制剂量，正虚体弱者慎用。

8. 蛇六谷（别名：魔芋、蒟蒻）　蛇六谷味辛、苦，性寒，有毒，归心、肝经，能化痰消积、解毒散结，可用于脑瘤、鼻咽癌、甲状腺癌、食管癌、宫颈癌等。魔芋中抗肿瘤的组分有魔芋精粉、魔芋葡甘露聚糖、魔芋的甲醇提取物等，其主要抗肿瘤药理作用为抑制肿瘤细胞。15~30g 煎服，须煎 2 小时以上，滤去渣，取汁服。内服须久煎去除毒性。

9. 泽漆　泽漆味辛、苦，性微寒，有毒，归大肠、小肠、肺经，能利水消肿、化痰止咳、解毒消肿，可用于肝癌、胃癌、乳腺癌、恶性淋巴瘤等。泽漆中抗肿瘤组分泽漆乙酸乙酯提取物对肿瘤细胞（SMMC-7721）有显著抑制增殖的作用；泽漆甲醇提取物能够抗肿瘤细胞转移；泽漆水提取液能调节免疫。5~10g 煎服。外用时取适量。本品有毒，不宜过量或长期使用。脾胃虚寒者慎用。

10. 夏枯草　夏枯草味苦、辛，性寒，归肝、胆经，能清肝泻火、散结消肿，可用于甲状腺癌、乳腺癌、恶性淋巴瘤、纵隔肿瘤、肺癌、肝癌等。夏枯草抗肿瘤组分有夏枯草粗提物、水提物、醇提物、夏枯草总酚和多糖、齐墩果酸等，其主要抗肿瘤药理作用为抑制肿瘤细胞、抗肿瘤细胞转移、抗血管新生。9~15g 煎服；或入丸散。外用时取适量，煎水外洗或捣敷。脾胃虚弱者慎用。

11. 牡蛎　牡蛎味咸、涩，性微寒，归肝、胆、肾经，能软坚散结、平肝潜阳、敛汗固涩、重镇安神，可用于肝癌、胃癌、肠癌、肺癌、甲状腺癌、淋巴瘤等。牡蛎的多种提取物具有抗肿瘤活性。牡蛎多肽有明显的抗血管生成作用；牡蛎提取物能够显著回升荷瘤小鼠的免疫指数。15~30g 煎服，外用时取适量。收敛固涩宜煅用，余皆生用，生用宜先煎。脾胃虚寒者慎用。

12. 海藻　海藻味咸，性寒，归肝、胃、肾经，能消痰软坚、利水消肿，可用于甲状腺癌、肝癌、肺癌、鼻咽癌、子宫颈癌、乳腺癌等。海藻中抗肿瘤成分褐藻糖胶等多种海藻多糖均对肿瘤细胞有抑制作用，海藻硫酸多糖、色素糖蛋白、环肽类和萜类有抑制肿瘤增殖、抗肿瘤细胞转移、抗血管新生、免疫调节作用。15~30g 煎服。脾胃虚寒蕴湿者忌服。反甘草。

13. 昆布　昆布味咸，性寒，归肝、胃、肾经，能消痰软坚、利水消肿，可用于甲状腺癌、食管癌、肝癌、肺癌、鼻咽癌、脑瘤、恶性淋巴瘤等。昆布的抗肿瘤成分昆布多糖对胃癌细胞 SGC-7901 和肝癌细胞 HepG2 具有抑制作用；昆布的热水提取物能够增强 S_{180} 腹水瘤移植小鼠的免疫力，从而抑制肿瘤生长。15~30g 煎服。脾胃虚寒者忌服，一般不宜与甘草同用。

二、常用化痰软坚类药对

(一)夏枯草、牡蛎

夏枯草辛苦寒,质轻入肝,为清火、散郁热之升药;牡蛎咸涩微寒,质重入肝,为敛阴潜阳之降药。两药同用,有升降既济、除邪匡正作用。此药对可用于头巅顶及两侧烘热疼痛、颅内肿瘤、颅内压升高所致头痛,以及甲状腺腺瘤、甲状腺癌、腮腺肿瘤、颌下腺瘤等。夏枯草用量 9~15g;牡蛎用量 10~30g。脾胃虚寒者慎服。

(二)山慈菇、蛇六谷

山慈菇甘、微辛、寒,消肿、散结、化痰、解毒,治痈疽疔肿、瘰疬、喉痹肿痛及蛇、虫、狂犬伤。蛇六谷性温,味辛苦,有毒,有化痰消积、散结消肿、行瘀、祛风止痉之效。二药合用,软坚散结之效佳。山慈菇用量 9~30g;蛇六谷用量 15~30g,先煎。

第五节　理气行滞类中药

凡以梳理气机为主要作用,用于治疗气滞或气逆证的药物,称为理气行滞药。理气行滞药抗肿瘤药理作用包括抑制肿瘤细胞、抗肿瘤细胞转移、抗血管新生、免疫调节等。理气药在临床应用时应根据情况适当配伍活血化瘀、化痰散结、化湿利湿药,合并有气虚者配合补气药。理气药多辛温香燥,易耗气伤阴、助火,凡属阴亏、气虚者应慎用。常用理气行滞抗肿瘤药有预知子、枸橘、乌药、小茴香、郁金、姜黄等。

一、常用理气行滞类中药

1. 预知子(别名:八月札)　预知子味苦,性寒,归肝、胆、胃、膀胱经,能疏肝理气、活血止痛、散结、利尿,可用于食管癌、胃癌、肝癌、肠癌、肺癌、乳腺癌等。预知子水提液能够抑制肿瘤细胞在小鼠体内的生长,这种作用可能与其改善小鼠体内氧自由基代谢有关。9~15g 煎服,大剂量可用 30~60g。孕妇慎用。

2. 枸橘　枸橘味辛、苦,性温,归肝、胃经,能理气止痛、消积化滞、疏肝和胃,可用于乳腺癌、食管癌、胃癌、肝癌等。枸橘果实中三萜化合物 25-MHA 抗肿瘤作用与乳腺癌细胞周期阻滞有关。9~15g 煎服。气血虚弱、阴虚火旺者及孕妇慎用。

3. 乌药　乌药味辛,性温,归肺、脾、肾、膀胱经,能理气散结、温中止痛,可用于食管癌、胃癌、肠癌、肾癌等。乌药的抗肿瘤组分乌药挥发油、乌药石油醚提取物有抑制肿瘤细胞生长、抗肿瘤细胞转移、抗血管新生、免疫调节作用。6~15g 煎服;或磨汁用。气虚、内热者慎用。

4. 小茴香　小茴香味辛,性温,归肝、肾、脾、胃经,能理气止痛、温中和胃,可用于多种消化系统肿瘤及肾癌、膀胱癌、前列腺癌等。小茴香抗肿瘤成分有小茴香丙酮提取物、甲醇提取物、挥发油和乙醇提取物等。小茴香丙酮提取物具有抑制肿瘤细胞作用,以及抗肿瘤细胞转移、免疫调节的作用。3~10g 煎服。外用适量。阴虚火旺者慎用。

5. 郁金　郁金味辛、苦,性寒,归肝、心、肺经,能活血止痛、行气解郁、清心凉血、利胆退黄,可用于肺癌、消化道肿瘤、妇科肿瘤及颅脑瘤等。郁金的抗肿瘤成分姜黄乙酸酯提取物能够诱导前列腺癌细胞系细胞周期阻滞。3~12g煎服;2~5g研末服。不宜与丁香同用。

6. 姜黄　姜黄味辛、苦,性温,归肝、脾经,能行气破血、通经止痛,可用于食管癌、肝癌、直肠癌、卵巢癌等。姜黄抗肿瘤的化学成分姜黄素对肝癌细胞、胆管上皮癌、白血病细胞等均具有抗增殖和诱导凋亡作用,还有抗肿瘤细胞转移、抗血管新生、免疫调节、抑制肿瘤干细胞等药理作用。3~12g煎服。外用时取适量,研末调敷。孕妇忌用。

二、常用理气行滞类药对

(一) 枳实、枳壳

枳实、枳壳系一物二种,枳实取于幼果,枳壳取于成熟之果。二者功效大抵类似,皆能破气散结,行气消痞。但枳实力峻,枳壳力缓。枳实性沉而主下,枳壳性浮而主上,枳实入脾胃,破气作用较强,能消积除痞,导滞通便;枳壳主入脾肺,以行气宽中除胀为主。二者相须配对,使行气破结之力增强,并直通上下,气机得畅,气下则痰喘止,气行则痞胀除,气利则后重除。枳实用量6~15g,枳壳用量6~15g。

(二) 青皮、陈皮

青皮与陈皮,同为橘的果实,幼果为青皮,成熟的果皮为陈皮。因其老嫩不同而功效亦不尽相同,各有侧重。青皮苦辛酸烈,沉降下行,偏于疏肝胆气分,又能消积化滞。陈皮辛散升浮,偏理脾肺气分,长于行气健脾、燥湿化痰。二药伍用,既能两调肝脾,又能两调脾胃,使疏者疏,升者升,降者降,共奏疏肝健脾、理气止痛、调中快膈之功。青皮用量6~12g,陈皮用量6~12g。

(三) 预知子、枸橘

预知子苦、甘,微寒,入肝、胆、胃、膀胱经,能疏肝理气、活血散结、利尿除烦。枸橘味辛、苦,性温,入肝、胃经,能行气散结、消积止痛。二药合用,理气散结之效佳,尤适于肝气郁结、气滞血瘀的食管癌、胃癌。预知子用量9~30g,枸橘用量9~15g。

第六节　以毒攻毒类中药

以毒攻毒药是指药性峻猛、毒性剧烈,用以治疗肿瘤邪毒壅盛的一类药物,具有攻毒散结、消肿止痛、破血消癥等功效。本类药物含毒性成分,当癌毒深藏非攻不可时,在辨证基础上常用一些性峻力猛之品,以有毒之品克有毒之疾,治疗多种癌瘤中属热毒、湿毒、食毒、疫毒者。此类药物来源于动物(虫类)、矿物、植物,现代研究表明大多有直接抑制或杀伤肿瘤细胞的作用。应用本类药物,应针对病因不同、兼证不同而随证配伍,寒邪阻滞者,应配温里散寒药;热毒内盛者,应配清热解毒药;气血不足者,应配补益气血药;痰湿阻滞者,应配祛湿化痰药。本类药物均有不同程度的毒性,用之不当,容易中毒,临床使用注意如下:①严格掌握适应证;②剂量不宜过大;③不能长期内服、外用;④依法炮制,合理配伍;⑤一般宜久煎;⑥孕妇慎用或忌用;⑦密切注意用药后反应,及时发现问题并采取解毒措施。常用虫类药有全蝎、蜈蚣、斑蝥、蜂房、蟾皮、天龙等;植物药有喜树、马钱子等;矿物药有雄黄、朱砂等。

一、常用以毒攻毒类中药

(一)虫类药

1. 全蝎 全蝎味辛,性平,有毒,归肝经,能息风解痉、祛风止痛、解毒散结,可用于肺癌、鼻咽癌、胃癌、食管癌、肝癌、皮肤癌、乳腺癌、舌癌、脑瘤、骨肉瘤等,多用于治疗癌性疼痛。全蝎水提取物能够促进宫颈癌细胞凋亡;全蝎蛋白能够促进肝癌细胞凋亡;蝎毒能够有效逆转肿瘤细胞多药耐药性。药理作用还包括抗肿瘤细胞转移、免疫调节。3~6g煎服,或0.6~1g研末吞服,外用适量,孕妇慎用。

2. 蜈蚣 蜈蚣味辛,性温,有毒,归肝经,能攻毒散结、息风止痉、通络止痛,可用于脑瘤、骨癌、鼻咽癌、肺癌、肝癌、食管癌、胃癌等。蜈蚣多糖蛋白能够抑制肿瘤细胞生长、抗血管新生、调节免疫;蜈蚣乙醇提取物有抑制肿瘤细胞的作用。煎服,3~5g;或0.6~1g研末吞服。外用适量。孕妇慎用。

3. 斑蝥 斑蝥味辛,性热,有大毒,归肝、肾、胃经,能破血消癥、攻毒蚀疮,可用于肝癌、食管癌、胃癌、结肠癌、皮肤癌等。斑蝥的抗肿瘤成分斑蝥多肽、斑蝥素和去甲斑蝥素能够诱导肿瘤细胞凋亡,斑蝥素还能够抑制肿瘤细胞生长、抗肿瘤细胞转移、抗血管新生作用。内服多入丸散,0.03~0.06g。外用适量,酒、醋浸涂;或研末敷贴;或作发泡用。本品有大毒,不宜内服,体弱者及孕妇慎用。外用可刺激皮肤发红发泡,甚至腐烂,不宜久敷和大面积使用。

4. 蜂房 蜂房味甘,性平,有毒,归胃经,能消肿解毒、活血止痛,可用于胃癌、肝癌、乳腺癌、宫颈癌、大肠癌、膀胱癌、肺癌等多种肿瘤。蜂房的多种抗肿瘤成分能抑制肿瘤细胞生长。9~15g煎服。外用适量研末调敷;或煎水漱口;或熏洗患处,气血虚弱者慎用。

5. 蟾皮 蟾皮味辛,性凉,有小毒,归心、肺、脾、大肠经,能清热解毒、利水消肿,可用于肝癌、食管癌、胃癌、肠癌、肺癌、皮肤癌、骨肿瘤等多种肿瘤及恶性疼痛。其抗肿瘤成分蟾毒灵、华蟾素毒基等能够诱导肿瘤细胞凋亡、阻止肿瘤细胞的转移和入侵,且能抑制肿瘤干细胞的增殖和分化。3~6g煎服;研末入丸散,用0.3~0.9g。外用时取适量,研末调敷患处;或以鲜皮外贴患处。本品有毒,不可过量使用。

6. 天龙(别名:壁虎、守宫) 天龙味咸,性寒,有小毒,归心、肝经,能通络止痛、解毒散结、祛风定惊,可用于食管癌、胃癌、肝癌、肠癌、肺癌、乳腺癌、宫颈癌、恶性淋巴瘤、脑瘤等。壁虎醇提物能够促进细胞凋亡,壁虎硫酸多糖还有抗肿瘤细胞转移和抗血管新生的药理作用。1.5~4.5g煎服;或炒黄研粉,每日2~3次,1次1~2g,以黄酒送服;或浸酒;或入丸散。外用适量,研末调敷或掺膏药内贴患处。血虚气弱者慎用。

(二)植物药

1. 喜树 喜树味苦、涩,性寒,有毒,归脾、胃、肝经,能化瘀散结、抗癌祛毒,可用于胃癌、肠癌、肝癌、膀胱癌、乳腺癌、白血病等。喜树抗肿瘤成分喜树碱等能够诱导肿瘤细胞凋亡、抗肿瘤细胞转移、抑制肿瘤血管新生、抑制肿瘤干细胞等。根皮9~15g,

果实 3~9g,叶 10~15g 煎服;或制成针剂、片剂用。外用时取适量,捣烂敷或煎水洗或水煎浓缩调敷。肾功能减退、骨髓抑制、胃肠道炎症溃疡者及孕妇忌服。

2. 马钱子(别名:番木鳖) 马钱子味苦,性寒,有大毒,归肝、脾经,能消肿散结、通络止痛,可用于骨肿瘤、肺癌、食管癌、胃癌、肠癌等肿瘤。马钱子的抗肿瘤化学成分马钱子碱能够诱导细胞凋亡、抗肿瘤细胞转移、抗血管新生、调节免疫。内服,炮制后入丸散,0.3~0.6g。外用时取适量,研末撒局部,或浸水、醋磨、煎油涂敷,或熬膏摊贴。脾胃虚寒,食少便溏及孕妇忌用。

(三)矿物药

1. 雄黄 雄黄味辛,性温,有毒,归肝、大肠经,能攻毒杀虫、燥湿祛痰、截疟,可用于白血病、乳腺癌、皮肤癌、胃癌、宫颈癌、肝癌等。雄黄中的抗肿瘤成分二硫化二砷能使胃癌细胞凋亡、诱导白血病干细胞凋亡等。外用适量,研末撒敷;或香油调敷。内服入丸散,用 0.05~0.1g。内服宜慎,不可久服。外用不宜大面积涂擦及长期持续使用。孕妇禁用。切忌火煅,火煅后分解为三氧化二砷,有剧毒。

2. 朱砂 朱砂味甘,性微寒,有毒,归心经,能镇心安神、清热解毒,可用于多种肿瘤伴有心神不安者。文献报道朱砂具有抗肿瘤作用,但未阐明具体的抗肿瘤活性化学物质。入丸散或研末冲服,用 0.1~0.5g,不宜入煎剂。外用适量。不可过量或持续性服用,以防汞中毒;孕妇及肝功能不全者忌用;忌火煅,火煅则析出水银,有剧毒。

二、常用以毒攻毒类药对

(一)半夏、天南星

半夏善治脾胃之湿痰,天南星辛散之功胜于半夏,善治经络之风痰,其散结消痞之力强。天南星、半夏相配且生用,则化痰散结之力非一般药物可比。肺癌的形成发展与痰浊瘀阻肺络密切相关,凡肺癌证属脾虚痰阻、正气尚耐攻伐者,均可用之以化痰散结。其属有毒之品,临床应谨慎使用。半夏用量 3~10g,天南星用量 3~10g。

(二)全蝎、蜈蚣

全蝎善于走窜,祛风通络、败毒散结、息风镇痉、穿筋透骨、逐瘀通痹。蜈蚣息风镇痉、攻毒散结、去恶血。二药均善于走窜搜剔,能入络搜剔深在之风毒,合用祛风活络、息风止痉功效增强。二药又善于解毒,有以毒攻毒、散结解毒之功。二药同用,通络止痛、抗癌作用增强。全蝎用量 3~6g 煎服,或 0.6~1g 研末冲服,日服 2~3 次;蜈蚣用量 3~5g 煎服,或 0.6~1g 研末冲服,日服 2~3 次。

(刘苓霜)

 复习思考题

1. 试述常用抗肿瘤中草药的分类。
2. 使用清热解毒药须注意些什么?
3. 常用扶正培本类药对有哪些?

参考文献

1. 徐宏喜,冯奕斌,朱国福.抗肿瘤中药现代研究与临床应用[M].上海:上海科学技术出版社,2018.

2. 周宜强.实用中医肿瘤学[M].北京:中医古籍出版社,2006.

3. 张民庆,龚惠明.抗肿瘤中药的临床应用[M].北京:人民卫生出版社,1997.

4. 李成卫,吴洁,李泉旺.恶性肿瘤名家传世灵验药对[M].北京:中国医药科技出版社,2010.

5. 胥庆华.中药药对大全[M].北京:中国中医药出版社,1996.

各　论

第四章

脑　瘤

培训目标

1. 掌握脑瘤的定义及分类。
2. 掌握脑瘤的临床表现及常用检查手段。
3. 掌握脑瘤中医辨治思路及分证论治。
4. 熟悉脑瘤的预后和随访。
5. 了解中医药治疗脑瘤的优势和特色。

脑瘤是指生长于颅腔内的新生物,相当于现代医学的颅内肿瘤,包括原发性颅内肿瘤和脑转移瘤,病理性质有良、恶性之分。根据脑瘤发生部位的不同,可具体分为半球肿瘤、鞍区肿瘤、松果体区肿瘤、颅后窝肿瘤等,临床可出现头痛、呕吐、视力障碍、感觉障碍、运动障碍、人格障碍等丰富多样的表现。中医学认为脑瘤的产生与多种因素相关,或因先天不足、后天失养,或因房帏劳倦而致脾肾损伤,正气虚馁,加之七情怫郁,饮食偏嗜,感受六淫邪毒等因素而致痰浊、瘀血、毒邪等病理产物丛生。脾气亏虚,则中焦斡旋失司,升降乖戾,清气不升,浊邪害清;肾气衰惫,则主骨生髓无力,脑失所养,久之髓海空虚,为邪所害,致使痰、瘀、毒邪互结于脑窍。土不制木,水不涵木,则肝气亢旺,内风旋起,发为痫病、痉厥等急危重症。故本病病位在脑,与肾、脾、肝密切相关,脾肾亏虚为其病本,"痰""瘀""毒"为标,病机总属本虚标实,治疗原则应以补益脾肾为主,兼顾涤痰、化瘀、解毒、息风诸法。本病因瘤体占位效应,多数患者存在慢性进行性颅内压增高的表现,加之肿瘤对周围脑组织的压迫或破坏效应,通常还会合并神经系统定位症状和体征,对临床诊断的确立有重要的提示作用。

【典型案例】

患者魏某,男性,59 岁,退休。初诊日期:2017 年 1 月 12 日。

主诉:头晕头痛两个月余。

现病史:患者两个月余前无明显诱因下出现进行性头晕头痛,无视物旋转,无胸闷心慌,无恶心呕吐,无意识障碍,患者当时未予重视。2016 年 11 月 12 日上午患者无明显诱因下出现突发神志不清,四肢抽搐一次,遂至某医院就诊,查脑电

图:右半球慢波频段功率增强,前头部明显。头颅 MRI 增强示:右侧额叶病变(范围约 5.6cm×4.1cm×3.9cm),考虑低级别胶质瘤(弥漫性星型瘤)可能,建议进一步 MRS 检查。进一步查头颅 MRS 示:双额弥漫性病变,较入院前片增大,Cho/NAA 峰轻度升高,低级别胶质瘤不除外。PET/CT 检查结果示:双侧额叶(右侧明显)、右侧颞叶片状低密度影,FDG 代谢降低,结合病史,考虑为低代谢病变。目前口服丙戊酸钠缓释片,每次 1 片,每天 1 次,以控制症状性癫痫。

既往史:否认高血压、冠心病等一般内科疾病史,既往帕金森病史一年余,目前服用盐酸普拉克索片,每次 1 片,每天 3 次;多巴丝肼片,每次半片,每天 3 次,以控制帕金森症状。否认肝炎、结核等传染病史。否认手术外伤史,否认输血史。否认药物、食物过敏史。否认吸烟、饮酒等个人史。否认相关家族遗传病史。

刻下:头晕阵作,时有头痛,乏力肢软,口干明显,胃纳欠佳,小便尚可,大便溏薄,一日三四行,夜寐安。

舌脉:舌质紫暗,苔薄白,偏腻,舌下络脉迂曲,脉弦细,尺弱。

专科检查:心率:75 次 / 分,血压:126/72mmHg,神清,精神一般,对答切题,记忆力、定向力、理解力、计算力、判断力粗查正常。颅神经检查:(−)。双侧浅、深感觉正常、对称。四肢肌力:V 级,四肢肌张力轻度增高,共济运动(双侧指鼻试验、跟胫膝试验、Romberg's 征、快速轮替试验):(−)。生理反射存在,病理反射未引出。脑膜刺激征(颈强直、双侧 Kernig 征、Brudzinski 征):(−)。

问题一 患者目前的诊断考虑是什么,其诊断依据是什么?

思路 综合患者临床表现及相关的辅助检查确立临床诊断,本病例需关注脑瘤和癫痫二者先后关系,明确病因诊断和伴发疾病诊断。

1. 临床诊断 弥漫性星形细胞瘤?继发性癫痫、帕金森病。

2. 诊断依据

(1) 临床症状:头晕头痛,乏力肢软,既往突发神志不清,四肢抽搐一次。

(2) 辅助检查:①头颅 MRI 增强:右侧额叶病变(范围约 5.6cm×4.1cm×3.9cm),考虑低级别胶质瘤(弥漫性星型细胞瘤)可能。②头颅 MRS:双额弥漫性病变,较入院前片增大,Cho/NAA 峰轻度升高,低级别胶质瘤不除外。③PET/CT:双侧额叶(右侧明显)、右侧颞叶片状低密度影,FDG 代谢降低,结合病史,考虑为低代谢病变。

问题二 为明确疾病诊断,需进一步完善哪些相关检查?

思路 病理学诊断是明确肿瘤性质的"金标准",对临床指导脑瘤的治疗有至关重要的意义。需尽可能完善病理学检查,具体可通过外科手术切除肿瘤或脑立体定向活检获取病变组织,明确病理诊断,以指导下一步的治疗。

 知识点 1

脑瘤的常见检查方法

(1) 全身和神经系统查体

颅内占位性病变通常表现为慢性进行性的颅内压增高和局部占位效应。因此,需对患者进行针对性的神经系统查体,如脑膜刺激征(颈强直、Brudzinski 征、Kernig 征)、颅内压升高体征(视盘水肿、呼吸脉搏减慢、血压升高等)、眼科检查(上视障碍、视野缺损、复视、瞳孔对光反射异常等)、感觉系统检查、运动和共济检查等,根据神经系统定位体征初步确定病变部位。

此外,蝶鞍区的占位会继发内分泌功能的紊乱,出现巨人症、肢端肥大症,妇女闭经、溢乳等特征性体征,临床查体时应给予重视。

(2) 影像学检查

颅内肿瘤常用的影像学检查主要包括 CT、MRI、PET/CT、PET/MRI。四种检查手段互有优势,通过针对性地选择影像学方法,对于颅内肿瘤诊断的确立具有重要意义。

CT 可显示颅内脑室、脑池系统,灰质、白质等结构以及病变组织,根据颅内肿瘤特异性发病部位、病变的特征(如囊变、坏死、钙化、瘤周水肿程度)和增强后肿瘤的形态基本确立诊断。相比 MRI,CT 的优势在于可以清晰显示颅骨改变及颅内钙化灶,对鉴别良、恶性肿瘤有一定价值,且检查方便、迅速。

MRI 在分辨颅内微小组织结构和软组织的方面具有独特的优势,对于后颅窝和脑干病变的成像方面,可有效避免 CT 成像过程中的骨性伪影,在诊断低分化、体积小的肿瘤以及转移瘤方面优于 CT,且对人体无放射性损害。增强 MRI 可增加对肿瘤诊断的敏感性。此外,结合磁共振多种成像方式,如磁共振波谱成像(MRS),功能磁共振成像(fMRI)、弥散张量成像(DTI)等,对颅内肿瘤良恶性质的确定具有重要价值。但 MRI 检查也有一定的限制,如有意识障碍、体内金属植入物、幽闭恐惧症的患者不能接受 MRI 检查。

PET/CT 可以同时提供肿瘤病变的部位和功能代谢的变化情况,是一种"定位"和"定性"相结合的影像学检查手段。根据肿瘤组织的糖酵解程度显著高于其他正常组织这一特性,PET/CT 检查可以鉴别颅内肿瘤的性质,有助于制定治疗方案和评估临床疗效,并可动态监测肿瘤转移、复发的情况。缺点为检查费用昂贵。

PET/MRI 充分发挥了 MRI 检查高分辨率、多参数信息等优势,通过两种分子影像信息的同步采集,可清晰地描绘肿瘤病灶内部结构、功能和代谢三者之间的关系。在胶质瘤诊断方面,MRI 可为 PET 数据提供精准的病灶定位,从而更好地评估 ^{18}F-FDG 在脑组织中的摄取,提高胶质瘤的检出率。此外,PET/MRI 在鉴别放射性坏死和肿瘤复发、预后评估等方面均优于单用 MRI 者,充分发挥了二者联合的优势,进一步提高了神经影像学在胶质瘤中的应用价值。

(3) 病理学检查

完善病理检查对指导颅内肿瘤的治疗和判断预后方面均有重要意义。可通过外科切除或脑立体定向活检等方式获取病变组织,或通过脑脊液细胞学检查,明确肿瘤的性质。此外,还可进一步做免疫组织化学染色、染色体相关检测。以本案为例,如 1p/19q 缺失,IDH1/IDH2 突变对脑胶质瘤的治疗反应和预后方面有提示作用。

病史补充

为明确病理,患者经立体定向活检术后获得肿瘤组织标本,病理诊断为:(右侧)额叶低级别星形细胞瘤,形态学提示弥漫性星形细胞瘤WHO Ⅱ级。

问题三　综合分析患者目前的病情,下一步治疗措施是什么?

思路　采用中西医结合,多学科综合治疗方案。

由于胶质瘤的基因多样性,患者的治疗方案原则上应综合分析肿瘤特点和个体一般情况后决定。理想的方案除治疗肿瘤本身以外,应该将是否能够提高患者生存质量作为考虑因素综合权衡。

1. 西医诊断　原发性胶质瘤,弥漫性星形细胞瘤(WHO Ⅱ级)。

2. 西医治疗　现代医学对胶质瘤的治疗原则是以手术为主的综合治疗。对于低级别星形细胞瘤应在不损伤功能的情况下,行最大限度肿瘤切除术。放疗是恶性胶质瘤重要的辅助治疗措施,术后放疗对生存期有益,低级别胶质瘤标准剂量为45~54Gy,分割为每次1.8~2.0Gy。化疗非首选治疗方法,部分文献支持替莫唑胺治疗可作为辅助化疗方案。

3. 中医诊断　脑瘤病,证属脾肾亏虚,痰瘀毒结,上扰清窍。

4. 辨证分析　脾在体合肌肉而主四肢,脾虚则不能为胃行其津液,四肢不得禀受水谷之气,故见肢软乏力;脾气运化不及,水反为湿,谷反为滞,合污而下而成溏泄,所谓"中气不足,溲便为之变"。脾虚则中焦升降失常,清阳不升,清窍失养,故可有脑转耳鸣,其痛为虚痛,痛势悠悠,时作时止,绵绵不休。土虚木贼,肝风内动,则痫病阵作。脾虚日久,穷则害肾,尺弱可为佐证。故患者以脾肾亏虚为本,舌质紫暗、苔白偏腻提示瘀血、痰浊与毒邪互结。

本病病位在脑,但与肾、脾、肝三脏密切相关,故纵观四诊,本患者证属脾肾气虚为本,肝风内动,痰瘀毒结为标实。病性总属本虚标实。

5. 治法方药

补益脾肾,涤痰化瘀,解毒息风。

生黄芪 30g	太子参 15g	生白术 15g	白茯苓 15g
广陈皮 10g	生薏苡仁 15g	怀山药 15g	枸杞子 15g
女贞子 12g	蛇六谷 15g	天葵子 15g	王不留行 10g
全蝎 6g	蜈蚣 3g	姜半夏 10g	制南星 10g
生牡蛎 30g	炒谷芽 30g	炒麦芽 30g	

方中以黄芪六君子汤为基础方化裁,健运脾胃,固守中焦,辅以山药、生薏苡仁健脾化湿止泻,枸杞子、女贞子补肾填精,兼顾肾虚病机,以上诸药脾肾并补,以健脾为主,佐以炒谷芽、炒麦芽消导流通。扶正同时,不忘祛邪,重用蛇六谷、姜半夏、制南星燥湿涤痰,生牡蛎软坚散结,天葵子、王不留行解毒散瘀,全蝎、蜈蚣息风定痫。

中成药治疗:鸦胆子油软胶囊每次4粒,每天3次,口服。

中医外治法:

(1) 毫针针刺:百会、印堂、风池、丘墟、丰隆、太冲、天枢、中脘,补泻兼施,每次留针 30min。

(2) 灸法:足三里、关元、脾俞,温和灸 15~20min。

知识点 2

脑瘤的中医辨证思路

（1）辨标本缓急

脑瘤早期症状隐匿，后期可因颅内占位对神经功能的损伤而出现高热、痉厥、抽搐、脑疝等并发症，若不积极处理，短期内可危及患者生命。因此，分清标本缓急是正确辨证论治的前提。高热、痉厥、抽搐、脑疝等皆为标急，是急危重症，宗"急则治其标"之原则，临床需中西医结合积极抢救；若患者无明显特殊不适，但疾病仍处于活动期，则应针对脑瘤病因，视其"虚""痰""瘀""毒"之多少，加强对因治疗；若标实与本虚二者水平相当，则应标本同治。

（2）辨标邪性质

脑瘤的标邪主要包括"痰""瘀""毒"三种病理因素，急症可见肝风为患。若主症见头痛昏蒙，伴视物不清，恶心呕吐痰涎，肢体麻木，语言謇涩，胸脘痞满，舌胖大，苔腻，脉弦、滑，证属痰浊阻滞；若见头痛有定处，固定不移，夜间尤甚，舌质紫暗或有瘀点、瘀斑，舌下络脉迂曲，脉细涩，则为瘀阻脑窍；若见头痛剧烈，呕吐频作，或呈现喷射状，伴面红目赤，口苦咽干，便干溲黄，舌红苔黄，脉弦数，多为毒热犯脑；主症见抽搐震颤，半身不遂，口角歪斜，或呈发作性意识丧失，喉中痰鸣，移时苏醒，醒后如常，舌红，脉弦或细数，则为肝风内动。以上皆为单一邪气致病的典型表现，实际致病邪气多有兼夹，故临证需圆机活法，灵活辨证。

（3）辨本虚脏腑

脑瘤病变的脏腑多涉及肾、脾、肝，临床多见脾肾气（阳）虚和肝肾阴虚。病程初期，多见脾虚，久则脾肾同病，脾肾气虚者可见到头晕头痛伴精神不振，神疲乏力，目眩耳鸣，腰膝酸软，大便溏薄，舌淡，苔白，脉沉细无力。当出现形寒肢冷等阳气温煦无力的表现时，则为脾肾阳虚。若症见头晕头昏，两目干涩，视物不清，烦躁易怒，舌红苔少，脉细数或虚细，乃肝肾阴虚之象。

知识点 3

脑瘤的中医分证论治

证型	主症特点	舌脉	治法	方药
痰湿内阻	头痛昏蒙，伴视物不清，恶心呕吐痰涎，肢体麻木，语言謇涩，胸脘痞满，纳呆食少	舌体胖大，苔白腻，脉弦、滑	燥湿化痰散结开窍	涤痰汤加减
瘀阻脑窍	头痛经久不愈，痛有定处，如锥刺，固定不移，夜间尤甚	舌质紫暗或有瘀点、瘀斑，舌下络脉迂曲	活血化瘀通窍止痛	通窍活血汤加减
风毒上扰	头痛头晕，耳鸣目眩，视物不清，呕吐，面红目赤，失眠健忘，甚则抽搐、震颤、偏瘫、角弓反张、神昏谵语、项强	舌质红或红绛，苔黄	平肝潜阳清热解毒	天麻钩藤饮合黄连解毒汤加减
阴虚风动	头晕头痛，神疲乏力，虚烦不宁，肢体麻木，语言謇涩，颈项强直，手足蠕动或震颤	舌质红，苔少或无苔，脉虚细或细弦数	滋阴潜阳息风	大定风珠加减

续表

证型	主症特点	舌脉	治法	方药
脾肾阳虚	头晕头痛,精神不振,目眩耳鸣,视物模糊,腰膝酸软,形寒肢冷,气短懒言,夜尿频多	舌淡苔白润,脉沉细无力	温补脾肾益精填髓	右归丸加减

📄 **知识点 4**

脑瘤常用治法举隅

(1) 搜络息风法:针对脑瘤伴发癫痫、抽搐、痉厥、肢体偏瘫者,常与平肝息风药物联合运用。代表方:止痉散。代表药物:全蝎、蜈蚣、地龙、僵蚕等。平肝息风类药物有钩藤、石决明、代赭石、菊花、生龙骨、生牡蛎、白蒺藜等。

(2) 补脾益肾法:针对辨证属脾肾气(阳)虚者,代表方:黄芪六君子汤、右归丸等。代表药物:生黄芪、党参、白术、白茯苓、山药、生薏苡仁、淫羊藿、菟丝子、薜荔果等。

(3) 滋补肝肾法:针对辨证属肝肾阴虚者,代表方:杞菊地黄丸。代表药物:生地黄、熟地黄、女贞子、枸杞子、山茱萸、制黄精、山药、杜仲等。

(4) 化痰软坚法:针对辨证属痰湿内阻者,为治疗脑瘤的常用治法,常配伍理气之品,宗"治痰先治气,气顺痰自消"之意,代表方:涤痰汤。代表药物:制半夏、制南星、蛇六谷、夏枯草、海藻、生牡蛎、象贝母、山慈菇、化橘红、川佛手等。

(5) 活血化瘀法:针对辨证属血瘀证者,亦是治疗脑瘤之常法。因气为血帅,活血破血常耗气,故常配伍行气、益气之品,代表方:通窍活血汤。代表药物:川芎、赤芍、当归、丹参、三棱、莪术、水红花子、王不留行等。

(6) 清热解毒法:针对辨证属郁热或热毒内蕴证者,可与其他邪气兼夹为患,可在辨证基础上酌情选用白花蛇舌草、半枝莲、天葵子、山慈菇、重楼等。值得注意的是,应用此类药物时需遵守攻邪"衰其大半而止"的原则,不可滥用、堆砌攻伐之品,做到中病即止。

以上常用治法与分证论治可互相补充,分证论治为纲,确定主方及总体用药偏向,而脑瘤常用治法为目,以治法统病因、病机,照顾到了肿瘤病因的多元性和病机的复杂性,临床辨治灵活应用二者,则纲举目张,使药物的选择更具针对性,一定程度上也体现了中医治疗脑瘤的用药特色。

问题四 本案例中的患者可能出现的并发症有哪些?

思路 本患者确诊弥漫性星形细胞瘤(WHO Ⅱ级),继发性癫痫。随着病情的进展演变,除了癫痫以外,尚可能出现颅内压升高、脑疝形成、脑瘤卒中、中枢性高热等并发症。

📄 **知识点 5**

脑瘤常见并发症及中医治疗对策

(1) 痫病发作:中医辨治痫病首分阴阳,阳痫发作多实,伴面色潮红或紫红,舌质红或暗红,苔多白腻或黄腻,脉弦数或弦滑等一派阳热有余的表现;阴痫发作多虚,伴面色萎黄晦暗,手足清冷,昏聩不语,舌质淡,苔白腻,脉多沉迟或沉细等一派阴寒凝滞,痰湿内壅的表现。二者急救均可予针刺人中、十宣等穴醒脑开窍,阳痫者可配合静脉使用清开灵注射液,情况允许者可辅以清热镇惊汤送服定痫丸内服;阴痫者可配合参附注射液回阳醒神,情况允许者可辅以五生饮合二陈汤内服。癫痫持续状态需配合静脉应用地西泮注射液抗癫痫治疗。

（2）颅内压升高:主要表现为逐渐加重的间歇性头痛,咳嗽、喷嚏、低头等增加颅内压的动作都可导致头痛加重,严重者可伴喷射性呕吐、癫痫发作等,眼底检查可见视盘水肿。若病情呈进行性加重,伴发神志模糊甚至昏迷,需警惕脑疝形成之可能。临床可使用甘露醇、甘油果糖等脱水,若效果不明显,可予地塞米松加强脱水效果。中医可从利水消肿、通腑泻下、逐瘀化痰等角度入手,辅助西药脱水降颅压。

（3）神昏:脑瘤神昏辨治需明闭脱,脱证神昏多见目合口张,鼻鼾息微,手撒肢冷,肢体瘫软,汗出淋漓,脉微欲绝,阳脱者可予大剂参附汤、独参汤或参附注射液静脉滴注,阴脱者可予生脉散或生脉注射液静脉滴注。若见神志不清,伴肢体偏瘫,鼾声时作,苔黄少津,脉弦滑或滑数,乃肝阳鸱张之阳闭神昏,可予羚羊角汤送服至宝丹辛凉开窍,清肝息风,还可选用清开灵注射液静脉滴注清热解毒,醒神开窍。若神志时清时糊伴见喘促痰鸣,痰涎壅盛,苔腻而厚,脉濡数,则为痰浊蒙窍之阴闭,可予菖蒲郁金汤或涤痰汤送服苏合香丸辛温开窍,除痰息风,重者可加服玉枢丹化痰开窍。针刺选穴以十二井、百会、水沟、涌泉、承浆、神阙、关元、四神聪等为主穴,随证配穴及补泻。同时,注意及时完善相关辅助检查（如头颅 CT、MRI 等）以明确病因,积极对症支持和对因治疗。

问题五　该患者的预后如何?

思路　本例患者属低级别星形细胞瘤,星形细胞瘤 5 年生存率分别为:Ⅰ级:63%,Ⅱ级:36%,Ⅲ级:20%,Ⅳ:10%。

治疗后患者头颅 MRI 平扫及增强影像
ER-4-3

本患者因拒绝手术、放疗,故行保守治疗,规律至门诊随访并服用中药。治疗半年后复查 MRI 增强,结果显示:与外院前片比较,两侧额叶、右侧颞叶病灶明显吸收缩小,建议随访。

【临证要点】

1. 脑瘤有良、恶性之分,良性肿瘤虽不具侵袭性,不会发生远处转移,但瘤体的生长会因其占位效应导致颅内压增高,严重者可形成脑疝,累及生命中枢。因此,颅内良性肿瘤预后较其余部位差,需定期随访,及时治疗,必要时应行手术切除。

2. 定期随访影像学检查,及时了解病情变化。

3. 脑瘤常伴发急、危、重症,如痫病发作、颅内高压、神昏、高热、痉厥等症,需中西医结合积极对症支持,以维持患者基础生命体征为先,经明确病因后对因处理。

4. 熟悉脑瘤常用攻邪中药,根据"痰""瘀""毒"之侧重针对性选择用药,祛痰如天南星、半夏、蛇六谷等,化瘀如川芎、三棱、莪术、水红花子等,清热解毒如白花蛇舌草、半枝莲、天葵子、重楼等,攻毒散结如蜂房、全蝎、蜈蚣等。处理好祛邪和扶正二者的关系,尤其对于中晚期患者,不可一味攻邪,戕害正气。

笔记

【诊疗流程】

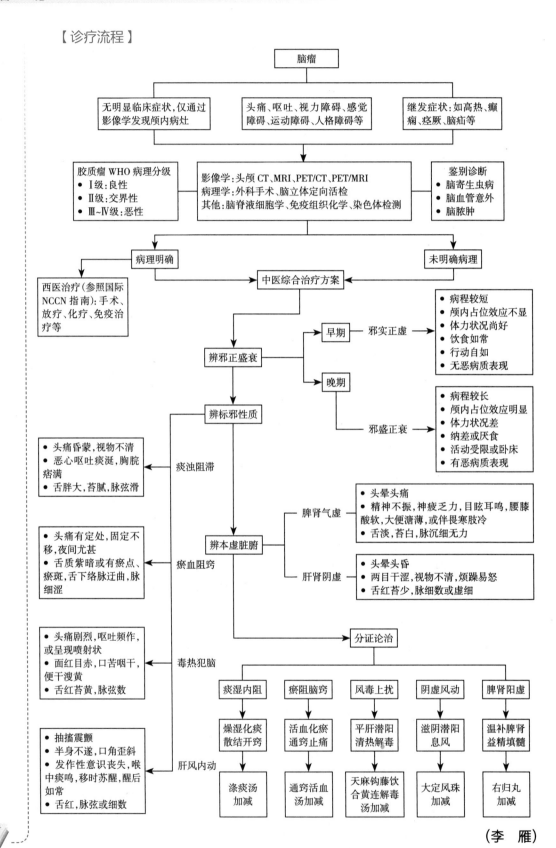

（李 雁）

扫一扫
测一测

? 复习思考题

1. 中医如何认识脑瘤的病因病机?
2. 脑瘤需要与哪些疾病进行鉴别?
3. 中医辨治脑瘤有哪些代表性的治法?
4. 脑瘤可并发哪些急危重症?

参考文献

1. 周岱翰.中医肿瘤学[M].北京:中国中医药出版社,2011.
2. 刘嘉湘.实用中医肿瘤手册[M].上海:上海科技教育出版社,1996.
3. 周仲瑛.中医内科学[M].北京:中国中医药出版社,2007.
4. 薛博瑜,吴伟.中医内科学[M].北京:人民卫生出版社,2016.
5. 赫捷.临床肿瘤学[M].北京:人民卫生出版社,2016.

第五章

鼻 咽 癌

 培训目标

1. 掌握鼻咽癌的诊断标准和常用检查。
2. 掌握鼻咽癌辨证思路及分证论治。
3. 熟悉鼻咽癌常用中医综合治疗原则。
4. 了解中医药治疗优势和特色。

鼻咽癌是原发于鼻咽黏膜被覆上皮的恶性肿瘤,好发部位在鼻咽腔顶部和侧壁。本病早期常无明显症状,一般情况下常见鼻塞、涕血或回缩性血涕、耳鸣、听力下降、复视及头痛等,发病部位亦比较隐藏,常常导致漏诊或者误诊,随着病情的进展,病变可侵犯邻近器官,也可通过淋巴道及血道转移至远处组织器官,常有颈淋巴结肿大,晚期可有肺、肝、骨转移。鼻咽癌发病有明显的地域性、种族易患性和家族聚集性。在我国的广东、广西、福建、湖南、江西各省发病率高,其中又以广东省的发病率为首,特别是广东的中西部,年发病率可高至(30~50)/10 万。据世界卫生组织报告,世界三大人种中以黄种人发病率最高。有明显的家族聚集性,在高发区广东省的调查发现,10% 的鼻咽癌患者有癌家族史,其中 56% 是鼻咽癌家族史。中医认为本病的病因病机主要为:正气虚弱、肺热内盛、肝胆毒热、痰浊内阻。病位在鼻咽,常累及肺、肝胆,是全身疾病的一个局部表现。其病理因素主要为"痰""热""毒"。病理性质总体为全身属虚,局部属实的本虚标实之证。基本治则以扶正祛邪,攻补兼施为关键,重视气阴、肝肺兼顾。

【典型案例】

患者杨某,男,72 岁,退休。初诊日期:2011 年 9 月 12 日。

主诉:发现右颈淋巴结肿大 1 个月。

现病史:患者因发现右颈淋巴结肿大 1 个月,于 2011 年 9 月 12 日至当地医院就诊,行鼻咽镜及活检后诊断为鼻咽非角化性未分化型癌;鼻咽 CT 示右侧鼻咽癌,侵犯附近组织,并多发淋巴结转移。后于当地医院行放、化疗。放疗后于

2011 年 12 月 13 日于我科门诊就诊,复查鼻咽 CT 示:鼻咽肿物及颈区淋巴结较前明显减少,鼻咽右顶壁黏膜局部增厚。

既往史:否认高血压、冠心病等其他内科疾病史,否认肺结核、肝炎等传染性疾病史,否认手术外伤史,否认输血史,否认中毒史,否认药物食物过敏史,否认疫水疫区接触史,否认家族遗传病史。既往吸烟史 50 年,15 支／日,已戒烟 9 年。

刻下:鼻塞,偶有涕血,偶有黄痰,耳鸣,听力下降,形体消瘦,短气乏力,咽干,纳眠可,二便调。

舌脉:舌嫩红,少苔,脉细滑。

问题一 本患者目前的临床诊断是什么,其诊断依据?
思路

1. 临床诊断 鼻咽非角化性未分化型癌。

2. 诊断依据

(1) 临床症状:鼻塞,涕血,颈部肿块,偶有黄痰,耳鸣、听力下降。

(2) 辅助检查:①2011 年 9 月 12 日鼻咽 CT 示右侧鼻咽癌,侵犯附近组织,并多发淋巴结转移。②鼻咽镜及活检后病理诊断为鼻咽非角化性未分化型癌。

问题二 还需要进一步完善哪些检查?

思路 为明确临床分期,本病还需要进一步检查如胸部 CT、腹部 MRI 或 CT,骨扫描或全身 PET/CT 等检查,同时完善血液肿瘤标志物检查。

知识点 1

鼻咽癌常用辅助检查

(1) 影像学检查

鼻咽癌的常用辅助检查手段有鼻咽部 CT、MRI、全身 PET/CT 及纤维鼻咽镜检查。鼻咽部增强 CT、MRI 和全身 PET/CT 是常用的诊断手段,可以进一步排除远处肺外脏器受肿瘤侵犯的情况,有助于鼻咽癌的诊断和分期。临床可通过纤维鼻咽镜检查行活检以明确诊断。

(2) 病理学检查

1) 组织细胞学检查:使用鼻咽纤维镜钳取可疑组织送病理,如活检结果为阴性,但临床仍觉可疑者,可反复多次活检并随诊观察。

2) 脱落细胞学检查:取鼻咽活体组织检查的同时配合做脱落细胞学检查,可补充活检之不足。特别对病灶小,活检困难或初次活检为阴性者。

3) 颈淋巴结穿刺或颈淋巴结摘除活检:对肿大之颈淋巴结,质硬、活动差而鼻咽部未发现明显可疑病变者,对颈部肿大之淋巴结可做细针穿刺活检或切除活检。

(3) 鼻咽癌的基因诊断

鼻咽癌靶向治疗及免疫治疗逐渐成为现有临床治疗手段的补充及探索。鼻咽癌患者 EGFR 过表达率 70% 以上,目前针对鼻咽癌的靶向治疗主要针对

EGFR 受体进行。基因诊断检测是靶向和免疫治疗的前提，尤其是晚期鼻咽癌患者。若基因检测显示靶向或免疫药物有效，可作为参考选择。迄今为止，针对鼻咽癌常见驱动基因如 EGFR、VEGF、PD-L1、Twist 等进行基因检测，为鼻咽癌的分子靶向及免疫治疗提供依据。

（4）血清肿瘤标志物

1）EB 病毒相关 VCA-IgA 抗体：该抗体检测作为人群筛查手段、辅助诊断及早期诊断的主要指标之一，也可作为复发与转移追踪观察的指标之一。

2）EB 病毒相关 EA-IgA 抗体：EA 抗体在鼻咽癌患者主要是抗 D 成分抗体，罕见于正常人，而在鼻咽癌患者则有特异性。VCA-IgA 具有较高敏感性，而 EA-IgA 具有较高特异性，两者同时进行检测，对鼻咽癌的及时诊断是有用的辅助指标。

3）EB 病毒 DNA 拷贝数：大量临床试验证实 EB 病毒 DNA 拷贝数变化是鼻咽癌预后因子。EB 病毒 DNA 拷贝数下降提示预后良好，而 EB 病毒 DNA 拷贝数无下降者复发的概率较高。

4）癌细胞的 EBNA1 IgA 检测：有报道应用抗补体免疫酶法检测鼻咽癌细胞和鼻咽脱落细胞中的 EBNA，阳性率达 100%。

病史补充

生活质量——PS 评分 1 分。

2011 年 9 月 22 日　胸腹部 CT：未见明显异常。

2011 年 9 月 25 日　全身骨扫描：全身未见明确骨转移病灶。

问题三　患者目前治疗方案如何？

思路　采用中西医结合，多学科综合治疗方案。

1. 西医诊断　鼻咽非角化性未分化型癌 C-$T_2N_2M_0$ Ⅲ期。

2. 西医治疗原则　参考《NCCN 临床实践指南：鼻咽癌》，以放疗、化疗为主。

3. 中医诊断　鼻咽癌病，证属气阴两虚，痰热蕴结。

4. 辨证分析　患者诊断明确，发病时间虽然不久，但长期吸烟，热毒灼伤肺阴，耗伤肺气。肺开窍于鼻，肺气通于鼻，鼻络受阻，积聚而成，邪实较盛。临床表现为以鼻塞、偶有涕血、耳鸣、听力下降为主症的鼻咽部症状，以及形体消瘦、短气乏力、咽干等阴津亏虚表现，偶有黄痰为痰热蕴结之象，舌嫩红，少苔，脉细滑均为气阴两虚、痰热蕴结之征象。综上所述，本病为邪盛正虚，本虚标实之证。

本病病位在鼻咽。正气亏虚，脏腑羸弱，则见短气乏力；热毒内盛，炼液为痰，日久灼伤血络，则见鼻塞涕血；气虚则清阳不升，不能滋养头目诸窍，则见耳鸣、听力下降、咽干；气虚津亏，机体失于濡养，则见形体消瘦；舌嫩红，少苔，脉细滑为气阴亏虚之象。综上所述，正虚属"气阴两虚"，而鼻咽有癌瘤肿块，提示标实证为"痰热蕴结"。

5. 治法方药

益气养阴、清热化痰、软坚散结。

太子参 30g	黄芩 15g	瓜蒌 15g	麦冬 15g
玄参 15g	五味子 10g	白术 15g	石上柏 30g
山慈菇 30g	蛇舌草 30g	生地黄 15g	法半夏 15g

方中太子参健脾益气为君药。辅以麦冬、玄参、五味子养阴清热以生津,瓜蒌、黄芩、法半夏清热化痰,白花蛇舌草、石上柏、山慈菇清热解毒、软坚散结,现代药理研究证实具有抗肿瘤作用,共为臣药。佐以生地黄补血滋阴。

中成药治疗:鼻咽灵片 4 片,每日 3 次。

艾灸:关元、三阴交、足三里等穴。

耳穴:胃、神门、交感等。

知识点 2

鼻咽癌的中医辨证思路

（1）辨邪正盛衰

鼻咽癌一旦明确诊断,辨明邪正盛衰,有利于把握病情轻重,权衡扶正与祛邪的主次,合理遣方用药。病程初期,虽见鼻咽部癌瘤,但临床症状尚不十分明显或症状较轻,生活起居、体力和饮食状况均未受到影响,此时以邪实为主,虽正气尚未大亏,但需顾扶之。病情进一步发展,邪气日盛,则进入邪正斗争相持阶段。如鼻咽癌病程较长,肿瘤发生全身广泛转移,患者一般情况差,消瘦、乏力、肢软、食少或不欲食、卧床不起,表明邪毒内盛且正气已衰,为邪盛正衰之象。

（2）辨虚实

鼻咽癌在临床上往往表现为全身属虚,局部属实,虚实夹杂。鼻咽癌的标实有"热毒""痰凝""血瘀"的不同,本虚有"气虚""阴虚""气血两虚"的区别。根据发病的症状、体征,以及检查体表有无肿块、有无肿大的淋巴结等可有助于辨别病机表现的哪一种,或是几种病机兼见并存。如涕血、鼻衄,鼻涕黄稠臭秽,头痛较剧,口干口苦,此为热毒;鼻塞、鼻衄、耳鸣耳聋、胸胁胀闷、头重胀痛、颈项肿块、舌苔白腻,此为痰凝;血瘀表现为头痛,痛有定处,面色黧黑,肌肤甲错,皮肤瘀点、瘀斑,舌质紫暗有瘀斑等。

（3）辨分期治疗方案

早期、中期鼻咽癌采用以放疗、化疗为主,中医药辨证扶正治疗为辅,并兼治放疗、化疗的不良反应;晚期或复发的患者在化疗或手术治疗时也应配合中医药扶正治疗;不能放、化疗或手术治疗的晚期患者,以中医药辨证治疗为主,应标本兼治,或扶正为主兼以祛邪。

知识点 3

鼻咽癌的中医分证论治

证型	主症特点	舌脉	治法	方药
气虚痰瘀	疲倦、乏力、颈部肿块、鼻塞、头痛、耳内胀满、耳聋	舌质淡暗或暗红,苔白,脉沉或沉细或涩	益气化痰祛瘀	六君子汤合桃红四物汤加减
肝肺郁热	鼻塞不通,涕血或鼻衄;或有咳嗽,痰少而黏,口苦咽干,烦躁易怒,头晕头痛等	舌质红,苔黄,脉弦滑而数	清肝泻肺	丹栀逍遥散合泻白散加减
痰热蕴结	鼻塞,鼻流黄涕,可涕中带血,颈淋巴结肿大,口苦,咽干;重者可见口舌㖞斜,头痛等	舌质红或暗红,舌黄或黄腻,脉滑或滑数	化痰散结清热解毒	清金化痰丸加减
气阴两虚	口干咽燥,间有涕血,头昏目眩,耳鸣,气短乏力	舌质红,少苔或无苔,或有裂纹,脉细或细数	益气养阴	生脉散合增液汤加减
气血两虚	疲倦乏力,少气懒言,面色无华,头晕目眩,鼻干少津,胃纳欠佳,失眠多梦,小便短少,大便秘结	舌淡而干,少苔,脉细或者沉细	补益气血	八珍汤加减

知识点 4

鼻咽癌中医外治法

（1）针灸

1）鼻咽癌致头痛

取穴:头维、太阳、下关、四白、合谷、颊车、列缺等穴为主穴,选风池、迎香、太冲、阳陵泉等穴为配穴,每次取穴 3~5 个。

操作:平补平泻、针刺得气后留针 15min,每 5min 捻转一次,剧痛者留针可适当延长,每日 1 次。10 天为 1 个疗程。

2）鼻咽癌放疗后张口困难

取穴:主穴选颊车、听宫、上关,配合曲池、合谷、外关。

操作:针刺得气后留针 15min,每 5min 捻转一次,每日 1 次,可配合按摩疗法。30 天为 1 个疗程。

3）鼻咽癌放、化疗期间恶心呕吐

取穴:双侧足三里、内关。

操作:平补平泻法,针刺得气后留针 15min,每日 2 次,分别于放、化疗前30min 和放、化疗结束后进行。10 天为 1 个疗程。

4）放、化疗期间出现血白细胞减少

取穴:大椎、命门、足三里、三阴交、太溪。

操作:针刺用补法。每日 1 次。7 天为 1 个疗程。

5) 鼻咽癌合并鼻出血

取穴:合谷、上星、少商、期门。

操作:针刺用泻法。每日 1 次。不留针。7 天为 1 个疗程。

6) 放疗出现放射性脑病

取穴:翳风、听宫、巨髎、四白、合谷。

操作:平补平泻,针刺得气后留针 15min,每 5 min 捻转 1 次。30 天为 1 个疗程。

7) 合并严重的饮水呛咳,吞咽困难,伴有构音障碍、咽反射迟钝或消失等

取穴:选取翳风、颊车、听宫。

操作:电针治疗,30 号 1 寸毫针,进针深度为 0.8 寸,连续波,频率 20Hz,20min。配合按摩、吞咽训练。10 天 1 个疗程。

(2) 中药吸入治疗

1) 硼脑膏:金银花 9g,鱼脑石 6g,黄柏 6g,硼砂 6g,冰片 3g。一起磨为细末,用香油或凡士林调成软膏,用棉球蘸药膏塞鼻孔内,或将药粉吹入鼻孔内,每日 3 次。适于鼻咽癌痰热蕴结,鼻塞、头痛等。

2) 辛石散:白芷 3g,鹅不食草 3g,细辛 3g,辛夷 6g,鱼脑石 4 块,冰片 3g。一起磨为极细末,每日 1~2 次吹入鼻窍内。适于鼻咽癌有鼻塞、头痛较剧者。

(3) 阿是穴敷贴

血竭膏:香油 150g,血竭 10g,松香 12g,羊胆 5 个,冰片 3g,麝香 3g,乳香、没药各 20g。将香油煎沸,加松香熔后离火,均匀撒血竭粉于液面,以深赤色为度,再下羊胆汁,加至起黄色泡沫为止,待冷却后加入冰片、麝香即成。摊在胶布上贴于痛处。有活血化瘀、解毒消癥的功效。

(4) 中药雾化

治疗放射性咽喉反应:生地黄 30g,金银花 15g,玄参 20g,麦冬 15g,菊花 20g,玉竹 15g,荷叶 30g,浓煎备用,使用时取浓煎中药 5ml,每日 2 次,雾化吸入。每日 1~2 次,每次 20min。放疗过程中每日雾化。适应证:放射性咽喉反应,包括口干、咽干、咽痛、舌燥等。

(5) 局部治疗

主要根据鼻咽癌不同时期出现不同症状,而采用不同的外治法,内治配合外用药可以相得益彰,提高疗效。对于一些刺激性比较强的外用药,应注意使用剂量,避免腐蚀肌膜。对于颈部转移的巨大瘤块,应以内消为主,切忌使用有毒峻猛、燥烈腐蚀之剂外敷而穿溃,导致疮口久不愈合,时流秽水、疮口翻花等严重后果,常致正气虚衰,促使远处转移,应引以为戒。

1) 局部疼痛可用 1% 冰片酒精涂敷疼痛部位,有止痛的作用。

2) 颈部恶核肿大可选用独角膏外贴,配合服小金丹。

3) 颈部恶核溃烂可外敷阳和解毒膏,以解毒散结,补托排脓祛腐,敛口

止痛。

4) 涕多腥臭污秽者应使用解毒排脓的滴鼻剂,如鱼腥草液、呋喃西林麻黄素液;鼻咽黏膜萎缩,干燥痂多者,可用滋养润燥的滴鼻剂滴鼻,如薄荷油。

5) 放射性皮炎轻者皮肤粗糙、瘙痒,重者起颗粒,皮肤增厚水肿、发红、丘疹,甚则皮损难愈。外用花椒、白矾水清洗,外敷三黄软膏。皮损渗液者,可掺珍珠层粉以收敛生肌。

6) 口咽黏膜溃烂疼痛者可用金银花、连翘、甘草煎汤反复含漱,或用鱼腥草液雾化吸入,或含服六神丸,或用喉风散、西瓜霜吹喉,以清热利咽,消肿止痛。

问题四 本患者可能出现的并发症有哪些? 预后如何?

思路 本患者确诊中晚期鼻咽癌。若病情持续发展,可能出现肝、肺、骨等多发转移。若多学科综合治疗有效,病情可以良好控制,带瘤生存。

 知识点 5

鼻咽癌患者日常调护

(1) 生活调护

1) 注意气候变化,预防感冒,保持鼻及咽喉卫生,避免病毒感染。

2) 尽量避免有害烟雾吸入,如煤油灯气、杀虫气雾剂等,并积极戒烟、戒酒。

3) 有鼻咽疾病应及早就医诊治,如发现鼻涕带血或吸鼻后口中吐出带血鼻涕,以及不明原因的颈部淋巴结肿大、中耳积液等应及时做详细的鼻咽部的检查。

4) 患了鼻咽癌应避免体力上的过劳,如重体力劳动、熬夜、过度的体育锻炼等,均可使机体的内环境失衡,抵抗力下降,促使癌症复发或转移。

(2) 饮食调养

饮食宜均衡,多吃蔬菜、水果,少吃或不吃咸鱼、咸菜、熏肉、腊味等含有亚硝胺的食物,不宜辛燥刺激食品,不宜过量饮酒。尤其鼻咽癌放、化疗期间的患者,常出现口燥咽干,食欲不振、恶心呕吐。中医认为此为气阴虚损、热毒炽盛,更应避免辛燥热毒刺激之品,饮食宜清淡,应选用容易消化、营养丰富、味道鲜美的食物。

可以用作饮食治疗的药物与食物有:罗汉果、百合、枇杷果、花旗参、山药、莲子、党参、冬虫夏草、胡萝卜、荸荠、白萝卜、番茄、莲藕、雪梨、柠檬、山楂、枸杞子、无花果、苦瓜、蘑菇、丝瓜、生薏苡仁、沙参、麦冬、生地黄、玄参、玉竹、白果、甜杏仁、川贝母、天花粉、葛根、鲜乌梅、菱角、冰糖及瘦猪肉、水鱼、乌龟等。

(3) 精神调理

应避免精神紧张、情绪过激,保持开朗、乐观良好的心境,并培养广泛兴趣,积极参加文体活动,锻炼身体,提高机体免疫力。若确诊患鼻咽癌后,应克服焦虑、恐惧、悲伤、失望等不良心理,要树立信心,积极配合治疗,克服治疗中的种种困难,同时可适当参加打太极拳、练气功、听音乐等有益的文体活动,积极面对生活。

【临证要点】

1. 本病采用以放射治疗为主的综合治疗。对于放疗后复发或晚期患者,可选择手术治疗或化学治疗。提倡多学科综合治疗,协同控制瘤灶,延长生存期,提高生活质量。

2. 在早期出现涕血、鼻塞或听力下降时,特别是 EB 病毒阳性患者,尽早完善鼻咽镜或鼻咽 MR 等检查,积极明确诊断,以防误诊漏诊。

3. 中医治则以辨病辨证,对症为主变化治之,在肿瘤的不同分期及治疗时期起到替代补充的作用。放、化疗期间注重减毒增效,如放、化疗期间以健脾和胃,降逆止呕为主。

4. 定期随访血常规、鼻咽部等影像学检查,动态了解病情变化。

5. 预防鼻咽癌放射治疗后不良反应及并发症的出现。如在放疗开始时积极选用沙参麦门冬汤等加减、银翘散等服用,并选用养阴清热解毒的中药煎水每日频繁漱口,防治放射性口腔黏膜损伤、放射性纤维化,使放疗计划按时完成,提高疗效。

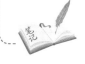

【诊疗流程】

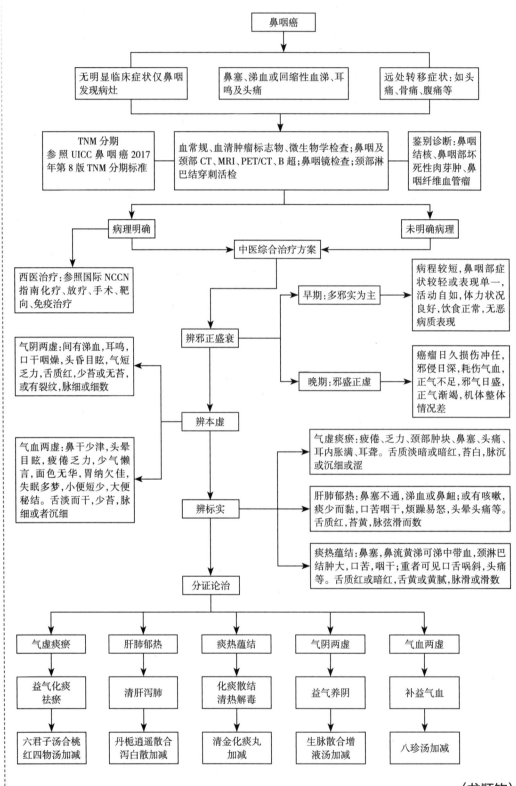

鼻咽癌

无明显临床症状仅鼻咽发现病灶

鼻塞、涕血或回缩性血涕、耳鸣及头痛

远处转移症状:如头痛、骨痛、腹痛等

TNM 分期
参照 UICC 鼻咽癌 2017 年第 8 版 TNM 分期标准

血常规、血清肿瘤标志物、微生物学检查;鼻咽及颈部 CT、MRI、PET/CT、B 超;鼻咽镜检查;颈部淋巴结穿刺活检

鉴别诊断:鼻咽结核、鼻咽部坏死性肉芽肿、鼻咽纤维血管瘤

病理明确

未明确病理

西医治疗:参照国际 NCCN 指南化疗、放疗、手术、靶向、免疫治疗

中医综合治疗方案

辨邪正盛衰

早期:多邪实为主

病程较短,鼻咽部症状较轻或表现单一,活动自如,体力状况良好,饮食正常,无恶病质表现

晚期:邪盛正虚

癌瘤日久损伤冲任,邪侵日深,耗伤气血,正气不足,邪气日盛,正气渐竭,机体整体情况差

气阴两虚:间有涕血,耳鸣,口干咽燥,头昏目眩,气短乏力,舌质红,少苔或无苔,或有裂纹,脉细或细数

辨本虚

气血两虚:鼻干少津,头晕目眩,疲倦乏力,少气懒言,面色无华,胃纳欠佳,失眠多梦,小便短少,大便秘结。舌淡而干,少苔,脉细或者沉细

气虚痰瘀:疲倦、乏力、颈部肿块、鼻塞、头痛、耳内胀满、耳聋。舌质淡暗或暗红,苔白,脉沉或沉细或涩

肝肺郁热:鼻塞不通,涕血或鼻衄;或有咳嗽,痰少而黏,口苦咽干,烦躁易怒,头晕头痛等。舌质红,苔黄,脉弦滑而数

辨标实

痰热蕴结:鼻塞,鼻流黄涕可涕中带血,颈淋巴结肿大,口苦,咽干;重者可见口舌喝斜,头痛等。舌质红或暗红,舌黄或黄腻,脉滑或滑数

分证论治

气虚痰瘀	肝肺郁热	痰热蕴结	气阴两虚	气血两虚
益气化痰祛瘀	清肝泻肺	化痰散结清热解毒	益气养阴	补益气血
六君子汤合桃红四物汤加减	丹栀逍遥散合泻白散加减	清金化痰丸加减	生脉散合增液汤加减	八珍汤加减

(龙顺钦)

复习思考题

扫一扫
测一测

1. 鼻咽癌的病因病机有哪些,如何理解?
2. 如何理解鼻咽癌的病理性质总体为全身属虚,局部属实的本虚标实之证?
3. 鼻咽癌应与哪些疾病相鉴别?
4. 鼻咽癌的辅助检查有哪些?

参考文献

1. 吴万垠,刘伟胜.肿瘤科专病中医临床诊治[M].3版.北京:人民卫生出版社,2013.
2. 周岱翰.中医肿瘤学[M].北京:中国中医药出版社,2011.
3. 高颖,方祝元,吴伟.中医内科学[M].北京:人民卫生出版社,2015.
4. 崔慧娟,贾立群.实用中西医结合肿瘤内科学[M].北京:中国中医药出版社,2016.

第六章

甲 状 腺 癌

 培训目标

1. 掌握甲状腺癌的诊断标准和常用检查。
2. 掌握甲状腺癌辨证思路及分证论治。
3. 熟悉常用中医综合治疗原则。
4. 了解甲状腺癌的中医药治疗特色和优势。

甲状腺癌是一种起源于甲状腺滤泡上皮或滤泡旁上皮细胞的恶性肿瘤。按组织细胞学分类,可分为乳头状癌、滤泡状癌、髓样癌以及未分化癌,其中乳头状癌约占全部甲状腺癌的 85%~90%。乳头状癌和滤泡状癌合称分化型甲状腺癌。

甲状腺癌属中医"石瘿"范畴,中医学认为本病的病因病机主要为:情志内伤,肝失条达,气滞血瘀;饮食水土失宜,脾失健运,水湿内停,聚而成痰,痰毒内生;以及久病伤肾,肝肾不足,正气虚损。气滞、血瘀、痰毒凝于颈部而发为本病。病位在颈,与肝、脾、肾关系密切,是全身性疾病的一个局部表现。其病理因素主要为"痰""瘀""毒"。本病初起多实;病久则由实转虚,为虚实夹杂之证。治疗的基本原则是扶正祛邪,攻补兼施。初期以疏肝理气、祛瘀化痰、解毒散结为主,中晚期以益气扶正、攻补兼施为主。

本病早期常无症状,随着肿块增大可出现局部压迫和侵犯症状而出现颈部疼痛;压迫气管可引起呼吸困难、咳嗽;压迫食管可致吞咽困难;侵犯喉返神经可引起声音嘶哑;晚期患者可出现形体消瘦,倦怠乏力。本病常见区域淋巴结转移,随着病情的进展可出现肺、骨及颅内转移,并可伴有相应的临床症状。

【典型案例】

患者丁某,男,55 岁,退休。初诊日期:2019 年 3 月 3 日。

主诉:甲状腺癌 13 年,头颈及肩背刺痛 2 个月余。

现病史:患者长期情志不畅,2006 年 1 月因出现颈部肿物,就诊于某医院,查甲状腺彩超提示"双侧甲状腺多发实性结节伴散在钙化(甲状腺癌不除外)",遂行甲状腺肿瘤切除术,术后病理提示:甲状腺乳头状癌,临床分期 $T_2N_0M_0$,I 期。术后一直行内分泌治疗(口服左甲状腺素纳片),病情稳定。2007年12月及2016年分别出现甲状腺癌复发并双侧颈部淋巴转移,于某医院分别行甲状腺癌根治术和两次颈淋巴结清扫术,术后一直行内分泌治疗。2018年12月出现呼吸困难、头颈及肩背刺痛并进行性加重,就诊于某医院查甲状腺彩超及CT提示"甲状腺癌复发并转移,侵犯气管、喉管",因不具备手术指征遂予止痛对症治疗。今气短加重,头颈及肩背疼痛难忍,故住院治疗。

既往史:否认高血压、糖尿病等其他内科疾病史,否认结核、肝炎等传染性病史,否认药物食物过敏史,否认疫水疫区接触史,否认家族遗传病史。无烟酒嗜好。

刻下:双侧颈部肿大,头颈及肩背刺痛,胸闷气短,声音嘶哑,喉中痰鸣,倦怠乏力,口干舌燥、手足心热、烦躁易怒、纳寐差、二便调。

舌脉:舌胖质暗,苔薄黄,脉细数。

专科检查:颈粗,颈部可见分别长约8cm、16cm手术瘢痕。气管居中,气管右侧、右锁骨上、左侧颌下及颏下可触及多个肿大淋巴结,大小1~1.5cm不等,质地坚硬,表面凹凸不平,推之不移,压痛(+)。左肩关节压痛(+),上举受限。

实验室检查

甲状腺功能:游离三碘甲状腺原氨酸(FT$_3$)4.43pmol/L,游离甲状腺素(FT$_4$)21.04pmol/L,促甲状腺激素(TSH)0.02μIU/ml↓,抗甲状腺过氧化物酶抗体(TPOAb)0.5IU/ml,抗甲状腺球蛋白抗体(TgAb)0.0IU/ml;甲状旁腺激素(PTH)31.8pgml。

影像学检查

甲状腺彩超(2019-03-01):甲状腺癌术后,气管旁右侧及前方、右侧颈部Ⅳ区及锁骨上区交界处、左侧颌下及颏下多发肿大淋巴结。

颈部CT(2019-03-04):①甲状腺癌术后;②左侧环状软骨周围占位;③颈部多发转移性淋巴结。

病理学检查

术后病理(2006-01-17):甲状腺乳头状癌。

问题一　本患者目前的临床诊断是什么,其诊断依据?

思路

1. 临床诊断

甲状腺乳头状癌术后。

颈部淋巴结转移。

临床分期:T$_{4a}$N$_{1b}$M$_0$,ⅣA期。

2. 诊断依据

(1) 临床症状:双侧颈部肿大,头颈及肩背刺痛,胸闷气短,声音嘶哑,喉中痰鸣,倦怠乏力,口干舌燥、手足心热、纳寐差。

(2) 辅助检查:①甲状腺彩超(2019-03-01):甲状腺癌术后,气管旁右侧及前方、右侧颈部Ⅳ区及锁骨上区交界处、左侧颌下及颏下多发肿大淋巴结。②颈部CT(2019-03-04):①甲状腺癌术后;②左侧环状软骨周围占位;③颈部多发转移性淋巴结。③术后病理(2006-01-17):甲状腺乳头状癌。

问题二　还需要进一步完善哪些检查?

思路　为进一步明确临床分期,了解病情进展情况,本病还可检查如头颅 CT、胸部 CT、骨扫描或 PET-CT 等检查,同时可进行甲状腺球蛋白(Tg)测定。

 知识点 1

甲状腺癌常用辅助检查

(1) 影像学检查

1) 超声检查:甲状腺超声检查是甲状腺癌诊治过程中最常用且首选的检查方法。其不但可探测甲状腺肿块的大小、数目、位置、囊实性、形态、边界、钙化、血供及肿块周围组织的关系,同时评估颈部有无异常淋巴结及其部位、大小、形态、血流和结构特点等。高分辨率超声可检出直径 >2mm 的甲状腺癌。

2) 放射性核素检查:甲状腺放射性核素检查可以明确甲状腺的形态、位置以及甲状腺和甲状腺肿块的功能状态。经同位素扫描,一般可将甲状腺结节分为热结节、温结节、凉结节、冷结节四类。甲状腺癌多为冷结节和凉结节,很少有温结节,热结节罕见。总之,甲状腺放射性核素检查对甲状腺结节的鉴别诊断有很大帮助,大约有 90% 的甲状腺癌其吸碘功能低于正常,而良性结节往往在正常范围以内。

3) CT、MRI、PET-CT、骨扫描检查:颈部 CT 可以清楚地显示甲状腺肿瘤的形态、大小及其与喉头、气管、食管的关系,而且还可看到癌肿侵犯的范围,包括颈部器官、纵隔和重要的血管、神经,为确定手术指征提供依据。MRI 亦可评价病变范围及周围组织结构的关系并对结节良恶性进行评估,但应用不如超声及 CT 检查普及。胸部 CT 检查能发现上纵隔和肺的转移。骨扫描可发现脊椎骨、盆骨及肋骨等处的骨转移病灶。PET-CT 可用于甲状腺癌颈淋巴结转移、远处转移、复发的判断,但因其成本较高,故不推荐作为甲状腺癌诊断的常规检查方法。

(2) 细胞病理学检查:细胞病理诊断是甲状腺癌确诊的金标准,超声引导下细针穿刺活检(US-FNAB)是常用的诊断方法。另外,还有粗针穿刺和手术病理活检。细针穿刺活检对乳头状腺癌诊断准确率高达 90% 左右,但诊断滤泡型甲状腺癌有困难。

(3) 实验室检查:甲状腺功能检测,包括 T_4、T_3、FT_4、FT_3 以及 TSH 的测定,可了解患者甲状腺功能状态。对甲状腺术后需服用左甲状腺素钠片者,定期测定甲状腺功能,可作为调节用药剂量的一个依据。

血清肿瘤标志物:分化型甲状腺癌(DTC)患者治疗后的随访阶段,血清甲状腺球蛋白(Tg)的变化是判别患者是否存在肿瘤残留或复发的重要指标。如果 Tg 持续增高,则提示 DTC 有复发或转移的可能。而降钙素和 CEA 对于甲状腺髓样癌的诊断、疗效评估、病情监测和预后预测有一定的参考价值。

病史补充

2019-03-04　甲状腺球蛋白(Tg):6.32ng/mL。

2019-03-06　头颅MRI:未见明显异常。

2019-03-06　胸部CT:双肺纹理增多。

2019-03-11　骨扫描:未见骨转移迹象。

问题三　患者目前治疗方案如何?

思路　采用中西医结合,多学科综合治疗方案。

1. 西医诊断

甲状腺乳头状癌术后。

颈部淋巴结转移。

$T_{4a}N_{1b}M_0$,临床分期:ⅣA期。

2. 西医治疗原则　甲状腺癌的西医治疗是以手术治疗为主。本患者为ⅣA期,无手术指征,参考《NCCN肿瘤学临床实践指南:甲状腺癌》考虑内分泌治疗、放射性^{131}I治疗以及姑息对症治疗。

3. 中医诊断　甲状腺癌病,证属气阴两虚,痰瘀毒互结。

4. 辨证分析

甲状腺位于颈部,是足厥阴肝经循行所过之处,肝属木,喜调达恶抑郁,主疏泄。而患者平素情志不畅致肝气郁结,肝失疏泄,气机升降失常,从而气血水液运行不畅,产生痰、瘀、毒邪;日久痰瘀毒互结聚于甲状腺部位发为本病。

患者发病日久,痰瘀毒邪结于颈部,故出现颈部肿块;颈部气血不畅故有颈部肿大;颈部痰气交阻、气机不畅故胸闷气短、喉中痰鸣、声音嘶哑;颈部气滞血瘀故头颈及肩背刺痛。患者疾病日久,加之多次手术,耗气伤阴,气阴两虚故见倦怠乏力、纳差;阴虚内热故见烦躁易怒、寐差、手足心热、口干舌燥。舌胖质暗为气滞血瘀、水湿停滞之舌质。气阴两虚、阴虚内热故见苔薄黄,脉细数。综上所述,其为邪盛正虚,本虚标实之证。正虚属"气阴两虚",标实为"痰瘀毒互结"。

5. 治则方药　益气养阴、祛瘀化痰、解毒散结。

黄芪30g	炒白术12g	茯苓12g	沙参12g
麦冬12g	法半夏9g	浙贝母9g	三棱9g
莪术9g	白英9g	柴胡10g	白花蛇舌草15g
全蝎3g^{研末}	蜈蚣3g^{研末}	砂仁10g^{后下}	

方中黄芪、炒白术、茯苓益气健脾;沙参、麦冬养阴;浙贝母、法半夏化痰散结;三棱、莪术活血化瘀;白花蛇舌草、白英解毒消肿;全蝎、蜈蚣攻毒通络止痛;柴胡疏肝理气;砂仁顾护胃气。全方共起益气养阴扶正,化痰祛瘀,解毒祛邪之功效。

知识点2

甲状腺癌的中医辨证思路

(1) 辨邪正盛衰

甲状腺癌大多数恶性程度低,病情进展缓慢,辨明邪正盛衰,有利于把握病情轻重,合理遣方用药。病程初期,临床症状不明显,此时以邪实为主,正气虚损不明显,但也需顾之。如果病情进一步进展,邪气渐盛,则进入邪正相持阶段;若复发转移可出现消瘦乏力、纳寐差、疼痛、舌红少苔、脉细等表现,则邪气亢盛而正气衰弱,此为邪盛正衰之象。

(2) 辨所属脏腑

根据经络循行和脏腑生理功能特点,甲状腺癌的发生发展和预后与肝、脾、肾关系十分密切。正确的脏腑辨证是治疗甲状腺癌的关键所在,要求辨明病在何脏,是在肝、在脾、在肾,还是在数脏。一般而言,肝气郁结症见情志抑郁、胸闷嗳气、胁肋胀痛,舌淡、苔薄腻、脉弦;脾气虚症见面色萎黄、不思饮食、倦怠乏力,舌淡、苔薄、脉弱;肝肾阴虚症见头晕耳鸣、面色潮红、腰膝酸软,舌淡、苔少、脉沉细。

(3) 辨正虚

根据患者的临床症状、体征、舌脉等情况,首先辨别正虚是属于气虚、阴虚还是气阴两虚。一般而言,气虚症见神疲乏力、少气懒言、自汗,舌质淡、苔薄白、脉细弱;阴虚症见口干口渴、五心烦热、盗汗,舌质红、苔少、脉细数;气阴两虚见消瘦乏力,舌淡红、薄白苔、脉沉细。

(4) 辨标实

甲状腺癌的标实有"气滞""痰凝""血瘀""毒聚"的不同,根据临床症状及颈部肿块的大小、质地、活动度、舌脉等可辨别标实属于四种病机表现的哪一种,或是几种病机兼见并存。气滞的辨证要点为颈部胀满,胸闷,善太息,或兼胸胁窜痛,病情随情志变化波动,舌淡、苔薄白、脉弦;痰凝的辨证要点为胸脘痞闷,恶心纳呆,呕吐痰涎,舌胖大,苔白腻,脉濡;血瘀的辨证要点为颈部结块刺痛,痛有定处,夜间痛甚,或面色黧黑,或肌肤甲错,或皮肤见红缕、瘀点,舌质紫暗或有瘀斑,脉涩。毒聚的辨证要点为颈部肿块红肿或有溃烂,肿块扪之热、按之痛,壮热久稽,胸中烦热,舌红、苔黄或少、脉数。

📑 **知识点3**

甲状腺癌的中医分证论治

证型	主症特点	舌脉	治法	方药
肝郁痰结	甲状腺肿块,质硬或坚,进行性增大,伴有胸闷气憋,两胁胀痛,烦躁易怒,纳少	舌淡红,或舌边有瘀点,苔薄白或白腻,脉弦或弦滑	疏肝理气化痰散结	逍遥散加减
痰瘀交阻	甲状腺肿块,凹凸不平,质地坚硬,固定不移,伴颈部胀满或刺痛,入夜尤甚,甚至包块青紫,咳嗽痰多	舌暗或有瘀斑,苔薄或腻,脉弦涩	活血化瘀软坚散结	二陈汤加减

续表

证型	主症特点	舌脉	治法	方药
毒热蕴结	甲状腺肿块红肿或溃破,伴颈部灼热作痛或连及头颈,烦热口苦,咳吐黄痰,大便干结,小便短赤	舌质红,苔少或黄腻,脉弦数	清热解毒消肿散结	五味消毒饮加减
气阴两虚	甲状腺肿块,伴颈部隐痛,倦怠乏力,口干舌燥,心悸气短,自汗盗汗,五心烦热	舌质红,苔少,脉细数	益气养阴消瘿散结	沙参麦冬汤加减
肝肾阴虚	甲状腺肿块,绵绵不愈,伴形体消瘦,头晕目眩,纳呆食少,腰膝酸软	舌质红,苔薄或少,脉沉细或细数	滋补肝肾解毒散结	知柏地黄丸加减

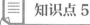 **知识点 4**

甲状腺癌中医外治法

(1) 针刺/穴位贴敷

疏肝理气:取穴天突、内关、太冲、期门。

活血化瘀:取穴膈俞、血海、廉泉、三阴交。

化痰散结:取穴丰隆、公孙、丘墟、膻中。

滋补肝肾:取穴肾俞、肝俞、太溪、太冲。

益气养阴:取穴照海、列缺、气海、足三里。

(2) 隔姜艾灸

将生姜切成薄片,中间针刺数孔,置于关元穴施灸,每次15min,以温阳补气。

(3) 耳针

取神门、内分泌、皮质下、交感、对屏尖、颈、肝、肺、胃、甲状腺。每次选用2~3穴,毫针刺法,或埋针法、压丸法。

问题四 本患者可能出现的并发症有哪些?预后如何?

思路 本患者确诊Ⅳ期甲状腺癌,颈部淋巴结转移。压迫或侵犯气管可出现呼吸困难、咳血;侵犯食管可出现吞咽困难;如发生肺转移可出现咯血、胸痛;骨转移可出现转移部位的骨痛、病理性骨折;脑转移可出现头痛、呕吐等并发症。若多学科综合治疗有望提高生存质量、延长生存期,否则预后不佳。

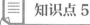 **知识点 5**

甲状腺癌患者日常调护

(1) **心理调护**:患者首先要保持良好的心态,正确对待疾病,自我调节心理,积极配合治疗,树立战胜疾病的信心。这过程中家庭和社会的鼓励也必不可少。还可根据个体情况散步、娱乐、呼吸新鲜空气以及进行一些调畅身心的活动。

(2) 饮食调护:戒烟酒。饮食有节、洁净。不过量食用碘盐、海带、紫菜等含碘食品;吃富有营养、易吸收的食物及新鲜的蔬菜水果;避免肥腻、香燥、辛辣之品。

(3) 睡眠调护:培养良好规律的睡眠习惯,保证高质量的睡眠。如果失眠严重者,建议中西药干预治疗。

(4) 生活调护:嘱患者养成良好的起居习惯,劳逸结合,科学合理地进行体育锻炼。

(5) 服药调护:叮嘱患者按时按量服用药物,特别是接受内分泌治疗的患者。定期做甲状腺功能等相关检查以便定时调整用药剂量。

【临证要点】

1. 对于甲状腺结节应积极明确病理,鉴别诊断,以防误诊漏诊。

2. 手术治疗为甲状腺癌的主要治疗手段,并根据病理类型采用内分泌治疗、同位素 [131]I 治疗、放疗、化疗等多学科综合治疗。

3. 本病初起多实,病久则由实转虚,为虚实夹杂之证。治疗的基本原则是扶正祛邪,攻补兼施。

4. 中医治则灵活加减可改善临床症状、提高疗效。内分泌治疗、同位素 [131]I 治疗期间以疏肝解毒、滋补肝肾法可减毒增效。

5. 定期随访血常规、肝肾功能、甲状腺功能、甲状腺彩超等检查。

【诊疗流程】

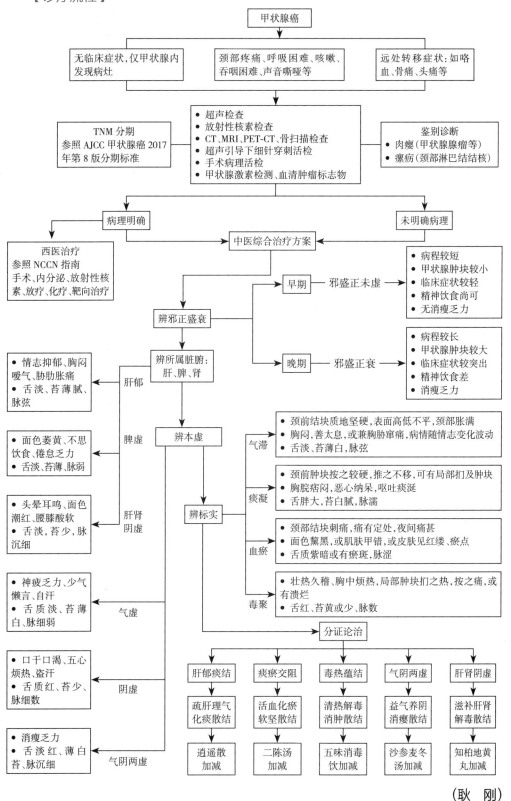

（耿 刚）

扫一扫
测一测

？ 复习思考题

1. 甲状腺癌的病因病机有哪些？如何理解？
2. 甲状腺癌的治疗方法有哪些？
3. 甲状腺癌应与哪些疾病相鉴别？
4. 甲状腺癌的辅助检查有哪些？
5. 甲状腺恶性结节的超声特点有哪些？

参考文献

1. 吴勉华,王新月.中医内科学[M].北京:中国中医药出版社,2012.
2. 周岱翰.中医肿瘤学[M].北京:中国中医药出版社,2011.
3. 花金宝,侯炜.朴炳奎治疗恶性肿瘤经验撷萃[M].北京:中国中医药出版社,2014.
4. 贾英杰.中西医结合肿瘤内科学[M].武汉:华中科技大学出版社,2009.
5. 周际昌.实用肿瘤内科治疗[M].2版.北京:北京科学技术出版社,2016.
6. 李曰庆,何清湖.中医外科学[M].北京:中国中医药出版社,2012.

第七章

肺　癌

PPT 课件

培训目标

1. 掌握肺癌的诊断标准和常用检查。
2. 掌握肺癌辨证思路及分证论治。
3. 熟悉常用中医综合治疗原则。
4. 了解中医药治疗优势和特色。

　　肺癌是指原发于各级支气管上皮细胞及细支气管肺泡上皮细胞的恶性肿瘤,以组织发生异常增生为基本特征。按组织细胞学分类,可分为小细胞肺癌和非小细胞肺癌。非小细胞肺癌又可分为鳞癌、腺癌、鳞腺癌等类型。中医认为本病的病因病机主要为:素体不足,邪毒侵肺;饮食情志,伤脾生痰;久积伤肾,阴阳两虚。病位在肺,常累及脾、肾,是全身疾病的一个局部表现。其病理因素主要为"痰""瘀""毒"。病理性质总体为全身属虚,局部属实的本虚标实之证。基本治则以扶正祛邪,攻补兼施为关键,重视气阴、脾肾兼顾。本病早期常无明显症状,部分患者出现咳嗽、痰中带血或咯血、胸痛、发热、气急等临床症状,但这些症状无特异性,易被忽视,故本病一旦确诊大多属于中晚期。随着病情的进展,病变可侵犯临近器官,也可通过淋巴道及血道转移至远处组织器官,出现相应的临床症状。

　　【典型案例】

　　患者施某,男,63 岁,退休。初诊日期:2011 年 5 月 12 日。

　　主诉:反复咳嗽伴胸闷、左胸隐痛 1 个月。

　　现病史:患者因不慎受凉后出现发热,咳嗽,痰黄,左胸时有隐痛等症状,反复 1 个月未愈,自服"感冒药"效果不佳,2011 年 5 月 12 日至上海某医院,查胸部 CT 提示:左肺上叶团片状软组织密度影,考虑阻塞性肺炎,肺癌不能除外。血常规检查:白细胞 11.3×10^9/L,中性粒百分比 80%,C 反应蛋白(CRP)22mg/L,肝、肾功能检查正常。经头孢他啶静滴抗感染治疗 10 天,患者体温正常,仍有咳嗽,痰少,咳吐不畅,胸闷,左胸有时隐痛。2011 年 6 月 15 日复查胸部 CT:左肺门占位实变影 3.0cm×3.2cm,左肺上叶局限性肺不张,阻塞性肺炎,左侧肺门淋巴结肿大,肺癌可能大。2011 年 6 月 20 日上海某医院行 EBUS+TBNA 术(支气管内镜超声下经支气管细针穿刺),术后病理:找到恶性细胞,结合免疫组化,为腺癌细胞。基因检测:EGFR、ALK 未见突变。

既往史:否认高血压、冠心病等其他内科疾病史。否认肺结核、肝炎等传染性疾病史,否认手术外伤史,否认输血史,否认中毒史,否认药物食物过敏史。否认疫水疫区接触史,否认家族遗传病史。既往吸烟史 40 年,每日 20 支,已戒烟 5 年。

刻下:咳嗽,痰少质黏,咳吐不畅,有时胸闷,左胸隐痛,活动后气短,自汗,口干,大便 2 日一行,溲纳如常,夜寐安。

舌脉:舌质淡红,边有齿印,苔薄白,脉细。

问题一　本患者目前的临床诊断是什么,其诊断依据?

思路

1. 临床诊断　原发性支气管肺癌,中央型,左肺上叶腺癌伴左上叶局限性肺不张、阻塞性炎症。

2. 诊断依据

(1) 临床症状:咳嗽,痰少质黏,咳吐不畅,胸闷,左胸隐痛,活动后气短。既往吸烟史 40 年,每日 20 支,已戒烟 5 年。

(2) 辅助检查:①2011 年 6 月 15 日复查胸部 CT:左肺门占位实变影 3.0cm×3.2cm,左肺上叶局限性肺不张,阻塞性肺炎,左侧肺门淋巴结肿大,肺癌可能大。抗感染治疗后较前无明显吸收。②超声支气管镜下活检 EBUS+TBNA 左上叶支气管针吸活检找到恶性细胞,病理类型为腺癌。

问题二　还需要进一步完善哪些检查?

思路　为明确临床分期,本病还需要进一步检查如头颅、腹部 MRI 或 CT,骨扫描或 PET/CT 等检查,同时完善血液肿瘤标志物检查。

 知识点 1

肺癌常用辅助检查

(1) 影像学检查

为明确咳嗽、咳痰的原因,通常进行胸部影像学检查,如胸部 X 线、CT 等检查,不同的影像学检查方法可以协助了解肺部病灶的大小和局部淋巴结的转移情况,有助于肺癌的诊断和分期。头部及腹部的 MRI、骨扫描或全身 PET/CT、全身 PET/MRI 等检查可以进一步排除远处肺外脏器受肿瘤侵犯的情况。

(2) 病理学检查

痰脱落细胞检查是诊断肺癌的一种简单有效的方法,尤其是中央型肺癌,阳性率超过 50%,并有利于明确痰中有无癌细胞等异常细胞。若患者无痰,可以通过超声雾化导痰或支气管灌洗液进行脱落细胞学等检查。痰液的相关病原菌检测在鉴别诊断中非常有意义,如痰培养加药敏实验可以明确呼吸系统感染情况,抗酸杆菌培养可以明确有无结核菌感染,还可以明确是否存在一些典型的病原体感染。

对于高度怀疑恶性病变的患者,在无创检查难以确诊的情况下,应考虑行病理学检查。纤维支气管镜刷片或活检、经皮肺穿刺是常用的诊断方法。若患者出现胸腔积液或心包积液,可行胸腔或心包积液穿刺引流,涂片找癌细胞;多发现体表结节、颈部或锁骨上等部位淋巴结肿大时,可行局部穿刺或活检,必要时可以考虑纵隔镜或开胸活检等以明确诊断。病理诊断是肺癌确诊的金标准。

（3）肺癌的基因诊断

肺癌靶向治疗及免疫治疗已成为临床治疗的重要组成部分,而基因诊断检测是靶向和免疫治疗的前提,尤其是晚期肺癌患者,若基因检测显示靶向或免疫药物有效,则首选之。迄今为止,针对肺癌常见驱动基因如 EGFR、ALK、ROS-1、C-MET、B-RAF、K-RAS、V600E、PD-L1、MET、RET、HER2 等进行基因检测,为肺癌的分子靶向及免疫治疗提供依据。

（4）血清肿瘤标志物

癌胚抗原（CEA）、细胞角蛋白 19 片段（CYFRA21-1）、糖类抗原 125（CA125）、糖类抗原 199（CA19-9）,神经特异性烯醇化酶（NSE）、鳞状细胞相关抗原（SCC）等对于肺癌的早期诊断、疗效评价和判断预后有一定的参考价值,但缺乏特异性。

病史补充

生活质量——PS 评分 1 分。

2011 年 6 月 28 日 头颅 MRI:老年脑改变。

2011 年 7 月 1 日 骨扫描:第 5 腰椎、骶骨、左侧骶髂关节见放射性异常浓聚,考虑转移性病变。

2011 年 7 月 7 日 骨盆 MRI:提示左侧骶骨见骨质缺损,局部侵犯骶髂关节,考虑转移性骨损害。

问题三 患者目前治疗方案如何?

思路 采用中西医结合,多学科综合治疗方案。

1. 西医诊断 原发性支气管肺癌,中央型,左肺腺癌,骨转移。C-$T_{2a}N_2M_{1b}$ Ⅳ期。

2. 西医治疗原则 无手术指征,结合 PS 评分,参考《NCCN 临床实践指南:非小细胞肺癌》,考虑以内科药物治疗为主,必要时可考虑姑息性放疗。针对骨转移可选择双磷酸盐类等药物治疗。

3. 中医诊断 肺癌病,证属气阴两虚,痰毒内结。

4. 辨证分析 患者诊断明确,发病时间虽然不久,但长期吸烟,热毒灼伤肺阴,耗伤肺气,确诊时有形积块已成,并侵犯肺门,流蚀入骨,邪实较盛。临床表现为以咳嗽,痰少质黏,咳吐不畅,有时胸闷,左胸隐痛为主症的肺系症状,以及活动后气短,自汗,口干等虚象,舌质淡红,边有齿印,苔薄白,脉细,均为气阴两虚之征象。综上所述,本病为邪盛正虚,本虚标实之证。

本病病位在肺,诸症乃生。肺气亏虚,清肃失司,可见咳嗽,活动后气短,胸闷。肺为娇脏,喜润恶燥,受邪最易耗伤阴液,故见痰少质黏,津不上承,则口干肺气亏虚,卫表不固可见气短自汗。舌质淡红,边有齿印,苔薄白,脉细亦可为佐证。综上所述,正虚属"气阴两虚",而肺部有癌瘤肿块,流窜侵蚀入骨,提示标实证为"痰毒内结"。

5. 治法方药

益气养阴、清热解毒、软坚散结。

生黄芪 30g	天冬 15g	玄参 15g	杏仁 9g
瓜蒌皮 15g	石上柏 30g	白花蛇舌草 30g	制南星 30g
夏枯草 15g	海藻 15g	生牡蛎 30g	鸡内金 12g

方中生黄芪益气;天冬、玄参养阴;石上柏、白花蛇舌草清热解毒,现代药理研究证实具有抗肿瘤作用;制南星、夏枯草、海藻、生牡蛎具有化痰软坚作用;杏仁、瓜蒌皮化痰止咳。

中成药治疗:金复康口服液 30ml,每日 3 次。

艾灸:关元、足三里等穴。

耳穴:胃、神门、交感等。

知识点 2

肺癌的中医辨证思路

(1) 辨邪正盛衰

肺癌一旦明确诊断,病情险恶,变化多端,辨明邪正盛衰,有利于把握病情轻重,权衡扶正与祛邪的主次,合理遣方用药。病程初期,虽见肺部癌瘤,但临床症状尚不十分明显或症状较轻,生活起居、体力和饮食状况均未受到影响,此时以邪实为主,虽正气尚未大亏,但需顾扶之。病情进一步发展,邪气日盛,则进入邪正斗争相持阶段。如肺癌病程较长,肿瘤发生全身广泛转移,患者一般情况差,消瘦、乏力、肢软、食少或不欲食、卧床不起,表明邪毒内盛且正气已衰,为邪盛正衰之象。

(2) 辨正虚及所属脏腑

根据患者的临床症状、体征等情况,首先辨别正虚是属于气虚、阴虚、气阴两虚还是阴阳两虚。其次,辨明虚在何脏,在肺、在脾、还是在肾,或者是数脏俱虚。然后将两方面的内容综合起来,辨明正虚的性质和所属脏腑。一般而言,肺脾气虚症见咳嗽,痰白易咳,咳声低弱,兼见神疲乏力,面色少华,语言低微,气短自汗,纳少便溏,舌质淡胖,有齿印,舌苔薄白,脉弱无力等症;干咳少痰或无痰,或痰中带血,血色鲜红,兼见午后发热,口燥咽干,盗汗,心烦失眠,大便艰行,舌质红,少苔或光剥无苔,脉细数为肺阴虚之象;若咳嗽少痰,咳声低弱,同时伴有神疲乏力,气短,自汗或盗汗,口干,舌质红或淡红,有齿印等属于气阴两虚见症;阴阳两虚者则可见咳声低怯,气急动则尤甚,畏寒肢冷,腰膝酸软,夜尿频多等症状。

(3) 辨标实

肺癌的标实有"气滞""痰凝""毒聚""血瘀"的不同,根据咳嗽的性质,痰的色、质、量、味,胸痛的性质,以及检查体表有无肿块、有无肿大的淋巴结等可有助于辨别标实属于四种病机表现的哪一种,或是几种病机兼见并存。如咳嗽痰白,胸闷时作,胸胁胀痛,随情志变化而增减,痛无定处为气机阻滞;咳嗽痰多色白,胸闷,颈胸等处扪及痰核,或某局部扪及肿块,舌苔白腻,此为痰凝;毒聚的辨证要点为壮热久稽、咳嗽痰黄、咯吐鲜血、胸中烦热,局部肿块扪之热,按之痛,或有溃烂;血瘀表现为胸部刺痛,痛有定处,面色黧黑,肌肤甲错,皮肤瘀点、瘀斑,舌质紫暗有瘀斑等。

知识点 3

肺癌的中医分证论治

证型	主症特点	舌脉	治法	方药
肺脾气虚	咳嗽痰多,胸闷气短,纳少便溏,神疲乏力,面色少华	舌质淡胖有齿印,苔白腻,脉濡缓或濡滑	益气健脾肃肺化痰	六君子汤合二陈汤加减
阴虚内热	咳嗽无痰或少痰,或泡沫痰,或痰中带血,气急,胸痛,低热,口干,盗汗,心烦失眠	舌质红或红绛,少苔或光剥无苔,脉细数	养阴清肺解毒软坚	沙参麦冬汤加减
气阴两虚	咳嗽少痰或带血,咳声低弱,神疲乏力,气短,自汗或盗汗,口干不多饮	舌质红或淡红,有齿印,苔薄脉细弱	益气养阴清热化痰	四君子汤合沙参麦冬汤加减
气滞血瘀	咳嗽不畅或有痰血,胸闷气急,胸胁胀痛或剧痛,痛有定处,颈部及胸壁青筋显露,唇甲紫暗,大便干结	舌质暗红,舌有瘀斑,苔薄黄,脉弦或涩	理气化瘀软坚散结	复元活血汤加减
阴阳两虚	咳嗽气急,动则气促,胸闷乏力,耳鸣,腰酸膝软,畏寒肢冷,夜间尿频,或并见消瘦、口干不欲饮,面时潮红等症	舌质淡红或质淡而胖,苔薄或白腻,脉细沉	滋阴温肾消肿散结	沙参麦冬汤合赞育丹加减

知识点 4

肺癌中医外治法

(1) 隔姜艾灸

将生姜切成薄片,中间针刺数孔置关元穴施灸,每次 15min,以温补肾阳,提升免疫力。

(2) 穴位敷贴

健脾补肾,益气宣肺:取穴肺俞、肾俞、膻中、足三里、列缺等。

健脾和胃,降逆止呕:取穴中脘、内关、足三里;耳穴:胃、交感、神门。

宣肺平喘,止咳化痰:取穴天突、膻中、大椎、足三里、丰隆。

清热消癌,消肿利水:将适量芒硝,隔于透气敷料上,外敷于腹部。

固涩敛汗,敛肺降火:将适量五倍子研粉,醋调呈糊状,隔于透气敷料上,敷于神阙穴。

问题四　本患者可能出现的并发症有哪些? 预后如何?

思路　本患者确诊晚期肺癌,骨转移。可能出现肺癌大咯血、病理性骨折、肺不张、胸腔积液等并发症。若多学科综合治疗有效,病情可望控制,带瘤生存,否则预后不佳。

 知识点 5

肺癌患者日常调护

(1) 戒烟,减少烟雾刺激:肺癌的发病与大气污染、吸烟等因素密切相关,因此治理环境污染、保持室内空气新鲜、劝阻吸烟、避免与致癌物质的长期接触在肺癌的预防中显得尤为重要。

(2) 积极治疗肺部慢性病。

(3) 体育锻炼:太极拳、益气保肺功、易筋经、八段锦等。

(4) 精神调护:帮助患者克服紧张、沮丧、焦虑甚至恐惧情绪,使其保持乐观向上的态度,树立战胜疾病的信心,提高肺癌患者的生存质量。

(5) 生活调护:日常生活起居有规律,少食辛辣腌制食品。手术、放疗、化疗期间机体免疫功能低下,应注意休息,减少与外界的接触,防止感受外邪加重病情。饮食以清淡、易消化的食物为主,但要注意增加营养的摄入,也可选择一些具有提高免疫、抗癌作用的食物进行食补。康复期患者可进行适当的锻炼,以增强体质。

【临证要点】

1. 手术仍然是本病的主要根治手段,尽可能地多学科综合治疗,控制瘤灶,同时维护人体内在的抗病能力是延长生存期的关键。

2. 对于早期无症状肺内结节,仍要积极明确病理,鉴别诊断,以防误诊漏诊。

3. 中医治则灵活加减,放疗、化疗期间注重减毒增效,如化疗时以和胃降逆、健脾补气血为主;化疗间歇期以益气宣肺,化痰解毒为主。

4. 定期随访血常规、胸部影像学检查,了解病情变化。

5. 预防并发症及危急重症的出现。痰血患者,尤其应重视预防致命性大咯血,积极控制感染、咳嗽等症状。骨转移患者应予以积极防护,预防高钙血症、病理性骨折、截瘫等。

6. 本病属于本虚标实之证,临床常见虚实夹杂、标本互见,当辨证论治为主,确定扶正和祛邪的主次,不可一味使用药性彪悍的祛邪药,也不可面面俱到十全大补。

【诊疗流程】

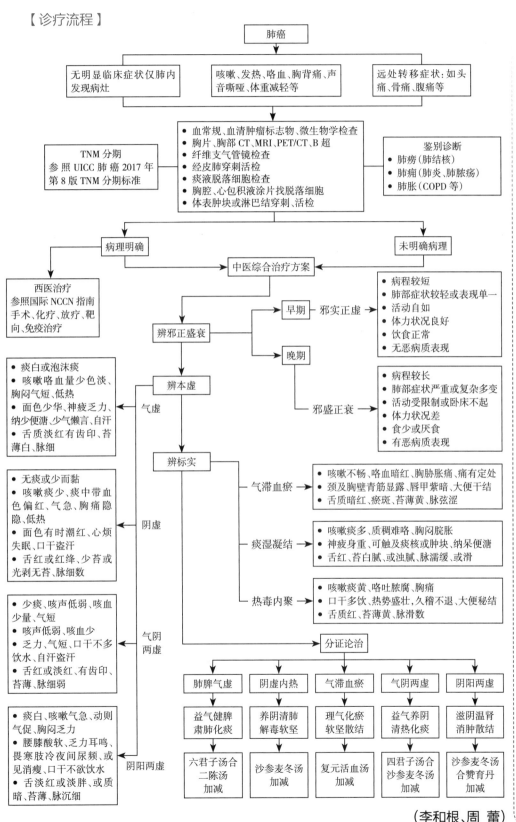

(李和根、周 蕾)

？复习思考题

1. 肺癌的病因病机有哪些？如何理解？
2. 如何理解肺癌的病理性质总体为全身属虚,局部属实的本虚标实之证？
3. 肺癌应与哪些疾病相鉴别？
4. 肺癌的辅助检查有哪些？

参考文献

1. 陈湘君. 中医内科常见病证辨证思路与方法[M].北京:人民卫生出版社,2003.
2. 陈湘君,张伯礼. 中医内科学:案例版[M].北京:科学出版社,2007.
3. 周岱翰. 中医肿瘤学[M].北京:中国中医药出版社,2011.
4. 高颖,方祝元,吴伟. 中医内科学[M].北京:人民卫生出版社,2015.
5. 崔慧娟,贾立群. 实用中西医结合肿瘤内科学[M].北京:中国中医药出版社,2016.

第八章

食 管 癌

培训目标

1. 掌握食管癌的诊断标准和常用检查。
2. 掌握食管癌辨证思路及分证论治。
3. 熟悉常用中医综合治疗原则。
4. 了解中医药治疗优势和特色。

食管癌是指发生于食管黏膜上皮的一种恶性肿瘤,以黏膜上的鳞状上皮细胞和腺上皮细胞异常增生为基本特征。组织学类型上分为鳞状细胞癌、腺癌、黏液表皮样癌、未分化癌、神经内分泌肿瘤等。我国以鳞状细胞癌为主,占 90% 以上,而美国和欧洲以腺癌为主,占 70% 左右。早期食管癌症状多不典型,没有特异性,可无明显症状,或有轻微、偶发哽噎感、疼痛感;有明显哽噎感或发现颈部不明原因淋巴结肿大时多已属中晚期。根据发生部位大致分为上段、中段、下段食管癌。中医认为本病的病因病机主要为脾胃气虚于内,或由于忧思郁怒、酒食过度损伤脾胃之气,或肾虚不足所致。病位在食管,可累及胃、脾、肝、肾,病理因素主要为"气""痰""瘀""毒"。本病可因实致病亦可因虚致病。治疗的基本原则是扶正祛邪,攻补兼施。早期邪盛为主,当祛邪为先;中期宜攻补兼施;晚期、术后、放疗、化疗后等当扶正培本,调理气血及脏腑功能为主。食管癌以淋巴道转移为主,表现为颈部锁骨上窝及纵隔淋巴结肿大;血道转移主要目标器官和部位为肝、肺、骨等。食管梗阻为最重要最严重的并发症。中晚期患者病情不易缓解,且缓解期短,易复发、移转,整体预后较差。

【典型案例】

患者胡某,男,69 岁,退休。初诊日期:2016 年 3 月 2 日。

主诉:进食后剑突下烧灼样疼痛 2 个月。

现病史:2 个月前不明原因出现剑突下烧灼样疼痛,进食后加重,口服奥美拉唑稍减轻,未予检查,症状渐加重,每进食水均出现疼痛。无明显进食哽噎感、恶心、腹胀、发热等症状,遂至成都市某医院诊治,做胃镜检查提示:食管黏膜隆起、糜烂,性质待查。活检及病理提示食管中段鳞状细胞癌。3 月 18 日在该院行"胸、腹腔镜联合食管癌根治术",术后病理示:低分化鳞状细胞癌,侵犯浆膜层,淋巴结转移 1/6,两端切缘未见癌。未行放、化疗及其他治疗。

既往史:有高血压病史 8 年,长期服用氨氯地平片,血压稳定;患Ⅱ型糖尿病 2 年余,口服二甲双胍治疗,病情稳定。否认肺结核、肝炎等传染性疾病史,否认手术、外伤、输血及中毒史,否认疫区接触史,否认食物及其他过敏史;否认家族遗传病史。父母及祖父母无食管癌。吸烟史 50 余年,每日 20~40 支,已戒烟 8 年;平素喜食热烫食物,且进食偏快。

2016 年 6 月 5 日来我院诊治,收入院治疗。

刻下:剑突后间断隐痛,进食后加重,身体消瘦,咽食轻微不顺,纳食量偏少(大约是平时的 70%),近期体重下降约 5kg。

舌脉:舌质暗红,苔白厚,脉弦滑。

问题一　目前的临床诊断是什么? 诊断依据是什么?

思路

1. 临床诊断　食管中段鳞状细胞癌,pT3N1M0,Ⅲb 期。

2. 诊断依据

(1) 临床症状:剑突后烧灼样疼痛,进食后加重,虽经治疗,症状仍逐渐加重;近期体重下降。既往有长期吸烟史。

(2) 辅助检查(术前):胃镜检查提示食管黏膜隆起、糜烂;活检及病理检查提示食管中段鳞状细胞癌。

问题二　还需要进一步做什么检查?

思路　本病还需要进一步做超声检查颈部、双侧腋窝、双侧腹股沟淋巴结,排除淋巴结转移;胸部平扫加增强 CT,上中腹平扫加增强 CT,排除近、远处转移。本患者可选择检查上消化道造影,以了解吻合口区食管黏膜、胃黏膜情况,或直接选择胃镜检查,以协助判断疼痛的原因。

 知识点 1

食管癌常用辅助检查

(1) 影像学检查

包括上消化道气钡双重对比造影、CT、MRI、超声检查、PET-CT 检查等,这些检查可以协助了解病灶位置、长短、大小,有无淋巴结、脏器及其他转移,有助于诊断和分期,指导治疗方案的制定。

(2) 内镜检查

内镜检查是确诊消化系统肿瘤最主要的检查手段,包括普通白光纤维胃镜、色素内镜、超声内镜(EUS)等。通过内镜检查可以发现原位癌,提高早期食管癌的诊出率,协助其他影像检查分期,尤其是通过内镜可以对病灶进行活检。

（3）病理学检查

对于高度怀疑食管癌者，应积极通过内镜取活检，以做病理学检查；有浅表淋巴结增大（考虑转移）者应通过手术取得完整淋巴结进行活检；部分黏膜内癌可以通过超声内镜取活检。通过病理检查取得的结果诊断是食管癌的确诊性诊断。

（4）血清肿瘤标志物

食管癌无特异性的标志物，CYFRA21-1、CEA、SCC 和组织多肽特异性抗原（TPS）等，常用于食管癌辅助诊断、预后判断、放疗、化疗敏感度预测和疗效监测，用于早期诊断尚不成熟。

病史补充

患者进一步检查：彩超检查提示颈部、腋窝等部位未见明显肿大淋巴结；胸部、上腹部平扫加增强 CT 提示：纵隔稍大淋巴结，肝胆胰脾未见异常，腹腔未见淋巴结增大。

胃镜提示：食管吻合口水肿，吻合口炎症，未见新生物。

问题三　患者目前治疗方案如何？

思路　采用中西医结合治疗，多学科综合治疗。

1. 西医诊断　食管中段鳞状细胞癌，pT3N1M0，Ⅲb 期。

2. 西医治疗原则　参考《NCCN 临床实践指南：食管癌》及国家卫生健康委员会《食管癌诊疗规范》（2018 版）。该患者初始发现时病灶局限在食管，无远处转移证据，可先手术治疗，术后巩固治疗根据术中情况、术后病理结果及分期而定。该患者分期为Ⅲb 期，按规范需做术后巩固化疗。

3. 中医诊断　噎膈病，证属痰瘀互结（主要证型），气血两虚。

4. 辨证分析　患者平素喜食热烫食物，进食过快，不断损伤食管（外邪直中）；加之长期吸烟，烟毒亦损伤食管（外邪直中）。患者高龄后机体抗邪能力下降（高龄体弱），外邪得以留滞食管，扰乱脾胃气机；脾胃失调，痰湿内生，痰浊阻滞气机，又致血脉瘀阻，终致痰瘀互结；痰瘀留滞，气血不通则疼痛内生，甚则咽食不顺；耗伤气血则身体消瘦，全身乏力。舌质暗红，苔白厚，脉弦滑为痰浊、瘀血内结之征象。患者食量偏少，身体消瘦，结合高龄和术后，故尚有气血两虚之证。

食管癌的病情演变往往是食管局部病变逐渐影响到全身的漫长过程，是局部小环境的变化影响到全身大环境变化的过程，是"由实致虚"的过程，是由"腑"引发"脏"病变的过程，也是一个从量变到质变的过程。早期轻症多无明显症状，邪不盛而正不虚；待到有症状时多属中晚期，邪盛而正已虚。本患者就属于邪盛而正虚。

5. 治法方药

活血化瘀为主，补气养血为辅。二陈汤、血府逐瘀汤、当归补血汤合用加减。

陈皮 12g	姜半夏 9g	茯苓 15g	甘草 5g
当归 20g	桃仁 12g	红花 15g	浙贝母 20g

| 三七粉 3g(冲服) | 生地黄 10g | 牛膝 12g | 黄芪 30g |
| 鹿角胶 5g(烊化) | 枳壳 10g | 牡蛎 20g | 白及 6g |

二陈汤化痰行气;当归、桃仁、红花、三七活血化瘀,通络止痛;浙贝母、牡蛎化痰散结;黄芪、鹿角胶补气养血;生地黄滋阴;枳壳行胸中之气以止痛;白及生肌消肿止痛;牛膝引经。全方共奏化痰散结、活血化瘀、补气养血之效。

6. 随症加减

若患者开始化疗,宜在上述处方基础上加大姜半夏用量至15g,另外加姜竹茹20g,丁香3g,代赭石20g,加强和胃降逆作用。

若患者化疗结束,宜在上述处方基础上加龟甲胶6g,鸡血藤30g,龙眼肉15g,熟地黄12g以加强补养气血之作用,促进化疗后骨髓造血功能恢复。

知识点 2

食管癌的中医辨证思路

(1) 辨邪正盛衰

饮食失宜、外邪直中、情志内伤等因素使病邪侵及人体,邪胜正负则发病。疾病发展过程中,邪正盛衰变化致使疾病的虚实病性发生改变。疾病初期,正气未衰,尚能与邪气斗争,病性多为实证,可见吞咽不畅、噎塞不通、胸背疼痛、便结尿赤等;若病情进展,肿瘤体积增大,吞咽不畅、噎塞不通等症状加重,则提示正气已衰,多为虚实夹杂证,除以上症状外,还可见食管干涩,消瘦乏力,精神疲惫,脉细等;疾病晚期,随着气血津精的耗损,正气更虚,病邪亦因营养供给不足而逐渐衰弱,出现正虚邪恋、病情迁延的状态,可见饮食不下,形体消瘦,乏力气短,面色苍白,舌淡,脉细弱。

(2) 辨标实

本病属本虚标实之证,标实病机为气血津液运行受阻,气滞、痰浊、瘀血阻滞于食管,使食管狭窄。故标实当辨气结、痰阻、血瘀三者不同。患者既往多有情志不畅,症状兼有嗳气不舒、胸胁满闷者,以气滞为主;若既往嗜酒无度,饮食过快过烫,或过食肥甘,症状兼见面色晦暗,泛吐黏痰者,证以痰阻为主;若胸背疼痛,吐物如豆汁,肌肤甲错,舌有瘀斑瘀点者,以血瘀为主。临床中,三者病机多兼见并存。

(3) 辨正虚

正虚多责之于患者高龄,或行手术及放、化疗后,或病程较长,津亏血耗,食管失于濡养,继续发展则可见正气虚衰,或阴损及阳,或气虚阳微。若饮食不下,心烦口干,大便干结,皮肤干枯,舌光红,干裂少津,则为阴津枯槁;气虚阳微者可见水饮不下,泛吐涎沫,面色㿠白,神疲乏力,舌淡苔白,脉虚细无力等症状。

知识点 3

食管癌的中医分型论治

证型	主症特点	舌脉	治法	方药
痰气交阻	进食顺利或稍有不顺,胸膈痞满或疼痛,嗳气或呃逆,或大便偏干,或形体消瘦	舌质偏红,苔薄腻,脉弦滑	开郁润燥化痰畅膈	旋覆代赭汤合四逆汤加减
痰瘀互结	进食哽噎不顺,胸背或剑突部疼痛,泛吐黏痰,或伴食入复出,甚或呕吐物如豆汁,面色晦暗,形体消瘦,肌肤甲错	舌质暗,舌面上有瘀点或瘀斑,苔腻,脉沉涩	化痰散结活血化瘀	二陈汤合血府逐瘀汤加减
津亏热结	饮食不下,食后大部分吐出,心烦口干,形体消瘦,肌肤枯燥,胸背灼痛,脘中灼热,五心烦热,或潮热盗汗,大便干结	舌红而干,或有裂纹,脉弦细而数	滋养阴液清热散结	沙参麦门冬汤加减
气虚阳微	饮食不下,泛吐涎沫,面色㿠白,神疲乏力,形寒气短,面浮足肿	舌体胖大,色淡白,脉虚细或沉细	温补脾肾益气回阳	桂枝人参汤合当归补血汤加减

知识点 4

食管癌的中医外治法

（1）如意金黄散外敷：选天突或阿是穴，化痰降气、止痛消肿。

（2）针灸疗法：选取天突、膻中、中脘、内关、太溪、足三里等穴，以健脾和胃、行气止痛。

（3）耳针疗法：选取肾、脾、胃、食道、贲门、交感、轮 4~6 反应点和压痛点等，以健脾和胃、疏肝理气、滋阴补肾。

（4）隔姜艾灸：将生姜切成薄片，中间针刺数孔置穴位上施灸，每次 15min，以健脾和胃、益气温阳。选穴：足三里、关元、中脘、阳陵泉、血海等。

（5）背俞穴艾灸：选取背部膀胱经穴位，隔鲜姜末艾灸，具有养血生血，提高免疫功能之作用。

问题四 本患者可能出现的并发症有哪些？预后如何？

思路 此患者食管癌手术切除后，可出现吻合口炎、吻合口狭窄、吻合口瘘、支气管炎、支气管肺炎、肺气肿、乳糜胸等。手术切除的食管癌，预后不良因素有：低分化、脉管癌栓、淋巴结转移、切缘可见肿瘤等。食管癌根治术后 5 年综合生存率大约在 30%~40%。

知识点 5

食管癌的日常调护

（1）治疗后康复可选择督灸、五行针等，尽快恢复身体正气。

（2）饮食调护：不宜进食过快；以软食为主，避免粗糙干硬食物；避免食用过烫、过凉食物；避免食用发霉食物；避免辛辣刺激性食物。每次进食后，饮用少量温开水或淡盐水，以防止食物黏附食管引起黏膜损伤。多食新鲜蔬菜、水果，可榨汁服用。

（3）及时治疗食管慢性疾病，如反流性食管炎。

（4）精神调护：积极与患者交流，帮助缓解不良情绪，树立生活信心；宣教健康的心理知识，帮助患者有意识地消除不良情绪。

（5）适当体育锻炼：可练习八段锦、太极拳、易筋经等。

（6）生活调护：适寒温，避邪气；规律起居；劳逸有度。

【临证要点】

1. 对于不明原因的消瘦、轻微咽食不顺、颈部淋巴结肿大或合并低热的人群，应及早做相关检查，以防漏诊或延误诊断。

2. 对于确诊食管癌而病情复杂者，尽可能行多学科会诊，采取科学的综合治疗，避免过度治疗。

3. 中医药治疗是预防食管癌术后复发转移的重要治疗方法，对于中、早期患者定要在定期复查的同时，对有条件者建议服中药。

4. 应用中医药要坚持辨证施治、综合治疗的原则，充分体现中药优势，如中药与放、化疗同用可以起到协同增效的作用，还可以有效保护食管黏膜，肝、肾功能等。

5. 定期随访，了解进食、乏力、体重恢复等情况；定期行食管造影及超声检查，了解食管局部变化，及时发现可疑淋巴结转移。

6. 对放疗后患者，应重视其胸痛、咳嗽、呛咳、发热、咯血等症状，及时发现食管气管瘘、食管出血等并发症，以便及时处理。

7. 重视局部治疗与全身治疗的有机结合。本病病灶和症状均在食管，但属全身疾病。解决局部症状有利于进食功能的改善，有利于身体的整体恢复。全身辨证施治可以及时补益气血或气阴。因本病属于本虚标实之证，临床常见虚实夹杂、标本互见，当以辨证论治为主，确定扶正和祛邪的主次，不可一味使用祛邪药，也不可面面俱到十全大补。

【诊疗流程】

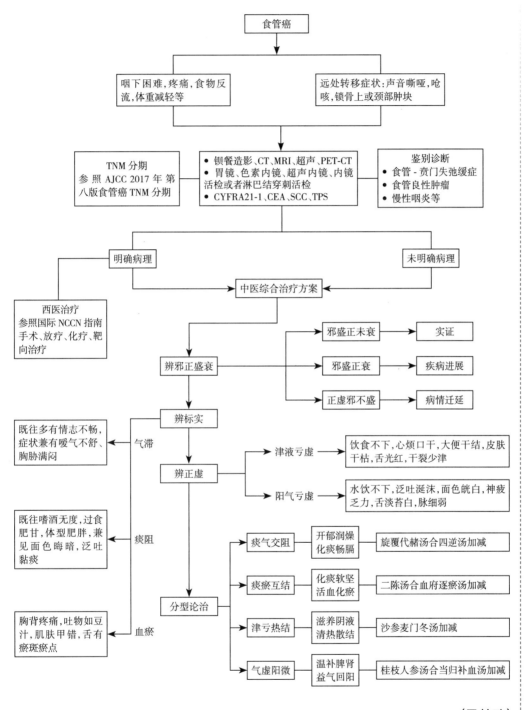

食管癌

- 咽下困难,疼痛,食物反流,体重减轻等
- 远处转移症状:声音嘶哑,呛咳,锁骨上或颈部肿块

TNM 分期
参照 AJCC 2017 年第八版食管癌 TNM 分期

- 钡餐造影、CT、MRI、超声、PET-CT
- 胃镜、色素内镜、超声内镜、内镜活检或者淋巴结穿刺活检
- CYFRA21-1、CEA、SCC、TPS

鉴别诊断
- 食管-贲门失弛缓症
- 食管良性肿瘤
- 慢性咽炎等

明确病理 → 中医综合治疗方案 ← 未明病理

西医治疗
参照国际 NCCN 指南
手术、放疗、化疗、靶向治疗

辨邪正盛衰
- 邪盛正未衰 → 实证
- 邪盛正衰 → 疾病进展
- 正虚邪不盛 → 病情迁延

辨标实

气滞：既往多有情志不畅,症状兼有嗳气不舒、胸胁满闷

辨正虚
- 津液亏虚 → 饮食不下,心烦口干,大便干结,皮肤干枯,舌光红,干裂少津
- 阳气亏虚 → 水饮不下,泛吐涎沫,面色㿠白,神疲乏力,舌淡苔白,脉细弱

痰阻：既往嗜酒无度,过食肥甘,体型肥胖,兼见面色晦暗,泛吐黏痰

分型论治
- 痰气交阻 → 开郁润燥化痰畅膈 → 旋覆代赭汤合四逆汤加减
- 痰瘀互结 → 化痰软坚活血化瘀 → 二陈汤合血府逐瘀汤加减
- 津亏热结 → 滋养阴液清热散结 → 沙参麦门冬汤加减
- 气虚阳微 → 温补脾肾益气回阳 → 桂枝人参汤合当归补血汤加减

血瘀：胸背疼痛,吐物如豆汁,肌肤甲错,舌有瘀斑瘀点

(马纯政)

复习思考题

1. 食管癌的主要发病原因有哪些？如何理解？
2. 食管癌在不同时期的治疗原则有哪些？
3. 食管癌应与哪些疾病相鉴别？
4. 食管癌常用的辅助检查有哪些？

参考文献

1. 张伯臾. 中医内科学［M］. 上海：上海科学技术出版社，1985.
2. 周岱翰. 中医肿瘤学［M］. 北京：中国中医药出版社，2011.

第九章

乳　腺　癌

PPT 课件

09章PPT

 培训目标

1. 掌握乳腺癌的诊断标准和辨证思路。
2. 熟悉中医综合治疗原则。
3. 了解中医药治疗优势和特色。

乳腺癌是发生在乳腺腺上皮组织的恶性肿瘤,以乳腺肿块为主要临床表现。按组织来源分类,可分为小叶腺癌、导管腺癌。中医认为本病的病因病机主要为:正气内虚,邪毒外袭,经络痞涩;或七情怫郁,气机郁结;或饮食失调,痰浊壅滞;或宿有旧疾及年老体衰,五脏失煦,寒凝血瘀,最终气滞、痰浊、血瘀交结,导致乳腺癌发生。乳腺癌病位在乳房,与肝、脾两脏关系尤为密切。本病以缓慢发病为多,病理属性本虚标实,脾肾虚弱为本,气滞、痰凝、血瘀、毒结为标,治疗的基本原则是扶正祛邪,攻补兼施,做到"治实当顾虚,补虚勿忘实",重在疏理气机,调肝护脾。本病关键在于通过自查和普查早期发现,早期确诊,早期治疗,一旦确诊应尽可能行乳房根治切除术和淋巴结清扫术,同时配合中医辨证论治,以免累及邻近器官,或通过血行和淋巴道播散至远处组织器官。

【典型案例】

患者乔某,女,66岁,退休。初诊日期:2019年1月3日。

主诉:乳腺癌术后1年余,左胁及腰部刺痛1个月余。

现病史:患者因2017年12月发现右侧乳房包块,触之较硬,活动度差,稍有压痛,无乳头溢乳,表面皮色无改变,未予诊治。2017年12月底发现包块较前有所增大,疼痛症状加重,压痛明显,遂就诊于北京某医院,行右乳全切术,术后病理:右乳腺浸润性导管癌,Ⅱ级,局部微乳头样癌分化。术后行3周期多西他赛单药化疗,化疗后出现明显骨髓抑制,改为口服卡培他滨联合拉帕替尼治疗2周期,并定期复查。2018年3月复查乳腺超声提示:乳腺癌术后改变,骨扫描提示:胸12椎体、左侧第6后肋异常密度影,骨转移不除外。

　　既往史:否认高血压、冠心病、糖尿病等其他内科疾病史。否认乳腺结核、肝炎等传染性疾病史,否认外伤史、输血史,否认中毒史,否认药物及食物过敏史。否认疫区接触史,否认家族遗传病史。

　　刻下:左胁及腰部刺痛,胃脘满闷,口苦咽干,乏力倦怠,纳少便溏,眠差,难以入睡。

　　舌脉:舌质紫暗或有瘀点、瘀斑,苔薄白;脉涩。

　　问题一　本患者目前的临床诊断是什么,其诊断依据?

　　思路

　　1. 临床诊断　右乳内下象限浸润性导管癌术后,骨转移。$T_1N_2M_1$ Ⅳ期。

　　2. 诊断依据

　　(1) 临床症状:左胁及腰部刺痛,胃脘满闷,口苦咽干,乏力倦怠,纳少便溏,眠差,难以入睡。

　　(2) 辅助检查:2017 年 12 月术后病理:右乳腺浸润性导管癌,Ⅱ级,局部微乳头样癌分化,肿物呈多灶性,最大直径约 2.0cm。2018 年 3 月复查乳腺超声提示:乳腺癌术后改变,骨扫描提示:胸 12 椎体、左侧第 6 后肋异常密度影,骨转移不除外。

　　问题二　还需要进一步完善哪些检查?

　　思路　本病还需要进一步完善胸部、腹部和盆腔 CT,头颅 MRI、骨扫描排除远处转移,并完善血液肿瘤标志物检查。

知识点 1

乳腺癌常用辅助检查

　　(1) 影像学检查

　　乳腺超声检查:非创伤性,可同时检查双腋下淋巴结。B 超下可见形状不规则的低回声区,准确率 80%~85%。如能同时发现腋窝淋巴结肿大、融合、固定则提示乳腺肿块很可能是乳腺癌。

　　乳腺 X 线照相检查:可见密度增高、边缘不规则的肿块阴影,有时中心可见钙化,如 $1cm^2$ 范围内钙化点超过 5 个则应警惕恶性。

　　钼靶 X 线或干板照相:根据乳腺肿块密度与周围组织对比,有无毛刺或钙化等帮助诊断。

　　(2) 病理学检查

　　对有病理性溢液的患者,可行导管造影或导管镜检查,以观察导管有无中断、扩张、受压移位和占位性病变。

　　(3) 乳腺癌的基因诊断

　　准确的检测很重要,是否阳性影响到治疗方案的选择以及患者的预后。针对乳腺癌常见驱动基因,如:PCNA、P53、C-erbB-2、ER、PR。其中 ER、PR 基因阳性说明是激素依赖性乳腺癌,内分泌治疗有效率高,反之治疗效果差;而 PCNA、P53、C-erbB-2 这三项基因指标阳性率越高,说明肿瘤的侵袭性越高,越容易复发、转移,预后也差。

（4）血清肿瘤标志物

CEA、CA125、CA153、CA19-9 等对于乳腺癌的早期诊断、疗效评价和判断预后有一定的参考价值,但缺乏特异性。

病史补充

生活质量——PS 评分 1 分。

2019 年 1 月 1 日 胸部 CT:两乳腺散在微小结节,建议 3~6 个月复查。

2019 年 1 月 1 日 乳腺及引流区超声:右乳切除术后。左乳腺体回声欠均,结构紊乱,未及明显肿物,双腋下未见肿大淋巴结。

2019 年 1 月 1 日 骨扫描:胸 12 椎体、左侧第 3 前肋、左侧第 6 后肋、左侧肩胛骨、脊柱多处考虑骨转移。

问题三 患者目前治疗方案如何?

思路 采用中西医结合,多学科综合治疗方案

1. 西医诊断 右乳内下象限浸润性导管癌术后,骨转移。$T_1N_2M_1$ Ⅳ期。

2. 治疗原则 无手术指征,结合 KPS 评分,参考《NCCN 临床实践指南:乳腺癌》,考虑以内科药物治疗为主。针对骨转移可选择双磷酸盐类等药物治疗。

3. 中医诊断 乳癌病,证属肝郁脾虚,痰瘀互结。

4. 辨证分析 患者诊断明确,发病时间虽然不久,但从事公务工作,长期焦虑紧张,肝气不舒,气机阻滞,横逆犯脾,脾虚水湿不化,聚而成痰,气血不能正常运行,致血瘀痰凝壅结局部,而成瘤块。确诊时有形积块已成,并循经侵犯胁肋,流蚀入骨,邪实较盛。临床表现为左胁及腰部刺痛,胃脘满闷,口苦咽干,乏力倦怠,纳少便溏,眠差,难以入睡,均为肝郁脾虚,痰瘀互结之征象。综上所述,本病为邪盛正虚,本虚标实之证。

本病病位在肝、脾,诸症乃生。肝气不舒,气机阻滞可见循经所在部位如左胁及腰部疼痛;肝属木,脾属土,肝气疏泄太过,横逆犯脾胃,影响脾胃消化功能,则胃脘满闷,纳少便溏;胆汁上溢则口苦咽干;气血生化不足,机体失养则乏力倦怠,心血不足,神气不守则眠差,难以入睡。舌质紫暗或有瘀点、瘀斑,苔薄白,脉涩亦可为佐证。综上所述,正虚属"脾虚",而局部有癌瘤肿块,循经流窜侵蚀入骨,提示标实证为"肝郁、痰瘀毒互结"。

5. 治法方药

舒肝健脾、祛瘀化痰、解毒散结。

当归 15g	杭白芍 12g	柴胡 9g	三七 6g
川芎 15g	茯苓 15g	炒白术 15g	预知子 15g
生甘草 10g	生黄芪 15g	党参 15g	山慈菇 12g
浙贝母 10g	夏枯草 15g	生牡蛎 15g	白花蛇舌草 15g

当归、杭白芍、柴胡疏肝,生黄芪、党参、茯苓、炒白术健脾益气;浙贝母化痰散结;川芎、三七活血化瘀;山慈菇、浙贝母、夏枯草、生牡蛎有化痰软坚作用;白花蛇舌草清

热解毒,现代药理研究证实具有抗肿瘤作用。

中成药治疗:小金片口服,一次2~3片,每日2次。

艾灸:阿是穴、膻中、乳根、期门、屋翳等穴。

耳穴:膈、内分泌、三焦、脾等。

 知识点2

乳腺癌的中医辨证思路

(1) 辨邪正盛衰

手术切除是乳腺癌的主要治疗方法,大部分乳腺癌都可手术切除,正气尚强。晚期乳腺癌一旦明确诊断,病情复杂,乳房包块增大,皮肤溃烂,甚至有恶臭,同时伴有锁骨上淋巴结和腋窝淋巴结肿大。如果远处转移到骨,出现全身骨头的疼痛;转移到肺脏,出现咳嗽、血痰的症状,还有胸闷、憋气;转移到肝脏,有腹部不适,甚至肝区疼痛;转移到脑,可能出现恶心、呕吐等。一般乳腺癌早期手术,正气尚强,正气易复;术后化疗,脾肾受损,运化乏权,气血亏虚,正虚益甚。晚期乳腺癌正不束邪,毒邪走窜,表明邪毒内盛且正气已衰,为邪盛正衰之象。故临证时须抓住其本质,分辨标本虚实,辨明乳腺癌的邪正盛衰,有利于把握病情轻重,权衡扶正与祛邪的利弊,扶正与祛邪并举。

(2) 辨正虚及所属脏腑

辨明正虚性质及所属的脏腑:首先辨别正虚是属于气虚、血虚、阴虚、阳虚。其次,辨明虚在何脏,以脾、肾、肝三脏为主,或者是数脏俱虚。临床上应根据患者的临床症状、体征等,四诊合参,将两方面的内容综合起来,辨明正虚的性质和所属脏腑。一般而言,临床上乳腺癌主要以脾胃气虚、肝肾阴虚、脾肾阳虚、气血两虚最为常见,初期以气血亏虚为主,脾气虚日久损伤脾阳,久病及肾;血虚日久,暗耗阴液,出现肝肾阴虚,日久也可及肾,甚至晚期患者也可出现阴阳两虚之证。

(3) 辨标实

辨明邪实属性:乳腺癌的邪实有"气滞""痰凝""血瘀""毒结"不同。因外邪性质的差异,致病之病理产物的不同而有各自不同的证候表现。在乳腺癌邪实的辨证中可以根据肿块局部疼痛的性质和质地等,结合舌脉进行四诊合参,辨明以何邪为主,还是几种病机兼见并存。一般而言,发病与情绪因素有关,乳房肿块胀痛,两胁作胀,心烦易怒,口苦咽干,头晕目眩,脉弦滑,舌苔薄白或薄黄多为气滞证;乳房肿块,皮色不变,质硬而边界不清,胸闷胁胀,或伴经前乳房作胀或少腹作胀,苔厚腻,脉弦,多为痰凝证;乳房肿块刺痛,颈项肿块,月经不调,舌暗红或绛,有瘀点瘀斑,无苔或少苔,脉弦细或涩多为血瘀证;乳房肿块迅速增大,疼痛或红肿甚至溃烂翻花,分泌物臭秽,舌质暗红,舌苔黄白或黄厚腻,脉弦数或滑数多为毒结证。

(4) 结合辅助检查

乳腺癌筛查是通过有效、简便、经济的乳腺检查措施,对无症状妇女开展筛查,以早期发现、早期诊断及早期治疗。其最终目的是要降低人群乳腺癌的死亡率。彩超和乳腺钼靶作为乳腺癌首选筛查方法,其次为乳腺磁共振;病理学检查为最准确的检查方法,是目前诊断金标准,确诊必须依靠病理学诊断。乳腺癌常见转移途径为淋巴转移,腋窝和锁骨上下靠近乳房,为常见淋巴转移位置,如果触摸或淋巴结超声发现淋巴结肿大,需考虑局部转移。在治疗过程中,应定期复查乳腺及引流区淋巴结B超,胸CT、肿瘤标志物、骨扫描等有助于评定治疗效果、了解局部和全身转移的情况。

知识点3

乳腺癌的中医分证论治

证型	主症特点	舌脉	治法	方剂
肝郁气滞	发病与情绪因素有关,乳房肿块胀痛,两胁作胀,心烦易怒,口苦咽干,头晕目眩	舌淡红,苔薄白或薄黄,脉弦滑	疏肝理气散结通滞	逍遥散加减
气郁痰瘀	发病与情绪因素有关,乳房肿块皮色不变,质硬而边界不清,胸闷胁胀,或伴经前乳房作胀或少腹作胀	舌红苔厚腻,脉弦或滑	理气解郁化痰消积	桃红四物汤合四海舒郁丸加减
毒热蕴结	乳房肿块迅速增大,疼痛或红肿,甚至溃烂翻花,分泌物臭秽或乳腺癌术后多发转移,消瘦乏力或发热,心烦,口干,便秘	舌质暗红,舌苔黄白或黄厚腻,脉弦数或滑数	解毒化瘀,扶正祛邪	银花甘草汤加减
气血亏虚	饮食大减,体弱,肌肉瘦削,神倦乏力,面色萎黄,故面肢水肿	舌质淡紫,苔薄白,或光剥无苔,脉细数或弦细	气血双补	四君子汤合归脾汤加减

知识点4

乳腺癌中医外治法

(1) 刺络拔罐治疗乳腺癌术后上肢水肿

选定患侧肢体进行治疗,首先对叩刺部位进行消毒处理,然后使用梅花针进行局部叩刺,然后在刺血部位拔火罐10~15min,每次治疗使用无菌消毒。5天治疗一次,休息1天(即6天参加治疗一次),共连续治疗10个疗程,合2个月。

(2) 乳腺癌痛的针灸止痛法

取肩井、下翳风、外关、曲池穴(均患侧或双侧)。常规皮肤消毒后,快速进针,到达穴位深度时,出现酸、麻、胀感,留针10min,可使疼痛立即减轻或消失,若效果不明显时,加针患侧足临泣穴。每日1次,5~7天为1个疗程。

（3）心理疗法

心理调神法即通过安慰、诱导、暗示、解说、转移情绪等方面,开导患者,解除其心理压力及疑虑,借以达到心身兼治的疗效。通过心理治疗消除患者的孤独感,提高兴趣,广交朋友,建立良好的人际关系。

乐曲疏导法即通过乐曲,舒缓患者情绪,使其保持平和心境和乐观的态度。

健身解郁法即鼓励患者参与社会活动,积极参加适合自身的体育活动,来调和气血,消解忧郁。

问题四　本患者可能出现的并发症有哪些? 预后如何?

思路　本患者确诊晚期乳腺癌,目前存在骨转移疼痛,如果积极行多学科综合治疗,病情可在较长时间内得到控制。若进一步进展,随转移性病变的位置不同,其症状和预后也不同。局限在皮肤、淋巴结或者骨的转移比在肝、脑转移或多个位置的转移预后要好,而乳腺或乳腺周围组织的转移预后居中。

知识点5

乳腺癌患者日常调护

要重视增强人体自身的正气,协调人与环境之间的关系。中医认为,癌症的发生除与日常饮食起居、自然界气候变化、环境因素有密切关系外,自身正气的强弱尤为重要,所以,应充实精气,避免外邪的侵袭,劳逸结合,养成良好的生活、饮食习惯,戒烟戒酒。另外,乳腺癌与情绪有很大关系,保持心情愉快,对预防本病有重要的意义。概括地讲,癌症预防要抓住四个环节,即消除或避免致癌因素,增强人体免疫功能,积极控制癌前病变,重点保护高危人群。

既病之后,应做到早期发现,早期诊断,早期治疗。在乳腺癌初起时予以控制,不使其扩散。乳腺癌的发生、发展均有它的规律,要掌握病情,必须要有预见性;要使患者树立战胜疾病的信心,积极配合治疗,起居有节,调畅情志,宜进易于消化而富于营养的食物,禁食辛辣腌炸、海膻发物,适当参加锻炼。

【临证要点】

1. 积极预防各种乳腺疾病,对于早期乳腺结节,要积极明确病理,鉴别诊断,以防误诊漏诊。

2. 中医防护治疗适应人群为手术恢复期、放疗、化疗、介入治疗期间的患者,减轻手术、放疗、化疗、介入治疗等治疗手段导致的不良反应和并发症,促进机体功能恢复,改善临床症状,提高生存质量。

3. 定期随访,复查血常规、血生化、肿瘤标志物、乳腺超声等检查。

4. 治疗并发症,如术后上肢水肿、食欲不振、消瘦、乏力、贫血等。

5. 治疗的基本原则是扶正祛邪,攻补兼施,做到"治实当顾虚,补虚勿忘实"。初期邪盛而正虚不明显,当先攻之;中期宜攻补兼施;晚期正气大伤,不耐攻伐,当以补为主,扶正培本以抗邪气。并应适当配伍有抗肿瘤作用的中草药。

【诊疗流程】

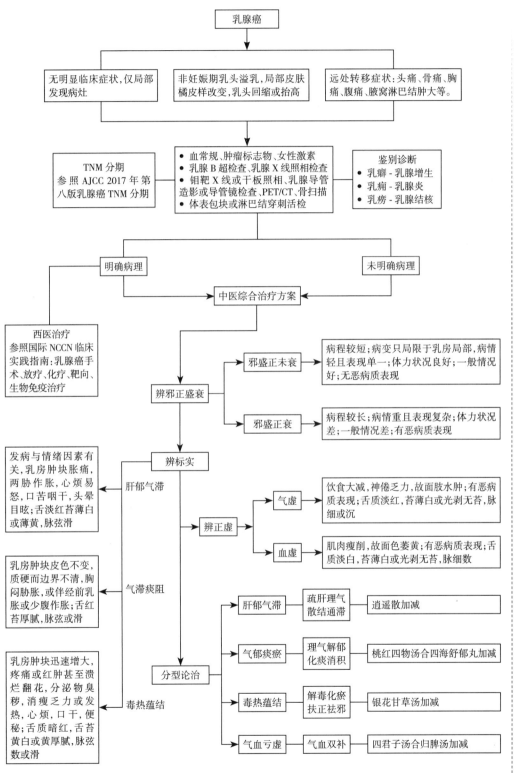

（王笑民）

？复习思考题

1. 乳腺癌的病因病机有哪些？如何理解？

2. 如何理解乳腺癌的病理性质总体为全身属虚，局部属实的本虚标实之证？

3. 乳腺癌应与哪些疾病相鉴别？

4. 乳腺癌的辅助检查有哪些？

参考文献

1. 徐振晔. 中医治疗恶性肿瘤[M]. 北京：人民卫生出版社,2007.

2. 林毅,唐汉钧. 现代中医乳房病学[M]. 北京：人民卫生出版社,2003.

3. 林毅,蔡炳勤. 中西医结合治疗乳房常见病[M]. 广州：广东人民出版社 2013.

4. (清)傅山. 傅青主女科[M]. 天津：天津科学技术出版社,1999.

5. 高颖,方祝元,吴伟. 中医内科学[M]. 北京：人民卫生出版社,2015.

胃 癌

 培训目标

1. 掌握胃癌的诊断标准和多学科综合治疗方案。
2. 掌握胃癌中医辨证思路及分证论治。
3. 熟悉常用中医综合治疗原则,了解中医药治疗优势和特色。

　　胃癌是起源于胃黏膜上皮的恶性肿瘤,居消化道癌瘤的前列。胃癌可分为早期胃癌和进展期胃癌,一般所说胃癌主要是指进展期胃癌。按组织学分型可分为腺癌、腺鳞癌、鳞状细胞癌、类癌等类型。中医认为本病的病因病机主要为:忧思恼怒日久,情志不遂,或饮食不节,导致肝失疏泄,胃失和降;或久病损失脾胃,运化失职,痰凝气滞,热毒血瘀,交阻于胃,凝聚成块而发病。病位在胃,涉及脾、肝、肾等脏,其中脾虚贯穿于胃癌发生、发展、变化的整个过程中。其病理因素主要为"痰""瘀""毒"。病理性质总体为脾胃虚弱为本,痰凝血瘀毒结为标的本虚标实之证。基本治则以扶正祛邪相结合,扶正重在健脾益胃、补益气血等;祛邪重在疏肝和胃、化痰软坚、清热解毒、活血化瘀等治法。早期胃癌 70% 以上无明显症状,随着病情的进展,可出现非特异性的、酷似胃炎或胃溃疡的症状,包括上腹部饱胀不适或隐痛,反酸、嗳气、恶心,偶有呕吐、食欲减退、黑便等。随着病情的进展,可出现腹痛、吞咽困难、贫血、水肿等症状。胃癌扩散转移可引起腹腔积液、肝脾肿大、黄疸及肺、肝、脑、卵巢、骨等部位的转移而出现相应的症状。

　　【典型案例】

　　患者白某,男,81 岁,退休。初诊日期:2018 年 6 月 5 日。

　　主诉:胃癌术后近 5 年,乏力、恶心呕吐 20 余天。

　　现病史:患者 2013 年 4 月无明显诱因出现恶心、呕吐,上腹部疼痛,无发热、腹泻,在当地医院胃镜检查怀疑胃部肿瘤,2013 年 7 月于北京某医院做电子胃镜检查示:距门齿 40~43cm 处可见一溃疡性肿物,活检病理:腺癌;随后在该院胸外科行部分食管部分胃切除、食管胃弓下吻合术,术后病理:(部分食管、胃及胃左淋巴结)贲门局限溃疡型中分化腺癌(Lauren 分型:肠型),肿瘤主要位于黏膜层,小灶侵达黏膜下层,伴纤维化,未累及肌层及食管胃交界处。(上切缘)及(下切缘)未见癌,(大网膜)未见癌,淋巴结未见转移癌(0/25),食管旁淋巴结 0/2,小弯淋巴结 0/22,大弯淋巴结 0/1,免疫组化结果显示:HER2(−),TOP2A(少许 +),TNM 分期:p-$T_1N_0M_0$,术后未行放、化疗治疗。5 年来患者坚持中医药治疗,2018 年 4 月底于北京某医院行腹部增强 CT 提示胃、脾脏及胰腺尾之间不规则团块(3.7cm×4.0cm),考虑复发或转移,5 月初口服替吉奥 40mg,每日 2 次。近 20 天因恶心、呕吐剧烈而停药。

既往史:否认高血压、冠心病等其他内科疾病史。否认肺结核、肝炎等传染性疾病史,否认外伤史,否认输血史,否认中毒史,否认药物食物过敏史。否认疫水疫区接触史,否认家族遗传病史。否认吸烟饮酒史。2018 年 5 月因"三叉神经痛"在北京某医院行射频消融术。慢性浅表性胃炎 30 余年。

刻下:乏力,恶心,干呕,口干,胃内不适,嘈杂反酸,食欲不振,上腹部隐痛,大便干燥,小便如常,夜寐欠安。

舌脉:舌质红嫩,苔薄,脉细数。

问题一　本患者目前临床诊断是什么,其诊断依据?

思路

1. 临床诊断　贲门癌术后化疗后;腹腔转移;中分化腺癌,Ⅳ期。

2. 诊断依据

(1) 临床症状:乏力,恶心,干呕,口干,胃内不适,嘈杂反酸,食欲不振,上腹部隐痛,大便干燥,小便如常,夜寐欠安。既往慢性浅表性胃炎 30 余年。

(2) 辅助检查:①2013 年 7 月于北京某医院做电子胃镜检查示:距门齿 40~43cm 可见一溃疡性肿物,活检病理:腺癌;②2013 年 7 月于北京某医院胸外科行部分食管部分胃切除、食管胃弓下吻合术,术后病理:(部分食管、胃及胃左淋巴结)贲门局限溃疡型中分化腺癌(Lauren 分型:肠型),肿瘤主要位于黏膜层,小灶侵达黏膜下层,伴纤维化,未累及肌层及食管胃交界处。(上切缘)及(下切缘)未见癌,(大网膜)未见癌,淋巴结未见转移癌(0/25),食管旁淋巴结 0/2,小弯淋巴结 0/22,大弯淋巴结 0/1,免疫组化结果显示:HER2(−),TOP2A(少许 +),pTNM 分期:p$T_1N_0M_0$。③2018 年 5 月底于北京肿瘤医院做腹部增强 CT 提示胃、脾脏及胰腺尾之间不规则团块(3.7cm×4.0cm),考虑复发或转移。

问题二　还需要进一步完善哪些检查?

思路　为明确病情,本病还需要进一步检查如头颅、盆腔 MRI 或 CT,胸部 CT,骨扫描或 PET/CT 等检查,同时完善血液肿瘤标志物检查。

知识点 1

胃癌常用辅助检查

(1) 影像学检查

为明确胃痛、上腹部不适的原因,通常进行影像学检查,如常规 X 线、消化道造影、体表超声、内窥镜超声、CT 等检查,不同的影像学检查方法可以协助了解上腹部病灶的大小和局部淋巴结的转移情况,有助于胃癌的诊断和分期。头部及腹、盆腔的 MRI、骨扫描或全身 PET/CT、全身 PET/MRI 等检查可以进一步排除远处胃外脏器受肿瘤侵犯的情况。

（2）病理学检查

内窥镜检查的最大优点是能够直接观察胃黏膜,从而了解原发肿瘤的部位、大小、病变形态、有无累及梗阻等。纤维内镜除术前明确病理诊断外,尚可为选择治疗方法提供有价值的资料,如术前分期及确定手术切除范围等。当遇到来自胃癌高发区的患者时,即使无明显的临床症状和体征,普查本身就是选用纤维内镜检查的指征。病理诊断是胃癌确诊的金标准。

（3）胃癌的基因检测

胃癌靶向治疗是针对胃癌特定靶点的药物治疗,在分子水平上作用于明确参与肿瘤发生发展的靶点,定位较准;而且最佳生物剂量低于最大耐受剂量,毒性较低;可单药使用也可联合化疗或免疫治疗。目前胃癌主要分子信号通路有 HER-2、VEGF、MET 等,为胃癌的分子靶向治疗提供依据。

（4）血清肿瘤标志物

CEA、糖类抗原 724（CA724）、糖类抗原 242（CA242）、CA125、CA199、AFP、组织多肽抗原（TPA）等对于胃癌的早期诊断、疗效评价和判断预后有一定的参考价值,但缺乏特异性。

病史补充

生活质量——PS 评分 2 分。

2018 年 6 月 6 日　肿瘤标记物:CEA:78ng/ml,CA724:65U/ml,CA242:35U/ml,CA19-9:53U/ml。

2018 年 6 月 7 日　胸部 CT:1:两肺部分间质性病变,局限性肺气肿改变。2:主动脉硬化,纵隔小淋巴结影。

2018 年 6 月 7 日　盆腔 CT:未见异常。

2018 年 6 月 9 日　头颅 MRI:多发腔隙性脑梗塞,脑萎缩,脑白质变性。

2018 年 6 月 10 日　骨扫描:未见明显放射性异常浓聚。

问题三　患者目前治疗方案如何?

思路　采用中西医结合,多学科综合治疗方案。

1. 西医诊断　贲门癌术后化疗后,腹腔转移,中分化腺癌Ⅳ期。

2. 西医治疗原则　无手术指征,结合 PS 评分,参考《NCCN 临床实践指南:胃癌》,考虑以内科药物治疗为主,必要时可考虑姑息性放疗。

3. 中医诊断　胃癌病,证属气阴两虚,癌毒内结。

4. 辨证分析　患者诊断明确,胃癌术后,脾胃受伤,后天之本不足;加之患者年事已高,正气不足,病灶虽经手术切除,但余毒未尽,癌毒、痰瘀相互搏结,阻滞气机,影响五脏六腑功能运行,时间久之,逐渐耗伤气血津液。临床表现为上腹部隐痛的实证,乏力,口干,胃内不适,嘈杂反酸,食欲不振,大便干燥,夜寐欠安等虚象,舌质红嫩,苔薄,脉细数,均为气阴两虚之征象。综上所述,本病为邪盛正虚,本虚标实之证。

本病病位在胃,脾胃功能虚弱,诸症乃生。癌毒内侵,耗伤气血津液,故见乏力,口干,夜眠难安;脾胃受药毒所伤,功能受损,脾虚胃弱,运化迟缓,可见胃内不适,食欲不振;土虚木乘,可见嘈杂反酸;药毒迫胃,胃气不降,可见干呕,恶心症状;气血津液耗伤,肠道失于濡润,故见大便干燥;舌质红嫩,苔薄,脉细数亦可为佐证。综上所述,正虚属"气阴两虚",而腹部有癌瘤肿块,提示标实证为"癌毒内结"。

5. 治法方药

益气养阴,清热解毒。

太子参 10g	生黄芪 15g	麦冬 15g	玄参 15g
生地黄 20g	当归 10g	白花蛇舌草 30g	重楼 10g
橘皮 10g	清半夏 9g	竹茹 12g	生甘草 6g
炒枳壳 10g	莪术 9g	生姜 9g	大枣 30g

方药采用麦门冬汤、增液汤、橘皮竹茹汤合方,方中生黄芪、太子参益气;麦冬、玄参、生地黄养阴;当归补血;重楼、白花蛇舌草清热解毒,现代药理研究证实具有抗肿瘤作用;橘皮、竹茹、清半夏、生姜、大枣,具有降逆止呃,益气清热之功效。

中成药治疗:华蟾素胶囊,0.5g,每日 3 次。

艾灸:胃俞、足三里等穴。

耳穴:胃、脾、大肠等。

📑 **知识点 2**

胃癌的中医辨证思路

(1) 健脾和胃治疗法则贯穿治疗始终

早期以攻为主,中期攻补兼施,晚期以补为主,是较公认的治疗原则。治疗胃癌,健脾和胃治疗大法应贯穿治疗始终。气机失调,既是胃癌的发病原因,亦是胃癌发展过程中的主要病理变化,故理气法既是对"因"的治疗,也是对"证"的治疗。胃癌的治疗应以缓图之,用药宜平和,如用药太过,反伤脾胃。

(2) 辨正虚及所属脏腑

根据患者的临床症状、体征等情况,首先辨别正虚是属于阴虚、阳虚、气血两虚还是阴阳两虚。其次,辨明虚在何脏,在胃、在脾、还是在肾,或者是数脏俱虚。然后将两方面的内容综合起来,辨明正虚的性质和所属脏腑。一般而言,胃阴虚症见胃内灼热,口干欲饮,胃脘嘈杂,食后脘痛,五心烦热,食欲不振,大便干燥,舌红少苔或苔黄少津,脉弦细数等症;胃脘隐痛,喜按喜温,或朝食暮吐,暮食朝吐,面色苍白,肢冷神疲,便溏,水肿,苔白滑润,脉沉缓为脾胃虚寒之象;若全身乏力,心悸气短,头晕目眩,面色无华,虚烦不寐,自汗盗汗,舌淡苔薄,脉细无力等属于气血两虚见症;脾肾阳虚者则可见胃脘隐痛,喜温喜按,泛吐清水,宿谷不化,朝食暮吐,暮食朝吐,腹胀,腹大如鼓,消瘦,形寒肢冷,畏寒倦卧,水肿,大便稀薄,五更泄泻,舌质淡,苔白水滑,脉细弱或沉缓等症。

（3）辨标实

胃癌的标实有"气滞""痰凝""毒聚""血瘀"的不同,根据上腹部不适的性质,结合其他临床症状辨别标实属于四种病机表现的哪一种,或是几种病机兼见并存。如胃脘痞满,时时作痛,窜及两胁,嗳气频发或进食发噎,为气机阻滞;脘膈痞闷,呕吐痰涎,进食发噎不利,口淡纳呆,大便时结时溏,苔白厚腻,舌胖大有齿痕,脉滑,此为痰凝;毒聚的辨证要点为胃脘灼热嘈杂,痞满吞酸,口干喜冷饮,便结尿赤,局部肿块扪之热,按之痛,或有溃烂;血瘀表现为胃脘疼痛剧烈或向后背放射,上腹肿块,肌肤甲错,舌质暗紫或瘀斑,舌下脉络青紫,脉弦涩等。

（4）辨证与辨病相结合

胃癌的症状表现除纳化、升降失常以外,还有特定的病灶即癌肿,这与普通的脾胃疾患是不同的。临床应认识到胃癌是一种全身性疾病的局部表现,与整体有极其密切的关系,治疗上应坚持辨证与辨病相结合。在临床治疗中既要遵循又不可拘泥于早期以攻为主,中期攻补兼施,晚期以扶正为主这一般规律,而应紧扣胃癌本虚标实之病机,以攻补兼施这一原则为善。

（5）结合辅助检查

对有长期胃病史或有萎缩性胃炎、肠上皮化生或反复幽门螺杆菌阳性的患者,近来表现为持续性上腹部不适,不能缓解,应提高警惕,需做钡餐造影、腹部CT 或磁共振、全身 PET/CT 或 PET/MRI 等检查,有助于早诊断、早治疗。纤维胃镜检查活检有助于确定病理类型,对中西医结合治疗方案的制定有很大的意义。胃癌患者常伴上腹部肿块,锁骨上部位易出现痰核,B 超和局部穿刺检查有助于明确性质。在胃癌的治疗过程中还应定期复查纤维胃镜、B 超、CT 等,有助于评定治疗效果、评估病情。

知识点 3

胃癌的中医分证论治

证型	主症特点	舌脉	治法	方药
肝胃不和	胃脘胀满,时时隐痛,窜及两胁,呃逆呕吐	舌质淡红,苔薄或薄黄,脉沉或弦细	疏肝和胃降逆止痛	逍遥散加减
胃热伤阴	胃内灼热,口干欲饮,胃脘嘈杂,食后脘痛,五心烦热,食欲不振,大便干燥	舌红少苔或苔黄少津,脉弦细数	清热养阴生津	麦门冬汤或竹叶石膏汤加减
脾胃虚寒	胃脘隐痛,喜按喜温,或朝食暮吐,暮食朝吐,面色苍白,肢冷神疲,便溏,水肿	苔白滑润,脉沉缓	温中散寒健脾和胃	理中汤加减
痰瘀互结	胃脘刺痛,心下痞硬,呕吐痰涎,吐血、便血,痰核累累,皮肤甲错,腹胀便溏	舌紫暗,苔厚腻,脉沉细涩	化痰祛瘀通络止痛	小半夏汤合膈下逐瘀汤加减

续表

证型	主症特点	舌脉	治法	方药
气血双亏	全身乏力,心悸气短,头晕目眩,面色无华,虚烦不寐,自汗盗汗	舌淡苔薄,脉细无力	补气养血	十全大补汤加减
脾肾阳虚	胃脘隐痛,喜温喜按,泛吐清水,宿谷不化,朝食暮吐,暮食朝吐,腹胀,腹大如鼓,消瘦,形寒肢冷,畏寒蜷卧,水肿,大便稀薄,五更泄泻	舌质淡,苔白水滑,脉细弱或沉缓	温补脾肾	脾肾方合附子理中汤加减

知识点 4

胃癌中医外治法

(1) 针灸治疗

脾胃虚寒或脾肾阳虚型:取穴公孙、丰隆、照海、手三里、足三里、内关、列缺;或上脘、中脘、下脘。

胃热阴伤型:取穴华佗夹脊穴胸11、胸12。

气血两虚型:取穴足三里、三阴交、内关、阴陵泉、血海、气海、关元;或中脘、梁门、足三里、公孙。

肝胃不和或痰湿阻胃型:取穴中脘、章门;或足三里、曲池、气海;或内关、足三里。

瘀血内阻型:取穴内关、中脘、足三里、合谷、曲池、手三里、胃区阿是穴。

(2) 艾灸

对于脾胃虚寒或脾肾阳虚型可同时采用艾灸,取穴大椎、身柱;神道、灵台;八椎旁夹脊;脾俞;胃俞、足三里。

(3) 外敷

消痞膏或阿魏化坚膏外敷胃脘部。

问题四 本患者可能出现的并发症有哪些? 预后如何?

思路 本患者确诊晚期胃癌,腹腔转移。可能出现肠梗阻、上消化道出血、腹腔积液等并发症。患者高龄,身体状况不佳,若能合理选择多学科综合治疗,发挥中医中药优势,改善体质,病情可望得到控制,带瘤长期生存,否则预后不佳。

知识点 5

胃癌患者日常调护

(1) 纠正不良的饮食习惯:胃癌的发病与饮食习惯等因素密切相关,因此应避免进食粗糙食物,少吃烫食,不过快进食,避免对上消化道黏膜的机械损伤;少食或不食盐腌食物,不食霉变食物,少食烟熏、油炸和烘烤食物,减少致癌物的摄入。多食新鲜蔬菜、水果,多饮鲜牛奶,适当饮茶,特别是绿茶,有助于预防胃癌的发生。

(2) 积极治疗癌前病变,如萎缩性胃炎、幽门螺杆菌感染、肠上皮化生等。对于胃溃疡、胃息肉、恶性贫血也要积极进行治疗,降低癌变的风险。

(3) 体育锻炼:太极拳、八段锦等。

(4) 精神调护:鼓励患者对疾病树立起信心,不要乱投医乱服药,让患者把自己当正常人看待,解除精神上的抑郁,避免过多忌口造成精神上的负担。避免过度的疲劳和烦恼,保持心情舒畅。

(5) 生活调护:注意顺应四时气候变化,生活起居有节,生活环境良好,劳逸结合,保持身体内环境的平衡,有利于提高自身的抗病能力。手术后的患者应少食多餐,进高蛋白、高脂肪与低碳水化合物饮食,避免甜的、过热的流质食物,餐后不要立即活动。化疗期间少食多餐,进食稀软易消化,又含有丰富蛋白质、维生素和充足热量的食物。放疗期间,应多进食清淡富含维生素的食物,多食滋阴生津的食品,避免油腻煎炸的食物。康复期患者可进行适当的锻炼,以增强体质。

【临证要点】

1. 对于早中期胃癌,根治性手术是本病的主要根治手段;晚期患者,建议多学科综合治疗,控制病情,带瘤生存;终末期患者,推荐中医中药及营养支持治疗,延长生存期,缓解症状,减少痛苦,改善生活质量。

2. 强调综合治疗,有条件采用多学科会诊模式,根据患者的身体状况,肿瘤的病理类型、分期及发展趋势,合理地有计划地综合应用现有的各种治疗手段和方法以提高临床治愈率及生活质量,延长生存期。

3. 注重生存期与生活质量并重的原则,制定个体化的治疗方案,尊重患者的需求,将患者的利益最大化。

4. 胃癌的治疗过程中,要特别注意顾护"胃气"。将调脾益胃方法视为基本原则,贯穿于胃癌的各个阶段。

5. 预防并发症及危急重症的出现。胃癌合并消化道出血患者,应重视预防致命性大出血,积极补充血容量,加强止血药物。合并腹腔积液患者,应予以积极控制腹水,监测电解质,合理使用利尿剂等。合并梗阻患者,应积极胃肠减压,静脉补液,保守治疗无效可考虑胃造瘘术等外科治疗方法。

6. 胃癌的治疗应紧扣"本虚标实"的病机,以攻补兼施为宜。攻法取理气宽中,化痰祛瘀,降逆和胃,以达到通调气机,消除壅滞;补法主要补益脾胃,促进正气恢复,共同达到扶正祛邪的目的。

【诊疗流程】

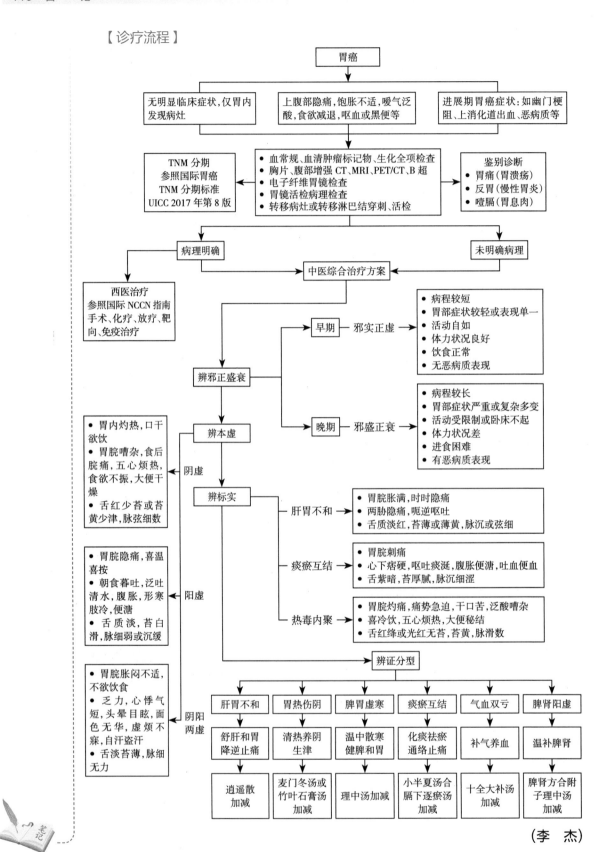

（李 杰）

❓ 复习思考题

1. 胃癌的病因病机有哪些？如何理解？
2. 如何理解胃癌的病理性质总体为全身属虚,局部属实的本虚标实之证？
3. 胃癌应与哪些疾病相鉴别？
4. 胃癌的辅助检查有哪些？

参考文献

1. 李杰.名老中医肿瘤辨治枢要[M].北京:北京科学技术出版社,2017.
2. 孙桂芝.孙桂芝实用中医肿瘤学[M].北京:中国中医药出版社,2009.
3. 徐振晔.中医治疗恶性肿瘤[M].北京:人民卫生出版社,2007.
4. 王居祥,徐力.中医肿瘤治疗学[M].北京:中国中医药出版社,2014.
5. 刘伟胜,徐凯.肿瘤科专病中医临床诊治[M].2版.北京:人民卫生出版社,2000.

第十一章

胰 腺 癌

 培训目标

1. 掌握胰腺癌的诊断标准和常用检查。

2. 掌握胰腺癌辨证思路及分证论治。

3. 熟悉常用中医综合治疗原则,了解中医药治疗优势和特色。

　　胰腺癌是一种发病隐匿,进展迅速,治疗效果及预后极差的消化道恶性肿瘤。胰腺癌包括胰头癌、胰颈癌和胰体尾部癌,90%的胰腺癌为导管腺癌,比较少见的类型有黏液性囊腺癌、腺泡细胞癌和腺鳞癌等。本病早期常无明显症状,临床常见症状是上腹部疼痛、饱胀不适、黄疸、食欲降低和消瘦等,易被忽视,故本病一旦确诊,大多属于中晚期。随着病情的进展,病变可侵犯邻近器官,也可通过淋巴道及血道转移至远处组织器官,出现相应的临床症状。中医认为本病病位在胰腺,常累及肝、脾,是全身疾病的一个局部表现。其病理因素主要为"湿""瘀""毒"。病理性质总体为全身属虚,局部属实的本虚标实之证。基本治则以扶正祛邪,攻补兼施为关键,重视湿毒、兼顾肝脾。本病只有当肿瘤局限且能手术切除时有治愈希望,局限进展期强调规范治疗,远处转移患者更强调个体化治疗。

【典型案例】

　　患者辛某,男,63 岁,退休。就诊日期:2017 年 5 月 5 日。

　　主诉:右上腹部疼痛、厌食、恶心一年余,加重三天。

　　现病史:患者于 2015 年 11 月无明显诱因出现上腹部疼痛,厌食恶心,症状反复发作,自服胃药后效果不佳,逐渐消瘦,体重减轻约 5kg,于 2016 年 3 月 25 日到哈尔滨市某医院查肝胆脾胰彩超提示胰腺占位,行 CA19-9 检查示:219.8U/ml,遂行上腹部增强 CT 检查,结果提示:胰体占位,胰腺癌可能性大。行多层螺旋 CT 并进行多维成像,评估后于 2016 年 4 月 2 日在外科进行手术治疗,术后病理:(胰体尾＋脾)低分化胰腺导管腺癌(大小:3.0cm×2.0cm×1.5cm),伴坏死,可见神经侵犯,癌组织侵犯胰周脂肪组织,切缘未见癌组织转移,脾周淋巴结(0/2),胰周淋巴结(1/9)见癌组织转移。免疫组化结果:CK7(+),CK18(+),CA19-9(+),CEA(+),KI67(约 30% 阳性),P53(−),MUC-1(+),MUC2(−),CK19(+)。术后恢复可,术后一个月余行辅助化疗:吉西他滨+希罗达,化疗六个周期,耐受可。后定期复查,于三天前自觉右上腹部疼痛,伴厌食、恶心,前来就诊。

既往史:糖尿病史 10 年,否认高血压、冠心病等其他内科疾病史。否认肺结核、肝炎等传染性疾病史,否认外伤史,否认输血史,否认中毒史,否认药物食物过敏史。否认疫水疫区接触史,否认家族遗传病史。

刻下:右上腹部疼痛,厌食,恶心,畏寒口苦,大便 2 日一行,溲黄,夜寐欠安。

舌脉:舌质淡,边有齿印,苔黄白腻,脉沉细。

问题一　本患者目前的临床初步诊断是什么,其诊断依据?

思路

1. 临床诊断　胰腺癌术后($T_2N_1M_0$ ⅡB 期)

2. 诊断依据

(1) 临床症状:右上腹部疼痛,厌食,恶心一年余,加重三天。既往糖尿病病史 10 年。

(2) 辅助检查:①上腹部增强 CT 检查示:胰体占位,胰腺癌可能性大。②术后病理:(胰体尾+脾)低分化胰腺导管腺癌(大小:3.0cm×2.0cm×1.5cm),伴坏死,可见神经侵犯,癌组织侵犯胰周脂肪组织,切缘未见癌组织转移,脾周淋巴结(0/2),胰周淋巴结(1/9)见癌组织转移。免疫组化结果:CK7(+),CK18(+),CA19-9(+),CEA(+),KI67(约 30% 阳性),P53(−),MUC-1(+),MUC2(−),CK19(+)。

问题二　还需要进一步完善哪些检查以明确病情及分期?

思路　为明确临床分期,还需要进一步检查如头颅、腹部 MRI 或 CT、肺 CT、骨扫描或直接行 PET/CT 等检查,同时完善血、尿、便常规检查、生化系列及血液肿瘤标志物检查。其目的是排除复发和转移。

知识点 1

胰腺癌常用辅助检查

(1) 影像学检查

CT:为明确上腹部疼痛的原因,通常进行腹部影像学检查,如胰腺动态薄层增强扫描及三维重建是首选的影像学检查,可为胰腺肿瘤的定位、定性诊断提供非常重要的依据,尤其在术前对有胰腺肿瘤可切除性评估具有重要意义。

MRI 或磁共振胆胰管造影(MRCP):单纯 MRI 诊断并不优于 CT。

内镜超声(EUS):为 CT 及 MRI 的重要补充,可发现小于 1cm 的肿瘤,必要时可行 EUS 引导下的穿刺活检,鉴别肿物的良恶性。

彩超:主要用于常规检查,对胰胆管扩张比较敏感,但对胰腺常显示不清。

PET:主要用于鉴别诊断,评估有无转移,以及判断术后肿瘤有无复发。

(2) 血清生化学检查

胰头癌导致胰管梗阻的早期可有血、尿淀粉酶的一过性升高,空腹或餐后血糖升高,糖耐量试验有异常曲线。胆道梗阻时,血清总胆红素和直接胆红素升高,碱性磷酸酶、转氨酶也可轻度升高,尿胆红素阳性。肿瘤消耗、纳差等原因造成白蛋白减少。

(3) 血清肿瘤标志物

CEA、CA19-9、CA242 等对于胰腺癌的早期诊断、疗效评价和判断预后有一定的参考价值,其中 CA19-9 的临床意义较大,故常用于胰腺癌的辅助诊断和术后随访。

病史补充

2017 年 5 月 6 日　CA19-9>1 000U/ml。

2017 年 5 月 7 日　PET-CT:肝内多发占位性病变伴有糖代谢增高,考虑转移性病变可能性大。

问题三　患者目前治疗方案如何?

思路　采用中西医结合,多学科综合治疗方案。

1. 西医诊断　胰腺癌术后肝转移 $T_2N_1M_1$ Ⅳ期。

2. 西医治疗原则　参考《NCCN 诊疗实践指南:胰腺癌》,考虑以内科药物治疗为主,推荐吉西他滨 + 白蛋白结合型紫杉醇方案化疗。

3. 中医诊断　胰腺癌,证属肝郁脾虚,气滞湿阻,邪毒内结。

4. 辨证分析　胰腺癌手术及化疗后患者多易出现虚证,每因病情变化出现各种不同的兼症。该患者诊断明确,既往经过手术、术后化疗等规范治疗,现出现肝转移。临床表现为以上腹部疼痛,厌食、恶心、口苦为主症的消化系症状,以及畏寒,夜寐不安,舌质淡,边有齿印,苔黄白腻,脉细等虚象,均提示该病例为邪盛正虚,本虚标实之象。

本病病位在胰腺,累及肝、脾,诸症乃生。肝气郁结,气机不畅,故见上腹部疼痛,肝气犯脾、脾气虚弱,肝胆失泄,湿困中焦,中阳不运,故见厌食、恶心、畏寒。脾运不健,湿困中焦,湿毒合邪,熏蒸肝胆,则见口苦,溲黄,大便 2 日一行。考虑正虚属于“肝郁、脾虚”。夜寐不安,舌质淡,边有齿印,苔黄白腻,脉细亦可为佐证。胰腺、肝内有癌瘤肿块,提示标实证为“湿毒内结”。

患者病属晚期,胰腺癌远处转移预后极差,临床治疗更倾向于个体化治疗方案的选择与研究。需根据患者分期、卡氏评分以及既往用药情况来确定是否再行化疗或予以中医药为主的个体化治疗。中医药在晚期胰腺癌治疗中发挥了重要作用。

5. 治法方药

健脾益气、疏肝养胃、解毒散结。

太子参 30g	白术 25g	薏苡仁 25g	白扁豆 25g
佛手 15g	猫爪草 15g	茯苓 20g	神曲 25g
乌药 15g	预知子 15g	野菊花 30g	鸡内金 12g

方中太子参、白术、薏苡仁健脾为主,薏苡仁、白术、白扁豆健脾祛湿,佛手、乌药、预知子、野菊花健脾疏肝,神曲、鸡内金健胃消食,强化健脾和胃之功。现代药理学表

明猫爪草、预知子、野菊花均有较强的抑制肿瘤功效,故选择应用。

艾灸:中脘、神阙、足三里。

耳穴:神门、耳迷根、交感。

知识点 2

胰腺癌的诊治思路

(1)病证结合、主次分明

胰腺癌诊断分期、治疗方案选择均影响预后,中医药适时介入参与或主导治疗均应以病证结合为基调,需理清主次。

(2)虚实寒热、病位挈领

初始中医药治疗,总需对病位多加关注。胰头癌与胰尾癌症状表现有异,根据相关临床经验总结,胰头癌大多表现湿热的表象,胰尾癌常出现虚寒征象,把握病机至为重要。同时西医的多程治疗后整体为本虚标实。

(3)邪正盛衰、内外分治

中医药在晚期胰腺癌治疗中扮演重要角色。其晚期特点为疼痛、厌食、消瘦,口服治疗有时受限,外治法常事半功倍,或穴位敷贴或局部病位敷贴,口服、外用结合互相补益。

知识点 3

胰腺癌的中医分证论治

证型	主症特点	舌脉	治法	方药
脾虚湿滞	上腹部不适或疼痛,纳少便溏,神疲乏力,口淡乏味,面色少华	舌质淡,苔白腻,脉濡缓或濡滑	健脾利湿解毒散结	香砂六君子汤加减
湿热毒盛	上腹部胀满不适或胀痛,口渴不喜饮,或见黄疸,小便黄赤,口苦口臭	舌质红或红绛,苔黄腻,脉数	清热利湿解毒散结	茵陈蒿汤加减
阴虚内热	上腹部不适或疼痛,腰膝酸软,耳鸣,五心烦热,失眠多梦,口干咽燥,盗汗	舌质红,少苔,脉细数	养阴生津清热	一贯煎加减
气滞血瘀	上腹部胀痛或剧痛,痛有定处,胸闷气短,唇甲紫暗,大便干结	舌质暗红,舌有瘀斑,苔薄黄,脉弦或涩	理气化瘀软坚散结	血府逐瘀汤加减
气血亏虚	腹痛隐隐,纳少腹胀,疲乏,精神不振,头晕,气短,面色淡白或萎黄,女性月经量少	舌体瘦薄,苔少,脉虚细而无力	补气养血	八珍汤加减
阴阳两虚	腹痛,腹胀,纳差呕恶,消瘦,畏寒肢冷,夜尿少,倦怠乏力	舌质淡红或淡胖,或质暗,苔薄,脉沉细	养阴温阳	补天大造丸加减

知识点 4

胰腺癌中医外治法

（1）针灸

1）针刺、穴位注射、腕踝针及微波治疗、艾灸、针药结合。

2）主穴：胰腺俞（经外奇穴）、三焦俞（背俞穴）。 配穴：足三里（足阳明经下合穴）、阳陵泉（足少阳经下合穴）、阿是穴、尺泽、天枢、内庭、公孙、三阴交、胆俞、胃俞、中脘等。

（2）穴位敷贴

适应证：癌性疼痛。

组成：黄芪、肉桂、川乌、草乌、白芥子、生南星、生半夏、麝香、冰片、乳香、没药、血竭、阿魏、穿山甲、雄黄、蟾酥、皂角刺、桔梗等。

使用方法：将药物捣碎、研磨，调制成膏状，外敷于疼痛部位。

此方以扶正托毒、化痰散结、攻毒消肿为主，配合辛散温通、芳香走窜、破瘀之品，意在行气化瘀止痛。但组方药性峻猛，效强力专，体质虚弱或有出血倾向患者应慎用。

问题四　本患者可能出现的并发症有哪些？预后如何？

思路　本患者确诊晚期胰腺癌肝转移，可能出现腹水、腹膜转移、胸腔积液、电解质紊乱、低蛋白血症等并发症。若多学科综合治疗有效，病情能延缓进展，否则预后不佳。

知识点 5

胰腺癌患者日常调护

（1）戒烟，减少烟雾刺激：胰腺癌发病与吸烟等因素密切相关，因此劝阻吸烟、避免与致癌物质的长期接触在胰腺癌预防中显得尤为重要。

（2）积极控制胰腺炎、Ⅱ型糖尿病、肥胖。

（3）体育锻炼：可以练习太极拳、益气保肺功、郭林新气功、八段锦等。

（4）精神调护：帮助患者克服紧张、沮丧、焦虑及恐惧情绪，使其保持乐观向上的态度，提高生活质量。

（5）生活调护：日常生活起居有规律，手术、放化疗期间机体免疫功能低下，应注意休息，减少与外界的接触，防止感受外邪加重病情。饮食以清淡、易消化的食物为主，但要注意增加营养的摄入，也可选择一些具有补充人体气血的食物进行食补。康复期患者可进行适当的锻炼，以增强体质。

【临证要点】

1. 手术仍然是本病的主要根治手段，尽可能多学科综合治疗，控制瘤灶，同时维护人体内在的抗病能力是延长生存期的关键。

2. 对于早期出现消化道症状的患者,要积极进行相关胰腺筛查项目,鉴别诊断,以防误诊漏诊。

3. 定期随访血、尿、便常规、生化系列,重点是 CA19-9、腹部彩超,及时了解病情变化。

4. 预防并发症及危急重症的出现。尤其应重视预防爆发性疼痛,积极控制黄疸等症状。骨转移患者应予以积极防护,预防高钙血症、病理性骨折、截瘫等。

5. 本病属于本虚标实之证,许多患者经过多程治疗后,常出现各种兼杂症及复合证型,虚实夹杂、标本互见,实属难治。临证当辨证论治为主,中医治则灵活加减,根据病期、病位、病史选择应用,重在病证结合、分辨寒热虚实、邪正盛衰,确定扶正和祛邪的主次。

【诊疗流程】

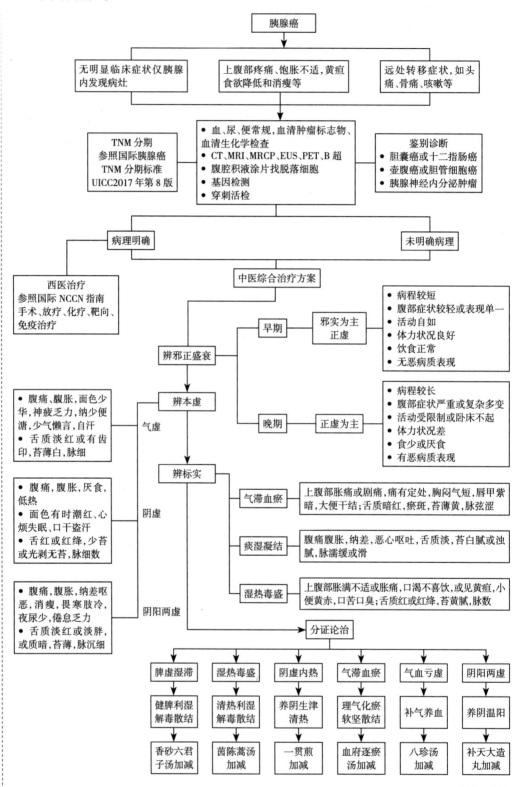

（徐　巍）

扫一扫
测一测

复习思考题

1. 胰腺癌的临床表现有哪些?

2. 如何理解胰腺癌的病理性质总体为全身属虚,局部属实的本虚标实之证?

3. 胰腺癌应与哪些疾病相鉴别?

4. 胰腺癌的辅助检查有哪些?

参考文献

1. 林洪生 . 恶性肿瘤中医诊疗指南[M]. 北京:人民卫生出版社,2014.

2. 周岱翰 . 中医肿瘤学[M]. 北京:中国中医药出版社,2011.

3. 高颖,方祝元,吴伟 . 中医内科学[M]. 北京:人民卫生出版社,2015.

4. 崔慧娟,贾立群 . 实用中西医结合肿瘤内科学[M]. 北京:中国中医药出版社,2016.

第十二章

原发性肝癌

 培训目标

1. 掌握肝癌的诊断标准和常用检查。
2. 掌握肝癌辨证思路及分证论治。
3. 熟悉常用中医综合治疗原则。
4. 了解中医药治疗优势和特色。

　　原发性肝癌(以下简称肝癌)是指发生于肝细胞与肝内胆管上皮细胞的癌变,是人类最常见的恶性肿瘤之一。在我国肝癌中,肝细胞癌约占 80%~90%,其次为胆管细胞癌和肝细胞胆管细胞混合癌。临床见肝区疼痛,上腹部肿块,食欲减退,进行性消瘦等。中医认为本病的病因为邪毒内侵、饮食劳倦或七情内伤等,内因主要为先天禀赋不足或年老体弱。发病机制为邪毒内侵、饮食劳倦或七情内伤,致脏腑气血亏虚,机体功能失常,气滞、血瘀、湿热、湿毒等互结于肝络而成癌肿;先天禀赋不足,或后天失养,正气亏虚,不能抵御外邪侵袭;或他病日久,耗伤正气,致阴阳失调,肝肾阴虚,气血逆乱,脏腑功能紊乱,瘀血留滞不去而成癌肿。癌毒进一步损伤脾气,致化源告竭,则脏腑气血亏虚日益加重,久之亦可耗伤肝肾之阴,气血日竭,致气阴两伤。邪气日盛,正气渐衰,终致阴阳离决。肝癌具有起病隐匿、潜伏期长、恶性度高、进展快、侵袭性强、易转移及预后差等特点。

【典型案例】

　　患者陈某,男,58 岁,在职工人。初诊日期:2017 年 8 月 10 日。

　　主诉:肝区隐痛加剧 2 个月,伴消瘦 1 周。

　　现病史:患者 2 个月前开始出现肝区隐痛不适,未予重视。1 周前,患者疼痛加剧,并出现食欲减退及消瘦,遂于当地医院查腹部 B 超示肝内多发占位,血清 AFP 升高。外院 B 超:肝内多发低回声结节,最大者位于右后叶下段,大小约 4.0cm×3.5cm,考虑肝癌;AFP 4 020μg/L。我院门诊上腹部增强 CT 示:肝 S7/8 段病灶,考虑为肝癌,肝硬化并多发硬化结节形成;脾大,静脉高压,食管下段、胃底静脉曲张。

既往史:既往有乙肝、肝硬化病史。否认高血压、冠心病等其他内科疾病史。否认肺结核病史,否认手术外伤史,否认输血史,否认中毒史,否认药物食物过敏史。否认疫水疫区接触史,否认家族遗传病史。饮酒史 20 余年,白酒约每日 2~3 两。既往吸烟史 20 余年,每日 10 支。

刻下:肝区隐痛时有加剧,消瘦纳差,口干口苦,无恶心呕吐,无发热,无黄疸,无肢肿,二便正常。

舌脉:舌暗红,苔白微腻,脉弦细。

问题一 本患者目前的临床诊断是什么,其诊断依据?

思路

1. 临床诊断 原发性肝癌,肝硬化,慢性乙型病毒性肝炎。

2. 诊断依据

(1) 临床症状:肝区隐痛时有加剧,消瘦纳差。既往有乙肝、肝硬化病史。饮酒史 20 余年,白酒约每日 2~3 两。

(2) 辅助检查:①外院 B 超:肝内多发低回声结节,最大者位于右后叶下段,大小约 4.0cm×3.5cm,考虑肝癌;AFP 4 020μg/L。②我院门诊上腹部增强 CT:肝 S7/8 段病灶,考虑为肝癌,肝硬化并多发硬化结节形成;脾大,静脉高压,食管下段、胃底静脉曲张。

问题二 还需要进一步完善哪些检查?

思路 必要时行肝脏肿块穿刺活检可明确最终病理学诊断。为明确临床分期,本病还需要进一步检查如头颅 MR、胸部 CT、骨扫描或 PET/CT 等检查,同时完善血液肿瘤标志物检查。

知识点 1

肝癌常用辅助检查

(1) 影像学检查

为明确肝区隐痛的原因,通常进行腹部影像学检查,如腹部彩超、增强 CT 等,不同的影像学检查方法可以协助了解肝脏肿瘤情况,有助于肝癌的诊断和分期。头部 MRI、胸部 CT、骨扫描、全身 PET/CT 或全身 PET/MRI 等检查可以进一步排除远处肝外脏器受肿瘤侵犯的情况。

(2) 病理学检查

通过肝穿刺、剖腹探查、转移灶穿刺或腹水脱落细胞学检查等可对肝癌做出病理诊断。病理诊断为金标准。

(3) 血清肿瘤标志物

AFP、α-L- 岩藻糖苷酶(AFU)、CA19-9、异常凝血酶原(DCP)、γ- 谷氨酰转肽酶同工酶Ⅱ(γ-GGTⅡ)及转铁蛋白(Transferrin)等对于肝癌的诊断、疗效评价和判断预后有一定的参考价值。

病史补充

生活质量——PS 评分 1 分。

2017 年 8 月 13 日　头颅 MRI：未见明显异常。

2017 年 8 月 14 日　骨扫描：未见骨转移征象。

问题三　患者目前治疗方案如何？

思路

1. 西医诊断　原发性肝癌并多发子灶形成。

2. 西医治疗原则　无手术指征，结合 PS 评分，参考《原发性肝癌诊疗规范》，考虑以局部微创治疗及内科药物治疗为主。

3. 中医诊断　肝癌，证属肝郁脾虚，湿瘀互结。

4. 辨证分析　患者肝癌临床诊断明确。患者长期饮酒，且长期感染肝炎邪毒，损伤肝脏，肝失疏泄，横逆犯脾，脾失健运，水湿内停，湿阻气机，气不行血，血停为瘀，湿瘀互结于肝，日久化生"癌瘤"。临床表现为以肝区隐痛时有加剧、纳差为主症的肝系症状以及消瘦等虚象。舌暗红，苔白微腻，脉弦细均为肝郁脾虚，湿瘀互结之征象。综上所述，本病为邪盛正虚，本虚标实之证。

5. 治法方药

疏肝健脾，化湿祛瘀抑瘤。

党参 30g	柴胡 15g	白术 20g	枳壳 15g
炙甘草 10g	茅莓根 30g	当归 15g	赤芍 15g
山慈菇 15g	猫爪草 30g	桃仁 10g	红花 5g

方中党参、白术益气健脾化湿；柴胡、赤芍、枳壳疏肝柔肝，当归、桃仁、红花活血化瘀抑瘤；茅莓根清热解毒，山慈菇、猫爪草清热解毒、化痰散结，现代药理研究证实具有抗肿瘤作用；炙甘草调和诸药。

中成药治疗：槐耳颗粒，一次 1 袋，每日 3 次。

艾灸：关元、气海等穴。

耳穴：肝、大肠、小肠等。

知识点 2

肝癌的中医辨证思路

（1）辨邪正盛衰

肝癌的辨证治疗以标本兼治、扶正祛邪为原则。初起邪盛以治标为主，常用活血化瘀、消积散结、逐水破气等祛邪的方法，适当辅以健脾理气、益气养阴等法，以免祛邪伤正。随疾病的进展，正气渐伤，宜攻补兼施、扶正祛邪，可选用健脾益气、养血柔肝、滋补阴液、活血化瘀、理气破气、逐水消肿等法。晚期，正衰不耐攻伐，则宜扶正为主，必要时佐以祛邪之法，常用健脾益气、滋养肝肾、清热利湿、醒神开窍等法。

（2）辨病辨证相结合

临床还应注意辨证与辨病相结合，在辨证的基础上，根据肝癌的不同证型，选择相应的有抗癌作用或提高机体抗病能力的中药组方治疗,可提高疗效。

（3）结合辅助检查

对有肝炎、肝硬化病史,出血、肝区隐痛、腹胀或纳差、消瘦者,应提高警惕,需做血常规、肿瘤标志物(AFP、AFU 及 CA19-9 等)、腹部彩超及腹部 CT 等检查,有助于早诊断、早治疗。在肝癌的治疗过程中还应定期复查胸片、骨扫描、颅脑 MR 及胸部 CT 等,有助于评定治疗效果、了解局部和全身转移的情况。

知识点 3

肝癌的中医分证论治

证型	主症特点	舌脉	治法	方药
肝郁脾虚	胁肋胀痛,胸闷不舒,善太息,纳呆食少,或有腹泻,或胁下痞块	舌淡红、苔白微腻,脉弦	疏肝解郁健脾理气	柴胡疏肝散加减
气滞血瘀	右胁下或脘部痞块巨大,痛处固定拒按,痛引肩背,入夜尤甚,脘腹胀满,乏力纳呆,便溏不调	舌质紫暗有瘀斑瘀点或瘀条等,脉涩或弦涩	行气活血化瘀抑瘤	膈下逐瘀汤加减
湿热内蕴	身目泛黄,或潮热、或壮热,口干口苦,心烦易怒,胸腹满闷,右胁疼痛,溲黄便干	舌紫暗,苔黄腻,脉滑数或弦滑	清热利湿消痞抑瘤	茵陈蒿汤合龙胆泻肝汤加减
湿瘀互结	胁下痞块巨大,质硬,腹痛且胀,按之如囊裹水,面黄或晦暗,小便短少	舌质暗淡或有瘀斑,苔白腻滑,脉沉濡	健脾化湿解毒逐瘀	茵陈五苓散合桃红四物汤加减
肝肾阴虚	胁肋疼痛,五心烦热,心悸少寐,头晕,食少,腹大如鼓,青筋暴露,甚则呕血、黑便等	舌红少苔,脉细而数	养阴散结凉血解毒	一贯煎加减

知识点 4

肝癌中医外治法

（1）隔姜艾灸

将生姜切成薄片,中间针刺数孔置关元、气海穴施灸,每次 15min,以温补肾阳,提升免疫力。

（2）针灸治疗

针灸疗法对于治疗肝癌,提高患者的生存质量具有一定的帮助。该疗法从整体出发,有攻癌,有扶正,症状改善显著,不良反应小,疗效虽缓慢但较持久。常用穴位:章门、期门、肝俞、内关、公孙。若疼痛加外关、足三里、支沟、阳陵泉;若呃逆加膈俞、内关;若腹水加气海、三阴交、水道、阴陵泉;若上消化道出血加尺泽、列缺、曲泽、合谷;若肝昏迷加少商、涌泉、人中、十宣、太溪。早期以针刺为主,晚期以艾灸为主。针刺以平补平泻法。

（3）外敷治疗

1）四黄水蜜：黄芩、大黄、黄柏、黄连等各等量分研为细末备用。用时取适量的四黄散放入器皿，加入适量的温开水，避免敷贴后烫伤腹部疼痛处。本品有清热解毒，活血止痛作用，治疗原发性肝癌疼痛。

2）外用止呕方：半夏、砂仁等份捣碎研磨纱袋分装备用。取药末 1.5g 以生姜汁调敷脐窝，每日 1 次。其具有行气调中，降逆和胃止呕的作用，适用于肝癌经导管动脉化疗栓塞术（TACE）术后恶心呕吐的患者。

3）大黄外敷肚脐：大黄胶囊 2 粒（0.6g）外敷神阙穴。取大黄胶囊内容物，加生姜汁少量，搅拌成糊状备用。临床适用于肝癌便秘患者不能耐受口服药物或服用止痛药物导致便秘者。

问题四　本患者可能出现的并发症有哪些？预后如何？

思路　本患者确诊晚期肝癌合并肝硬化，可能出现急性上消化道出血、癌结节破裂出血等并发症，临终阶段可出现肝性脑病、肝肾综合征等。若多学科综合治疗有效，病情可望控制，带瘤生存，否则预后不佳。

 知识点5

肝癌患者日常调护

（1）注意饮食卫生，改善饮水条件，勿饮池塘水、沟水，注意饮水卫生。不食用霉变、过于坚硬或不易消化的食品，少吃油炸、辛辣、腌制的食物。不吸烟，适量饮酒。

（2）饮食不偏嗜，多食用富含维生素、微量元素及纤维素类食品，如新鲜的蔬菜、水果、冬菇及海产品等。

（3）预防并治疗病毒性肝炎，做好肝癌的二级、三级预防。

（4）对于已有明确诊断的肝癌患者，要做好身体与心理护理。要求患者适当运动，不可过劳，少去人群聚集的公共场所，以免患感冒等流行性或传染性疾病。

【临证要点】

1. 手术仍然是肝癌的根治手段。不能手术的患者尽可能进行多学科综合治疗，特别是配合介入治疗、微创治疗、靶向治疗及免疫治疗控制瘤灶，同时维护人体内在的抗病能力是延长生存期的关键。

2. 对于术后患者，应定期复查肿瘤标志物、腹部彩超、腹部 CT 或 MR 以了解有无复发。

3. 中医治则应以标本兼治为则，治法上以健脾疏肝为主，肝为阳脏，治疗上避免过用温阳类药物。

4. 晚期肝癌可出现腹水、黄疸、消化道出血、疼痛等并发症，应在积极的药物治疗基础上配合心理治疗。

5. 本病属于本虚标实之证，临床常见虚实夹杂、标本互见，当辨证论治为主。应根据肿瘤的不同阶段确定扶正和祛邪的主次，疾病早中期以祛邪为主，中晚期以扶正为主。

【诊疗流程】

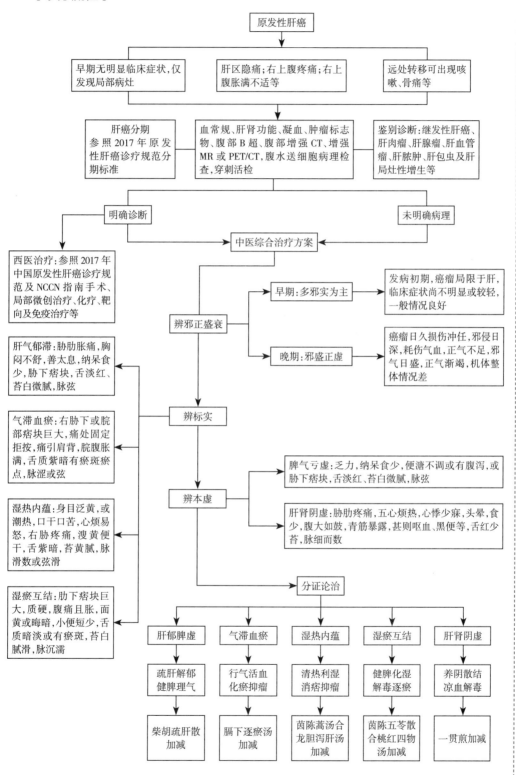

（吴万垠、杨小兵）

扫一扫
测一测

？复习思考题

1. 肝癌的病因有哪些,病机应如何理解?

2. 从肝癌的中医辨证思路,简述肝癌的治疗方法。

3. 肝癌的辅助检查有哪些?

4. 根据 AFP 水平,分类简述肝癌应与哪些疾病相鉴别?

参考文献

1. 高颖,方祝元,吴伟 . 中医内科学[M]. 北京:人民卫生出版社,2015.

2. 吴焕林,黄燕 . 中西医结合内科学[M].3 版 . 北京:科学出版社,2018.

3. 吴万垠,刘伟胜 . 肿瘤科专病中医临床诊治[M].3 版 . 北京:人民卫生出版社,2013.

第十三章

胆 囊 癌

 培训目标

1. 掌握胆囊癌的诊断标准和常用检查。

2. 掌握胆囊癌辨证思路及分证论治。

3. 熟悉常用中医综合治疗原则。

4. 了解中医药治疗优势和特色。

　　胆囊癌是指位于胆囊,发生于上皮组织的恶性肿瘤。按组织细胞学分类,以腺癌所占比例最高(大于80%),其次为鳞癌、混合癌及未分化癌。中医认为本病的病因病机主要为情志不畅,肝失疏泄,气机郁滞,或饮食不节,伤脾生湿,湿热蕴结,或久病正虚,气血不足等,导致元气化生异常,内生瘤毒致病。其病位在胆,常累及肝、脾、胃、肾,形成肝郁脾虚证、肝胆湿热证、瘀毒内结证、肝肾阴虚证、脾肾阳虚五大证型。临证,首先辨疾病所处的阶段,再分型论治。中医治疗的患者大多为术后与复发姑息性的。术后患者主要表现为肝郁脾虚、肝肾阴虚;复发患者大多数表现为瘀毒内结导致胆汁排泄失调,湿热内蕴,日久伤肝,加之肝体阴而用阳,导致肝肾阴虚,久病阴损及阳,形成脾肾阳虚。本病早期常无明显症状,部分患者表现出厌油腻、右上腹疼痛、发热、食欲减退、乏力、恶心等临床症状,但这些症状无特异性,故本病一旦确诊多数属于中晚期。随着疾病的进展,病变可侵犯邻近器官,也可通过淋巴道及血道转移至远处组织器官,出现相应的临床症状。

　　【典型案例】

　　患者关某,女,47岁,农民。初诊日期:2018年7月31日。

　　主诉:右上腹疼痛1周。

　　现病史:2018年7月24日患者右上腹疼痛,自行服用布洛芬缓释胶囊(芬必得)止痛,疼痛未见明显缓解。遂就诊于当地医院,查腹部B超提示:胆囊边界轮廓不清,胆囊内为异常回声物充填,胆囊壁前壁增厚,胆囊后壁因宽大声影遮盖显示不清。彩色多普勒表现:可采集到极少许点状血流信号,建议进一步检查。腹部 CT 提示:胆囊占位性病变(约 2.6cm×3.0cm),腹膜后见多发肿大淋巴结影,考虑胆囊癌伴腹膜后淋巴结转移。2018 年 8 月 1 日血常规检查:白细胞 8.30×10⁹/L,中性粒细胞百分比 60%,红细胞 3.53×10¹²/L,血红蛋白 120g/L,CRP 80.20mg/L。肝肾功能＋血糖＋血脂＋电解质检查:总胆红素 2.87μmol/L,直接胆红素 1.86μmol/L,间接胆红素 1.01μmol/L,其余正常;消化道肿瘤五项:CEA 8.66ng/ml,CA125 75.93U/ml,CA19-9 158.60U/ml,CA724 1.87U/ml,AFP 1.70ng/ml,SCC 1.80ng/ml。2018 年 8 月 5 日在 B 超引导下行胆囊肿块细针穿刺,病理诊断:低分化腺癌,结合免疫组化:IHC:CK(＋)、CK19(＋)、CK20(－)、CEA(＋)、S-100(神经＋)、CD34(血管＋)、MUC-2(－)、MUC-5AC(＋)、MUC-6(少许＋)、Ki67(40%＋)。

既往史:否认高血压、冠心病等其他内科疾病史。否认肺结核、肝炎等传染性疾病史,否认手术外伤史,否认输血史,否认中毒史,否认药物食物过敏史。否认疫水疫区接触史,否认家族遗传病史,无吸烟史。

刻下:右上腹疼痛,牵引肩背,右胁疼痛拒按,口苦咽干,厌油腻,纳少,腹胀,夜寐差,小便如常,大便 2 日一行。

舌脉:舌质暗红,有瘀斑,舌下静脉迂曲,舌苔腻,脉弦。

问题一　本患者目前的临床诊断是什么,其诊断依据有哪些?

思路

1. **临床诊断**　胆囊癌伴腹膜后淋巴结转移。

2. **诊断依据**

(1) 临床症状:右上腹疼痛,牵引肩背,右胁疼痛拒按,口苦咽干,腹胀,小便如常。

(2) 影像学检查:腹部 CT 考虑胆囊癌伴腹膜后淋巴结转移。

(3) 病理检查:胆囊肿块细针穿刺,病理诊断:低分化腺癌。

问题二　还需要进一步完善哪些检查?

思路　为明确临床分期,本病还需要进一步检查如上腹部 MRI、头颅 MRI、胸部 CT、骨扫描或 PET/CT 等检查,同时完善血液肿瘤标志物检查。

 知识点 1

胆囊癌常用辅助检查

(1) 影像学检查

为明确右上腹疼痛、纳差的原因,通常进行腹部影像学检查,如腹部 CT 或 MRI,肝、胆、胰、脾彩超等检查。不同的影像学检查方法可以协助了解胆囊病灶的大小、与周边脏器的关系以及局部淋巴结的转移情况,有助于胆囊癌的诊断和分期。胸部 CT、头颅 MRI、骨扫描或全身 PET/CT 等检查可以进一步排除远处胆囊外脏器受肿瘤侵犯的情况。逆行胰胆管造影(ERCP)对胆囊癌常规影像学诊断意义不大,仅有一半左右的病例可显示胆囊,早期诊断价值不高,适用于鉴别肝总管和胆总管的占位性病变或采集胆汁行细胞学检查。经皮肝穿刺胆道造影(PTCD)在肝外胆管梗阻时操作容易,诊断价值高。但对早期胆囊癌的诊断帮助不大,其诊断价值在于抽取胆汁行细胞学检查。PTCD属于侵袭性的检查,术后出血、胆漏是较常见的并发症。

(2) 病理学检查

可在彩超或CT导引下,在胆囊病变部位做细针穿刺细胞学检查。该方法较为简单易行,但仅能确定腹内肿块的真实性质,除鳞癌能作出诊断外,不易区分出胆囊癌或胆管癌。可结合影像学检查,做出临床诊断。亦可选取胆道子母镜经皮经肝胆囊镜检查或经腹腔镜等取活检。

术后病理是诊断胆囊癌的最常见方法。

(3) 血清肿瘤标志物

CEA、CA125、CA19-9等对于胆囊癌的早期诊断、疗效评价和判断预后有一定的参考价值,但缺乏特异性。

病史补充

2018年8月2日　胸部CT平扫提示:右上肺陈旧性肺结核。

2018年8月3日　上腹部MRI平扫 + 增强 +DWI:胆囊壁不均匀增厚,见一大小约2.6cm×3.0cm肿块,左肝见一枚直径约0.8cm类圆形结节,长T1 长T2信号,DWI呈高信号,增强后呈现环形强化,腹膜后多发淋巴结肿大,考虑胆囊癌伴肝、腹膜后淋巴结多发转移。

2018年8月3日　头颅MRI平扫:轻度脑缺血改变。

2018年8月4日　全身骨扫描:未见异常。

问题三　患者目前治疗方案如何?

思路

1. 西医诊断　胆囊低分化腺癌,伴肝、腹膜后淋巴结转移。C-T$_x$N$_x$M$_1$、Ⅳ期。

2. 西医治疗原则　无手术指征,结合PS评分,参考《中国抗癌协会·胆囊癌规范化诊治专家共识(2016)》,考虑以内科药物治疗为主。

3. 中医诊断　胆囊癌,证属瘀毒内结。

4. 辨证分析　患者诊断明确,发病时间虽然不久,元气化生异常导致胆囊内生瘤毒,瘤毒促使胆腑中精、通降功能失调,诱发胆腑气血郁积、湿热瘀结,影响肝的疏泄,肝气郁结,气滞血瘀,表现为腹痛,加之长期不良生活习惯,肥甘厚味,耗伤脾胃之气,导致运化功能失常,表现为纳差。舌质暗红、有瘀点,舌下静脉迂曲,苔腻,脉弦,均为瘀毒内结之征象。

5. 治法方药

活血化瘀,解毒散结,健脾化湿。

龙胆草10g	鳖甲15g	桃仁10g	赤芍10g
牡丹皮10g	丹参10g	茯苓10g	鸡内金20g
栀子10g	黄芩10g	土鳖虫10g	山慈菇10g

柴胡 10g　　　厚朴 10g　　　泽泻 10g　　　车前子 15g

甘草 5g

方中龙胆草大苦大寒,既能清利肝胆实火,又能清利肝经湿热,与软坚散结之鳖甲合用为君药,桃仁、赤芍、牡丹皮、丹参同用,共奏活血化瘀之效;茯苓健脾益气,与鸡内金同用,顾护后天之本之力更强,使脾健,水湿运化有道;黄芩、栀子苦寒泻火,燥湿清热;土鳖虫、山慈菇解毒散结;共为臣药。佐以泽泻、车前子渗湿泄热,导热下行;柴胡、厚朴行气开郁,调达郁结,舒畅肝经之气,引诸药归肝经。甘草调和诸药,为使药。合而用之,使血活瘀化气行、脾健湿利、毒解结散,则诸症可愈。

中成药治疗:鳖甲煎丸水丸,每次 3g,每日 3 次;复方斑蝥胶囊,每次 3 粒,每日 2次;华蟾素片,每次 3 片,每日 3 次。

针灸:阳陵泉、足三里、胆俞、太冲等。

耳穴:胆、肝、脾、腹、交感等。

知识点2

胆囊癌的中医辨证思路

(1) 辨邪正盛衰

胆囊癌病情险恶,变化多端,辨明邪正盛衰,有利于把握病情轻重,权衡扶正与祛邪的主次,合理遣方用药。病程初期,虽见胆囊癌瘤,但临床症状尚不十分明显或症状较轻,生活起居、体力和饮食状况均未受到影响,此时以邪实为主,虽正气尚未大亏,但需顾扶之。病情进一步发展,邪气日盛,则进入邪正斗争相持阶段;如病程较长,肿瘤发生全身广泛转移,患者一般情况差,出现发热、消瘦、乏力、食欲不振、腹胀、黄疸等症状,表明邪毒内盛且正气已衰,为邪盛正衰之象。

(2) 辨正虚及所属脏腑

根据患者的临床症状、体征等情况,首先辨别正虚是属于气虚、阴虚、气阴两虚,还是阴阳两虚。其次,辨虚在何脏,在脾、肝、肾,或者是数脏俱虚。

一般而言,胆囊癌早期以脾气虚为主。脾气虚症见神疲乏力,语言低微,饮食减少,食后胃脘不舒,大便溏结不调,舌质淡胖,有齿印,苔薄白,脉缓等。早期手术后易伤气耗血,故也可见气血亏虚之证。

胆囊癌中期可见面目及肌肤萎黄,甚则晦暗不泽,肢软之力,纳差,腹痛腹胀,双下肢水肿,舌淡,苔白,脉细弱等脾阳虚之象。

晚期胆囊癌可见肝肾阴虚之象,症见胁肋疼痛,胁下结块,质硬拒按,面目及全身皮肤黄染,五心烦热,潮热盗汗,头昏目眩,形瘦纳差,腰膝酸软,满腹胀大,舌红少苔,脉细而数;也可见右上腹部隐痛,身冷,面色晦暗,或见身目黄染,胸闷纳呆,恶心乏力,小便色黄,大便不成形,舌淡胖有齿痕,脉细缓而弱等脾肾阳虚之象。

随着疾病的发展,正气耗伤严重,可出现气血阴阳俱虚,表现为胁肋疼痛加剧,胁下结块,质硬拒按,潮热盗汗,气短乏力,形瘦纳呆,腰膝酸软,舌红少苔,脉沉细或细弱等症状。

（3）辨标实

胆囊癌的标实有"气滞""血瘀""湿热""毒结"的不同，根据疼痛的性质，以及检查体表有无肿块、有无肿大淋巴结、有无黄疸等，可有助于辨别标实属于四种病机表现的哪一种，或是几种病机兼见。如右胁部胀痛，胸闷不舒，善太息，疼痛随情志变化而增减，此为气滞；如右胁疼痛较剧，如锥如刺，入夜更甚，甚至痛引肩背，右胁下结块较大，质硬拒按，肌肤甲错，皮肤瘀点、瘀斑，舌质紫暗有瘀斑等为血瘀；湿热的辨证要点为右胁疼痛，甚至痛引肩背，右胁部结块，口干口苦，心烦易怒，食少厌油，脘腹胀满，便干溲赤，舌质红，苔黄腻，脉弦数或滑数；右上腹持续性疼痛，以胀痛或刺痛为主，且有包块，疼痛拒按，或见身目黄染，大便不畅，舌质暗红，有瘀斑，脉弦或沉涩为毒结之象。

（4）结合辅助检查

对有长期慢性胆囊炎，近来表现为右上腹疼痛加重，食欲不振，消瘦乏力，应提高警惕，需做血常规、肝肾功能、血脂、彩超、腹部 CT、腹部 MRI、全身 PET/CT 或 PET/MRI 等检查，有助于早诊断、早治疗。穿刺活检等检查有助于确定病理性质及类型，对中西医结合治疗方案的制定有重要意义。胆囊癌患者常伴淋巴结肿大，在胆囊癌的治疗过程中还应定期复查腹部 CT、腹部 MRI 等有助于评定治疗效果、了解局部和全身转移的情况。

知识点 3

胆囊癌的中医分证论治

证型	主症特点	舌脉	治法	方药
肝郁脾虚证	右胁隐痛，胸闷不舒，低热或发热，食欲减退，或有厌油腻，恶心呕吐，神疲乏力	舌质淡红或淡暗，苔薄白，脉弦细	疏肝解郁健脾化湿	逍遥散合六君子汤加减
肝胆湿热证	右胁隐痛，胀痛或闷痛，低热或发热，食欲减退，或有恶心呕吐，或身目黄染，小便黄赤，大便干结	舌质红，苔黄腻，脉弦滑	清热利胆除湿退黄	茵陈蒿汤加减
瘀毒内结证	右上腹持续性疼痛，以胀痛或刺痛为主，且有包块，疼痛拒按，或见身目黄染，胸闷纳呆，恶心，乏力，小便黄赤，大便不畅	舌质暗红，有瘀斑，苔腻，脉弦或沉涩	活血化瘀解毒散结	鳖甲煎丸合龙胆泻肝汤加减
肝肾阴虚证	胁肋疼痛，胁下结块，质硬拒按，面目及全身皮肤黄染，五心烦热，潮热盗汗，头昏目眩，形瘦纳差，腰膝酸软，腹胀大	舌红少苔，脉细数	滋阴养肝补肾解毒	六味地黄汤合一贯煎加减
脾肾阳虚证	右上腹部隐痛，身冷，面色晦暗，或见身目黄染，胸闷纳呆，恶心，乏力，小便色黄，大便不成形	舌淡胖有齿痕，脉细缓而弱	温补脾肾除湿退黄	茵陈术附汤合金匮肾气丸加减

知识点 4

胆囊癌中医外治法

（1）隔姜艾灸

将生姜切成薄片，中间针刺数孔置关元穴施灸，每次 15min，以温补肾阳，提升免疫力。

（2）穴位敷贴

1）清热消癥，消肿利水：将适量芒硝、大黄粉及冰片置于透气敷料上，外敷于腹部。主治腹中水饮内停。

2）固涩敛汗：将适量五倍子研粉，醋调呈糊状，隔于透气敷料上，敷于神阙穴。主治自汗、盗汗。

3）行气止痛：丁香配方颗粒 18g，木香配方颗粒 6g，厚朴配方颗粒 12g，枳实配方颗粒 12g，延胡索配方颗粒 10g，肉桂配方颗粒 9g，桂枝配方颗粒 18g，干姜配方颗粒 9g，全蝎 6g，砂仁配方颗粒 6g，法半夏配方颗粒 18g。黄酒调制糊状，隔日敷于胆囊癌区阿是穴。

问题四 本患者可能出现的并发症有哪些？预后如何？

思路 本患者确诊晚期胆囊癌，伴肝、腹膜后淋巴结转移。随着病情发展，可能出现黄疸、腹水及肠梗阻等并发症。若多学科综合治疗有效，病情可望控制，带瘤生存，否则预后不佳。

知识点 5

胆囊癌患者日常调护

（1）积极治疗可能出现的黄疸、腹水及肠梗阻等并发症，提高患者生活质量。

（2）积极治疗胆囊慢性病。

（3）体育锻炼：散步、慢跑、太极拳、八段锦等。

（4）精神调护：帮助患者克服紧张、沮丧、焦虑甚至恐惧情绪，使其保持乐观向上的态度，树立战胜疾病的信心，提高胆囊癌患者的生存质量。

（5）生活调护：日常生活起居有规律，忌油腻，少食辛辣腌制食品。手术、放化疗期间机体免疫功能低下，应注意休息，减少与外界的接触，防止感受外邪加重病情。饮食以清淡、易消化的食物为主，但要注意增加营养的摄入，也可选择一些具有提高免疫力、抗癌作用的食物进行食补。康复期患者可进行适当的锻炼，以增强体质。

【临证要点】

1. 手术仍然是本病的主要根治手段，尽可能地多学科综合治疗，控制瘤灶，同时维护人体内在的抗病能力是延长生存期的关键。

2. 对于早期无症状胆囊息肉或胆囊良性占位，仍要积极明确病理，鉴别诊断，以防误诊漏诊。

3. 中医治则灵活加减,放、化疗或靶向药物治疗期间注重减毒增效,如化疗时以和胃降逆、健脾补气血为主;化疗间歇期以益气健脾、化痰散结、解毒通络为主。

4. 定期随访血常规、胸腹部影像学检查,了解病情变化,预防并发症及危急重症的出现。

5. 胆囊癌病情凶险,变化多端,应根据病史长短、邪正盛衰、伴有症状,辨明虚实的主次。始终注意保护正气,攻伐之药用之不宜过度,邪衰应扶正达邪,以免伤正。正如《素问·六元正纪大论篇》所言:"大积大聚,其可犯也,衰其大半而止。"

【诊疗流程】

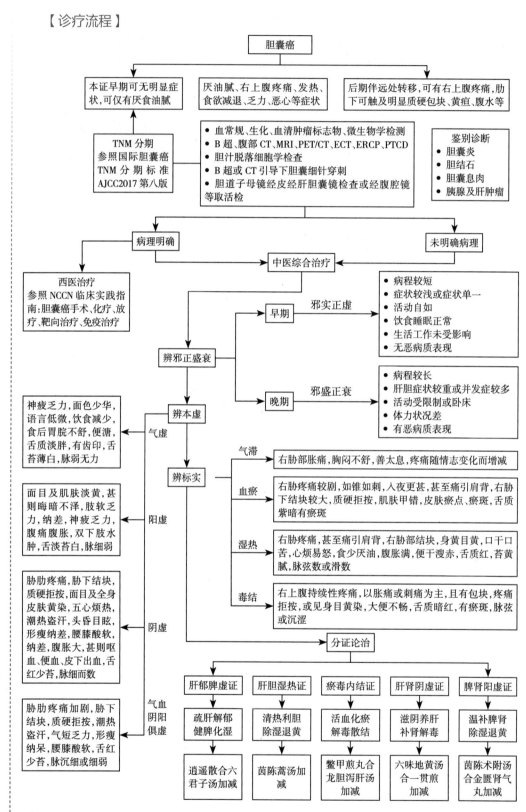

胆囊癌

- 本证早期可无明显症状,可仅有厌食油腻
- 厌油腻、右上腹疼痛、发热、食欲减退、乏力、恶心等症状
- 后期伴远处转移,可有右上腹疼痛,肋下可触及明显质硬包块、黄疸、腹水等

TNM 分期
参照国际胆囊癌
TNM 分期标准
AJCC2017 第八版

- 血常规、生化、血清肿瘤标志物、微生物学检测
- B 超、腹部 CT、MRI、PET/CT、ECT、ERCP、PTCD
- 胆汁脱落细胞学检查
- B 超或 CT 引导下胆囊细针穿刺
- 胆道子母镜经皮经肝胆囊镜检查或经腹腔镜等取活检

鉴别诊断
- 胆囊炎
- 胆结石
- 胆囊息肉
- 胰腺及肝肿瘤

病理明确 → 未明确病理

西医治疗
参照 NCCN 临床实践指南:胆囊癌手术、化疗、放疗、靶向治疗、免疫治疗

中医综合治疗

辨邪正盛衰

早期 —— 邪实正虚
- 病程较短
- 症状较浅或症状单一
- 活动自如
- 饮食睡眠正常
- 生活工作未受影响
- 无恶病质表现

晚期 —— 邪盛正衰
- 病程较长
- 肝胆症状较重或并发症较多
- 活动受限制或卧床
- 体力状况差
- 有恶病质表现

辨本虚

气虚：神疲乏力,面色少华,语言低微,饮食减少,食后胃脘不舒,便溏,舌质淡胖,有齿印,舌苔薄白,脉弱无力

阳虚：面目及肌肤淡黄,甚则晦暗不泽,肢软乏力,纳差,神疲乏力,腹痛腹胀,双下肢水肿,舌淡苔白,脉细弱

阴虚：胁肋疼痛,胁下结块,质硬拒按,面目及全身皮肤黄染,五心烦热,潮热盗汗,头昏目眩,形瘦纳差,腰膝酸软,纳差,腹胀大,甚则呕血、便血、皮下出血,舌红少苔,脉细而数

气血阴阳俱虚：胁肋疼痛加剧,胁下结块,质硬拒按,潮热盗汗,气短乏力,形瘦纳呆,腰膝酸软,舌红少苔,脉沉细或细弱

辨标实

气滞：右胁部胀痛,胸闷不舒,善太息,疼痛随情志变化而增减

血瘀：右胁疼痛较剧,如锥如刺,入夜更甚,甚至痛引肩背,右胁下结块较大,质硬拒按,肌肤甲错,皮肤瘀点、瘀斑,舌质紫暗有瘀斑

湿热：右胁疼痛,甚至痛引肩背,右胁部结块,身黄目黄,口干口苦,心烦易怒,食少厌油,腹胀满,便干溲赤,舌质红,苔黄腻,脉弦数或滑数

毒结：右上腹持续性疼痛,以胀痛或刺痛为主,且有包块,疼痛拒按,或见身目黄染,大便不畅,舌质暗红,有瘀斑,脉弦或沉涩

分证论治

肝郁脾虚证	肝胆湿热证	瘀毒内结证	肝肾阴虚证	脾肾阳虚证
疏肝解郁健脾化湿	清热利胆除湿退黄	活血化瘀解毒散结	滋阴养肝补肾解毒	温补脾肾除湿退黄
逍遥散合六君子汤加减	茵陈蒿汤加减	鳖甲煎丸合龙胆泻肝汤加减	六味地黄汤合一贯煎加减	茵陈术附汤合金匮肾气丸加减

(李 平)

复习思考题

1. 胆囊癌的诊断依据是什么？
2. 胆囊癌的病理类型有哪些？
3. 胆囊癌的中医分型？
4. 胆囊癌可以与哪些疾病相鉴别？

参考文献

1. 陈湘君,张伯礼.中医内科学:案例版[M].北京:科学出版社,2007.
2. 周岱翰.中医肿瘤学[M].北京:中国中医药出版社,2011.
3. 高颖,方祝元,吴伟.中医内科学[M].北京:人民卫生出版社,2015.
4. 贾英杰.中西医结合肿瘤学[M].武汉:华中科技大学出版社,2009.

第十四章

结 直 肠 癌

1. 掌握结直肠癌的诊断标准和常用检查。

2. 掌握结直肠癌的辨证思路和分证论治。

3. 熟悉结直肠癌常用中医综合治疗原则,了解其中医药治疗优势和特色。

结直肠癌是发生在结肠及直肠黏膜上皮的恶性肿瘤,是消化系统最常见的恶性肿瘤,二者统称为大肠癌。结直肠癌的组织学分类为腺癌、腺鳞癌、梭形细胞癌、鳞状细胞癌、未分化癌及其他特殊类型。中医学认为,本病的病因主要为外感湿热、饮食不节、七情内伤、久病体衰等。正气虚损为内因,邪毒入侵为外因,两者相互影响。正气虚损,易招致邪毒入侵,更伤正气,且正气既虚,无力抗邪,致邪气留恋,气、瘀、毒留滞肠道,壅蓄不散,大肠传导失司,日久则积生于内,发为癌瘤。本病病位在肠,与脾、胃、肝、肾的关系密切。其主要病理因素为"痰湿""血瘀""热毒"。其病性早期以湿热、瘀毒邪实为主,晚期则多为正虚邪实。中医治疗结直肠癌早期以攻为主,中期攻补兼施,晚期以补为主。本病早期无明显症状,病情发展到一定程度可出现排便习惯与粪便性状改变、便血、腹痛、腹部肿块、直肠肿块及全身症状(进行性消瘦、贫血、乏力、低热、腹水、恶病质等),随着病情的进展,可出现肿瘤腹盆腔广泛浸润、肠梗阻、肠穿孔及远处转移,最后导致全身衰竭。

【典型案例】

患者孟某,男,74 岁,退休。初诊日期:2018 年 9 月 20 日。

主诉:便血 1 个月余。

现病史:1 个月余前患者无明显诱因出现便血,量不多,大便不成形,每日一行,感腹胀,当时未重视,未至医院就诊,后因症状持续不缓解,至浙江省某医院就诊。2018 年 9 月 14 日行结肠镜提示:直肠占位,建议进一步检查。2018 年 9 月 16 日行腹部 CT 提示:直肠肠壁局部增厚伴强化,炎性病变可能,占位性病变不能除外,请结合临床及肠镜检查;余未见明显异常。2018 年 9 月 19 日,结肠镜病理结果回报:直肠中分化腺癌。此次发病以来,无发热恶寒,无明显腹痛,无恶心呕吐,体重无明显变化。

既往史:否认高血压、糖尿病、冠心病等其他内科疾病史。否认肺结核、肝炎等传染性疾病史,否认手术外伤史,否认输血史,否认中毒史,否认药物、食物过敏史,否认疫水疫区接触史,否认家族遗传疾病史,否认吸烟饮酒史。

刻下:神疲乏力,腹胀,食后加重,大便溏薄,每日一行,便中带血,量不多,胃纳减,情绪紧张,夜寐易醒,小便正常。

舌脉:舌质淡红,苔薄腻,脉濡滑。

问题一 本患者目前的临床诊断是什么,其诊断依据是什么?

思路

1. 临床诊断 直肠癌。

2. 诊断依据

(1) 临床症状:大便带血,量不多,大便不成形,每日一行,腹胀。

(2) 辅助检查:①2018 年 9 月 14 日行结肠镜提示:直肠占位,建议进一步检查。②2018 年 9 月 16 日行腹部 CT 提示:直肠肠壁局部增厚伴强化,炎性病变可能,占位性病变不能除外,请结合临床及肠镜检查;余未见明显异常。③2018 年 9 月 19 日,结肠镜病理结果回报:直肠中分化腺癌。

问题二 还需要进一步完善哪些检查?

思路 为明确临床分期,还需要进一步检查胸部 CT、头颅 MRI、盆腔 MRI 增强、骨扫描或 PET/CT 等,同时完善血液肿瘤标志物检查。

 知识点 1

结直肠癌常用辅助检查

(1) 实验室检查

粪便隐血试验针对消化道少量出血的诊断有重要价值,可作为普查筛选或早期诊断的线索。血常规可了解有无贫血,对临床诊断有一定的指导意义。结直肠癌患者在诊断、治疗前、评价疗效、随访时必须检测 CEA、CA19-9,疑有卵巢转移的患者建议检测 CA125。

(2) 内窥镜检查

直肠镜和乙状结肠镜适用于病变位置较低的结直肠病变,所有疑似结直肠癌且不存在结肠镜检查禁忌证的患者均推荐结肠镜检查。结肠镜检查能直接观察全大肠的肠壁、肠腔的改变,并确定肿瘤的部位、大小,初步判断浸润范围,取活检可做病理诊断,是确诊结直肠癌最可靠的方法。由于结肠肠管在检查时可能出现皱缩,因此内窥镜所见肿瘤远侧距离、肛缘距离可能存在误差,建议结合 CT、MRI 或钡剂灌肠明确病灶部位。

(3) 影像学检查

为明确腹痛或腹部包块的病因,通常进行腹部 B 超、腹部 CT、盆腔 MRI 等影像学检查,以明确病变位置,了解肿瘤病灶的大小、肠壁浸润、局部淋巴结及邻近组织的转移情况。胸部 CT、头颅 MRI、骨 ECT 或全身 PET/CT、全身 PET/MRI 等检查可以进一步明确肿瘤远处转移的情况,有助于结直肠癌的临床诊断和分期。

（4）病理组织学检查

病理组织学检查明确占位性质是结直肠癌的确诊和治疗依据。对腺瘤局部切除标本、结直肠癌根治术标本、转移性结直肠癌手术/活检标本进行病理学检测及免疫组化检测,对确诊恶性肿瘤及制定治疗方案有指导意义。确诊为结直肠癌时,常进行错配修复基因（MMR）蛋白（MLH_1、MSH_2、MSH_6 和 PMS_2）及 Ki-67 表达情况的检测,用于预后和治疗的预测。

（5）基因检测

确诊为复发或转移性结直肠癌时,推荐检测 RAS（包括 KRAS 和 NRAS）和 BRAF 基因状态,如无手术切除标本可以从活检标本中测定,为分子靶向治疗提供依据。对于晚期结直肠癌,可进行微卫星不稳定（MSI）检测结果或通过 MMR 蛋白缺失情况选择免疫治疗。

病史补充

生活质量——PS 评分 1 分。

2018 年 9 月 21 日　胸部 CT:右肺上叶后段小结节,建议复查。

2018 年 9 月 22 日　骨扫描:未见明显异常。

2018 年 9 月 24 日　头颅 MRI:老年脑改变。

2018 年 9 月 25 日　盆腔 MRI 增强:直肠占位伴附近结节影,癌累及浆膜面伴周围淋巴结转移首先考虑,请结合临床。

问题三　患者目前治疗方案如何?

思路

1. 西医诊断　直肠癌中分化腺癌 C-$T_2N_1M_0$ⅢA 期。

2. 西医治疗原则　根据影像学资料,诊断为直肠癌ⅢA 期,拟行新辅助同步放化疗后手术切除,术后行辅助化疗,具体参考《NCCN 临床实践指南:结直肠癌》及《中国临床肿瘤学会（CSCO）结直肠癌诊疗指南》。

3. 中医诊断　肠癌病,证属脾虚气滞。

4. 辨证分析　患者年老体衰,正气不足,且素体饮食不节,损伤脾胃,脾胃气虚,无力运化湿浊、分利水谷,致湿浊中阻,气失疏利,水谷不分,浊气上逆,虚而夹滞。临床表现为神疲乏力,腹胀,食后加重,大便溏薄,每日一行,便中带血,色淡红,量不多,胃纳减,情绪紧张,夜寐易醒,小便正常,舌质淡红,苔薄腻,脉濡滑。

脾为后天之本,气血生化之源,脾虚化源不足,不能充达肢体、肌肉,脏腑功能衰退,故神疲乏力;脾气虚弱,散精无力,水湿不运,下注肠道,则大便溏薄;脾主统血,脾气亏虚,统血无权,血溢脉外,则便血;脾气亏虚,运化失司,故胃纳减;脾喜燥恶湿,湿浊中阻,中焦气机不利,故腹胀;气血生化不足,心失所养,心神不宁,且确诊癌症之后,情志不遂,故夜寐易醒、情绪紧张。舌质淡红,苔薄腻,脉濡滑亦为脾虚气滞之征象。本病病位在肠,累及脾、胃,乃虚实夹杂、本虚标实之证。

5. 治法方药

健脾理气。

人参 9g	茯苓 15g	炒白术 12g	陈皮 9g
木香 6g(后下)	砂仁 6g(后下)	柴胡 12g	薏苡仁 30g
仙鹤草 15g	炒谷芽 15g	炒麦芽 15g	甘草 3g

人参甘温益气,健脾养胃;白术健脾燥湿,加强益气佐运之力,佐以甘淡之茯苓健脾渗湿;配伍陈皮、木香、砂仁行气和胃;柴胡疏肝解郁;薏苡仁健脾利湿,解中焦之困;仙鹤草收涩止血,兼具补虚之功;炒谷芽、炒麦芽健脾开胃、助脾胃运化药食;甘草调和药性;诸药合用,共奏健脾理气之功。

耳穴:神门、心、肝等。

📑 **知识点 2**

结直肠癌的中医辨证思路

(1) 辨邪正盛衰

大肠癌一旦明确诊断,病情险恶,变化多端,辨明邪正盛衰,有利于把握病情轻重,合理遣方用药。在其早期阶段,临床症状多不明显,此时癌毒渐成,正气仍可奋起抗邪,故主要表现为邪气盛实之证,此时正气未亏;中晚期阶段,癌毒逐渐耗伤正气,故主要表现为虚实夹杂之证;终末期阶段,因癌病日久,耗伤气血阴阳,累及肝、脾、肾等脏,故主要表现为邪盛正衰之证。

(2) 辨标本缓急

急则治其标,在大肠癌的发展过程中,如果出现紧急危重证候,如大量腹水致呼吸喘促、难以平卧、二便不利等症,则应攻水利水治其标,待水消病缓,再图其本。缓则治其本,在疾病缓和的情况下,应从根本上治疗疾病,因标病产生于本病,本病解决了,标病自然随之而解,如恶心呕吐、腹胀、腹痛、大便干结、便血(出血量不多)等症,当扶正祛邪、理气通腑以治其本,则诸症得缓。

(3) 辨虚实主次

根据患者的临床症状、体征等情况,首先辨明正虚是气虚、阴虚、阳虚还是血虚;其次,辨明虚在何脏,在脾、在肝、在肾还是数脏并虚;再次,辨明邪实属于气滞、痰湿、血瘀还是热毒,或是几种病机兼见并存。如气虚证见神疲乏力,少气懒言,腹部隐痛,喜温喜按,食欲不振,食后胀甚,舌淡胖,脉虚等;阴虚证见五心烦热,口咽干燥,大便干结,腹部隐痛,舌红少苔,脉细数等;阳虚证见面色㿠白,畏寒肢冷,大便溏薄,舌淡苔白,脉沉迟等;血虚证见面色无华,头晕眼花,爪甲色淡,腹痛绵绵,舌淡,脉细等;气滞证见腹部胀满,痛无定处,舌淡暗,脉弦;痰湿证见胸脘痞闷,恶心纳呆,腹痛便溏,舌淡苔白腻,脉滑或濡;血瘀证见腹部疼痛,刺痛固定,拒按,肌肤甲错,泻下脓血,色紫暗,量多,里急后重,舌质紫暗或有瘀斑、瘀点;热毒证见口苦身热,尿赤便结,大便脓血,舌红或绛,苔黄而干,脉滑数。

（4）结合疾病治疗阶段

大肠癌手术及放、化疗治疗期间,应注重虚实并治,即辨明气虚、血虚、阴虚、阳虚的同时,注重对痰湿、血瘀、热毒等病理产物的辨治,治以扶正祛邪,以对受累脏腑的维护为先,同时注重增效减毒。经手术及放、化疗等积极治疗后,此时邪实已大去,正气不足,机体处于正气亏虚、邪气不盛的状态,表现为气血虚弱兼夹余邪,此为"因治致虚",若不及时扶正,影响机体治疗后的恢复。

知识点3

结直肠癌的中医分证论治

证型	主症特点	舌脉	治法	方药
脾虚气滞	腹胀肠鸣,腹部窜痛,纳呆,神疲乏力,面色萎黄,便溏	舌质淡红,苔薄腻,脉濡滑	健脾理气	香砂六君子汤加减
湿热蕴结	腹胀腹痛,里急后重,肛门灼热,大便黏滞恶臭或黏液血便,口渴纳少	舌质红,苔黄腻,脉滑数	清热利湿解毒散结	白头翁汤合槐角丸加减
瘀毒内阻	腹胀痛拒按,腹部可扣及包块,里急后重,便下黏液脓血	舌质紫暗有瘀斑,苔薄黄,脉弦或涩	行气活血化瘀解毒	膈下逐瘀汤加减
脾肾阳虚	腹痛绵绵,喜温喜按,消瘦乏力,面色少华,畏寒肢冷,胃纳减少,大便溏薄,次数频多或五更泄泻,小便清长	舌质淡,苔薄白,脉沉细	温补脾肾	理中汤合四神丸加减
肝肾阴虚	腹胀痛,形体消瘦,五心烦热,头晕耳鸣,低热盗汗,口苦咽干,腰膝酸软,便秘	舌红少苔或无苔,脉细弦或细数	滋养肝肾清热解毒	知柏地黄丸加减
气血两虚	神疲乏力,气短懒言,面色淡白或萎黄,头晕目眩,唇甲色淡,心悸失眠,食欲不振,反复便血,脱肛,便溏	舌质淡,苔薄白,脉细弱	补气养血	八珍汤加减

知识点4

结直肠癌的中医外治法

根据病情选择中药灌肠疗法、中药贴敷疗法、中药泡洗疗法、中药坐浴疗法等方法。

（1）中药灌肠疗法

注意事项:肛门、直肠和结肠手术后或大便失禁患者,不宜使用。

1）便血

组方成分:生大黄、地榆炭各15g,三七、五倍子粉各10g,白花蛇舌草、藤梨根各 30g。

功能主治:收敛止血。

用法用量:浓煎 100ml,取汁放置后用纱布过滤,装入输液瓶内,温度保持在 38~41℃,导管插入肛门 15~30cm,滴药速度为每分钟 30~40 滴,于每晚睡前行保留灌肠,每日 1 剂。10 天为 1 个疗程,疗程间隔 3~5 天。

2) 癌性肠梗阻

组方成分:生大黄(后下)10g,芒硝(分冲)9g,枳实 12g,厚朴 15g,白花蛇舌草 30g,半枝莲 30g。

功能主治:泻热通便解毒。

用法用量:两次煎液后取 100~150ml,每日 2 次,药液温度 39~41℃,导管插入肛门 15~20cm,快速导入。灌后嘱患者先左侧卧,后右侧卧,最后平卧 30min,再起床,保留 1 小时以上。

3) 放射性肠炎

组方成分:生地榆 30g,白头翁 15g,黄连 5g,白术 15g,茯苓 15g,仙鹤草 30g,木香 9g,炒白芍 12g,甘草 6g。

功能主治:清热解毒,消肿生肌。

用法用量:水煎,过滤浓缩至约 100ml。嘱患者排空大便,膝胸位,将灌肠液置于灌肠袋中予保留灌肠。灌肠结束后,嘱患者变换体位使药物与肠黏膜充分接触,每日 2 次,14 天为 1 个疗程。

(2) 中药贴敷疗法

注意事项:有皮肤溃烂及过敏者、慢性湿疹禁用;敷贴时间不宜过久,以免引起其他不良反应。

1) 恶心呕吐

取穴:神阙、双足三里。

药物:降逆止吐膏(半夏、茯苓、泽泻、白豆蔻,各药粉按 1:1:1:1 比例混合,用生姜汁、蜂蜜调如膏状)。

作用:防治化疗引起的恶心呕吐。

用法:将穴位皮肤洗净,把中药膏 2g 摊在磁疗贴上,立即贴敷在穴位上,4~6 小时后揭去,每日 1 次。

2) 便秘

取穴:神阙、双涌泉。

药物:行气通腑膏(生大黄粉 100g,厚朴粉 100g,冰片研粉 20g,以食醋搅拌成糊状,分装成盒)。

作用:防治化疗或阿片类药物引起的便秘。

用法:将穴位皮肤洗净,把中药膏 2g 摊在磁疗贴上,立即贴敷在穴位上,4~6 小时后揭去,每日 1 次或中病即止。

(3) 中药泡洗疗法

注意事项:有出血症状者,如咯血、便血、脑出血等,及活动性肺结核急性期禁用;有皮肤溃烂及过敏者慎用;水温 30~38℃为宜,不超过 45℃。

1) 周围神经病变

组方成分:甘草 15g,赤芍、牡丹皮各 30g,当归 20g,络石藤、老鹳草各 30g,金银花 20g,桂枝 15g,细辛 6g。

功能主治:祛邪解毒,通阳活血。防治化疗所致周围神经病变。

用法用量:将中药煎煮后,去渣,取汁 2 000ml,水温 37℃左右,倒入盆器中,患者将双手或双足放入浴盆内,药液必须漫过手腕或脚踝,浸泡 20~30min,每日 1 次。

2) 手足综合征

组方成分:赤芍 30g,牡丹皮 30g,茵陈 12g,防风 30g,蝉蜕 15g,白鲜皮 45g,红花 15g,延胡索 45g,苍耳子 45g,地肤子 45g。

功能主治:凉血活血,化瘀止痛。防治化疗相关手足综合征。

用法用量:中药煎煮取汁 200ml,加入温水 1 000ml,水温 37~40℃,浸泡 30min 左右,每日 1 次。

(4) 低位直肠癌术后吻合口炎

注意事项:肛门、直肠和结肠等手术后或大便失禁患者,不宜使用;药汤温度要适宜,以 40℃为宜。

组方成分:黄柏 60g,苦参 30g,紫花地丁 60g,蒲公英 60g,制乳香 30g,制没药 30g,五倍子 15g,莲房 30g,槐花 15g,地榆 15g,大黄 25g,蛇床子 15g,防风 15g。

功能主治:清热止痛。可用于低位直肠癌术后吻合口炎。

用法用量:煎取药液 2 000ml,每日 1 剂,每日 2 次,每次 1 000ml,水温 37℃,每次 30min,10 天为 1 个疗程。

问题四 本患者可能出现的并发症有哪些? 预后如何?

思路 本患者确诊直肠癌,拟行新辅助放化疗,可能出现消化道反应、口腔黏膜炎、骨髓抑制、周围神经病变、放射性肠炎等;可能出现肿瘤进展相关并发症:其他部位转移,如肝、肺、骨、盆腔转移等,继而出现癌痛、腹腔积液、恶病质、感染、病理性骨折、多脏器功能衰竭等。若多学科综合治疗有效,病情可控,否则预后不佳。

 知识点 5

结直肠癌患者日常调护

(1) 预防受凉及感冒:天气变化时,注意适当增减衣物,尽量避免受凉及感冒,如有发热恶寒、鼻塞流涕、头痛、咳嗽咳痰症状时,及时在医生指导下用药。

(2) 坚持良好的饮食习惯:饮食定时定量,少食多餐,多食新鲜蔬菜、水果,适量进食高蛋白食物,保证营养均衡。尽量避免腌制、烟熏火烤及霉变食物。

(3) 保持愉悦的情绪状态:放松心情,如有抑郁、焦虑情况或者睡眠不佳,可以选择医院相关科室就诊,行心理疏导,或者向家人、朋友倾诉,调适情绪,保持心情愉悦放松。

(4) 保证适当锻炼:坚持锻炼,如太极拳、八段锦或者缓慢步行等,适当参加健身活动,但需注意量力而行、循序渐进。

(5) 培养业余爱好及参与团体活动:培养业余爱好,如读书、绘画、书法、听音乐、唱歌等,如果有条件,可适当参加团体活动,转移对疾病的过多关注。

【临证要点】

1. 有结直肠腺瘤病史、结直肠癌家族史和炎性肠病者为高危人群,应每年参加结直肠癌筛查。

2. 认识结直肠癌的临床症状,如排便习惯与粪便性状改变、便血、腹痛、腹泻、便秘、贫血等,提高对结直肠癌的警惕性,对上述患者应及早行结肠钡剂灌肠(疑有肠梗阻的患者应谨慎选择)或结肠镜检查,以规避漏诊风险,争取早期诊断的机会。

3. 中医药治疗应贯穿结直肠癌治疗的全程:①围手术期,围放疗、化疗期:中医药治疗可以减轻手术、放疗、化疗的不良反应,改善患者临床症状,有助于患者机体的恢复,提高化疗、放疗的疗效;②治疗术后巩固期:中医药治疗有助于术后、治疗后机体平衡的恢复,降低肿瘤的复发转移率,改善患者症状,提高长期生存的生活质量;③结直肠癌晚期:对于无法耐受治疗的患者,中医药治疗可以缓慢控制肿瘤,减轻临床症状,提高生活质量,延长生存时间。

4. 对于出现肝区疼痛不适、黄疸、发热、腰背疼痛、咳嗽等非肠道症状、病程较长的患者,亦需要适当考虑肿瘤复发转移的可能,规避误诊的风险。

5. 结直肠癌治疗后推荐规律随访,前两年要每三个月复查一次,第三年至第五年要每半年复查一次,第五年以后每年复查一次,以便能及时发现是否有复发或转移,一旦发现异常应及时治疗;术后一年行肠镜检查,如有异常,一年内复查,如未见息肉,三年内复查,然后五年一次,随诊检查出现的大肠腺瘤均推荐切除。

【诊疗流程】

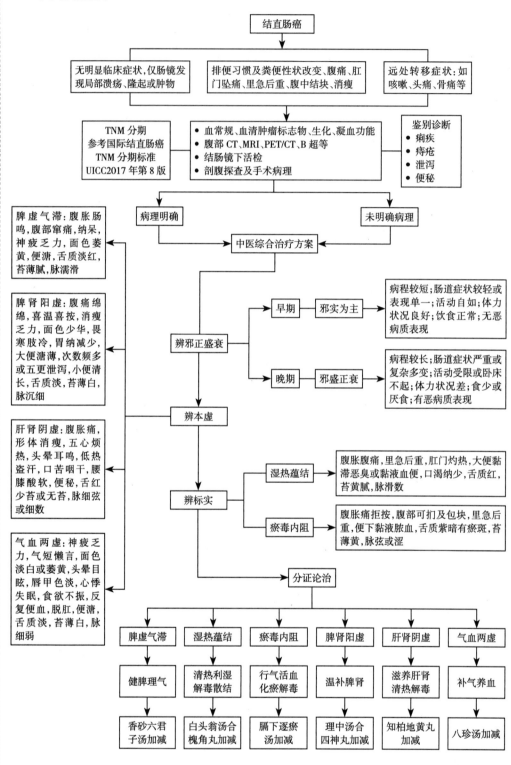

脾虚气滞:腹胀肠鸣,腹部窜痛,纳呆,神疲乏力,面色萎黄,便溏,舌质淡红,苔薄腻,脉濡滑

脾肾阳虚:腹痛绵绵,喜温喜按,消瘦乏力,面色少华,畏寒肢冷,胃纳减少,大便溏薄,次数频多或五更泄泻,小便清长,舌质淡,苔薄白,脉沉细

肝肾阴虚:腹胀痛,形体消瘦,五心烦热,头晕耳鸣,低热盗汗,口苦咽干,腰膝酸软,便秘,舌红少苔或无苔,脉细弦或细数

气血两虚:神疲乏力,气短懒言,面色淡白或萎黄,头晕目眩,唇甲色淡,心悸失眠,食欲不振,反复便血,脱肛,便溏,舌质淡,苔薄白,脉细弱

结直肠癌

无明显临床症状,仅肠镜发现局部溃疡、隆起或肿物 ｜ 排便习惯及粪便性状改变、腹痛、肛门坠痛、里急后重、腹中结块、消瘦 ｜ 远处转移症状:如咳嗽、头痛、骨痛等

TNM 分期 参考国际结直肠癌 TNM 分期标准 UICC2017 年第 8 版

• 血常规、血清肿瘤标志物、生化、凝血功能
• 腹部 CT、MRI、PET/CT、B 超等
• 结肠镜下活检
• 剖腹探查及手术病理

鉴别诊断
• 痢疾
• 痔疮
• 泄泻
• 便秘

病理明确 ｜ 未明确病理

中医综合治疗方案

辨邪正盛衰

早期 — 邪实为主 — 病程较短;肠道症状较轻或表现单一;活动自如;体力状况良好;饮食正常;无恶病质表现

晚期 — 邪盛正衰 — 病程较长;肠道症状严重或复杂多变;活动受限或卧床不起;体力状况差;食少或厌食;有恶病质表现

辨本虚

辨标实

湿热蕴结 — 腹胀腹痛,里急后重,肛门灼热,大便黏滞恶臭或黏液血便,口渴纳少,舌质红,苔黄腻,脉滑数

瘀毒内阻 — 腹胀痛拒按,腹部可扪及包块,里急后重,便下黏液脓血,舌质紫暗有瘀斑,苔薄黄,脉弦或涩

分证论治

脾虚气滞	湿热蕴结	瘀毒内阻	脾肾阳虚	肝肾阴虚	气血两虚
健脾理气	清热利湿解毒散结	行气活血化瘀解毒	温补脾肾	滋养肝肾清热解毒	补气养血
香砂六君子汤加减	白头翁汤合槐角丸加减	膈下逐瘀汤加减	理中汤合四神丸加减	知柏地黄丸加减	八珍汤加减

(柴可群)

复习思考题

1. 结直肠癌的病因病机有哪些,如何理解?

2. 如何理解结直肠癌的病理性质总体为全身属虚,局部属实的本虚标实之证?

3. 结直肠癌应与哪些疾病相鉴别?

4. 结直肠癌的辅助检查有哪些?

参考文献

1. 徐瑞华,姜文奇,管忠震.临床肿瘤内科学[M].北京:人民卫生出版社,2014.

2. 周岱翰.中医肿瘤学[M].北京:中国中医药出版社,2007.

3. 柴可群.中西医结合诊治消化系统肿瘤基础与临床[M].上海:上海科学技术出版社,2017.

4. 李进.中国临床肿瘤学会(CSCO)结直肠癌诊疗指南[M].北京:人民卫生出版社,2019.

5. 朱文锋.中医诊断学[M].北京:中国中医药出版社,2002.

6. 花宝金.中医临床诊疗指南释义[M].北京:中国中医药出版社,2015.

7. 林洪生.恶性肿瘤中医诊疗指南[M].北京:人民卫生出版社,2014.

8. 李洪成,李新平,李新晔.中医证候学[M].北京:中国医药科技出版社,2013.

9. 江灶坤,柴可群,陈嘉斌,等.柴可群三阶段辨治大肠癌经验[J].江西中医药大学学报,2015,27(3):20-24.

10. 单珍珠,周留勇,尤建良.中药保留灌肠结合相应护理治疗癌性血便80例[J].时珍国医国药,2006,17(11):2352-2353.

11. 左明焕,李泉旺,孙韬,等.中药灌肠治疗癌性肠梗阻76例临床观察[J].中华中医药杂志,2007,22(9):654-655.

12. 何新颖,孙云川,袁香坤,等.安肠方保留灌肠治疗急性放射性肠炎的临床疗效观察[J].中国中西医结合消化杂志,2015,23(1):31-33.

13. 任国华,安玉姬,庞敏,等.降逆止吐膏方贴脐+耳穴按压联合西药治疗顺铂所致延迟性呕吐随机均衡配对、自身交叉对照研究[J].实用中医内科学杂志,2014,28(8):150-153.

14. 杨中,王笑民,徐咏梅,等.中药穴位贴敷对美施康定所致便秘的疗效观察[J].北京中医药,2008,27(5):334-336.

15. 景晶,徐国暑,孙大兴.自拟肠神方预防奥沙利铂慢性周围神经毒性临床观察[J].浙江中西医结合杂志,2013,23(10):790-793.

16. 郑剑宵,吴万垠,任军,等.中草药浸泡治疗化疗相关性手足综合征的临床观察[J].国际医药卫生导报,2009,15(8):80-81.

17. 马云龙,张红英,李永清,等.清热止疡汤坐浴治疗低位直肠癌术后吻合口炎30例临床观察[J].江苏中医药杂志,2007,39(7):37.

第十五章

肾　癌

培训目标

1. 掌握肾癌的诊断标准和常用检查。
2. 掌握肾癌的辨证思路及分证论治。
3. 熟悉肾癌常用的中医综合治疗原则。
4. 了解肾癌患者随访。

　　肾细胞癌是起源于肾小管上皮的恶性肿瘤,占肾脏恶性肿瘤的 80%~90%。组织病理类型最常见的为透明细胞癌,其次为乳头状肾细胞癌及嫌色细胞癌,以及集合管癌等少见类型的肾细胞癌。肾癌发病率占泌尿系统肿瘤第三位,仅次于前列腺癌及膀胱癌。中医认为,本病多因素体不足,饮食失节,湿热内生;劳伤过度,情志失调,瘀血内停;湿热瘀毒,积于腰府,渐成肾积。病位在肾,与脾、肝等脏腑密切相关;病理因素主要为"湿热""瘀""毒"。病理性质为本虚标实,肾虚为本,湿热瘀毒为标。治疗以扶正祛邪,攻补兼施为关键。本病典型症状为腰痛、血尿、腹部包块。有些患者症状不典型,临床可出现不明原因发热、体重下降、贫血、食欲减退等,少数肾癌患者可出现内分泌紊乱症状,发现时即为晚期。肾癌可通过直接浸润、淋巴和血运三种途径转移,肺是常见的转移部位。

【典型案例】

　　患者武某,男,48 岁,工人。初诊时间:2012 年 11 月 26 日。

　　主诉:间断血尿 4 月。

　　现病史:患者 2012 年 7 月无明显诱因出现尿色改变,尿呈浓茶色,伴轻微腰痛,饮水休息后浓茶色尿消失,之后间断有浓茶色尿出现,未予重视。2012 年 11 月再次出现浓茶色尿,尿常规提示尿中大量红细胞,就诊于山西省某医院,行腹部彩超提示左肾异常回声;腹部 CT 提示左肾占位性病变,考虑左肾癌。患者发病以来,不伴发热,偶有尿痛、尿频、尿急。

　　既往史:腰椎间盘突出 10 年;否认高血压、冠心病、脑血管病、糖尿病等慢性疾病病史;否认肝炎、结核等传染病史;否认手术、外伤及输血史;否认过敏史;否认家族遗传病史;既往吸烟史20年,每日20支,已戒烟;饮酒史20余年,每日3~6两。

刻下:腰痛,腰困,尿呈浓茶色,尿频、尿急、尿灼热疼痛,口渴欲饮,大便不畅。

舌脉:舌质红,苔黄腻,脉数。

问题一　本患者目前的临床诊断及诊断依据是什么?

思路

1. 临床诊断　左肾占位。

2. 诊断依据

(1) 临床症状:腰痛,腰困,尿呈浓茶色,尿频、尿急、尿灼热疼痛,口渴欲饮,大便不畅。既往吸烟史20年,每日20支,已戒烟;饮酒史20余年,每日3~6两。

(2) 辅助检查:①2012年11月21日行腹部 + 门静脉彩超:左肾异常回声,肝胆胰脾及右肾未见异常;门静脉系统未见异常;②2012年11月24日行腹部CT:左肾占位性病变,考虑左肾癌;肝右叶小囊肿;胆囊高密度影,考虑胆囊结石。

知识点1

肾癌鉴别诊断

本病以血尿为临床特点,应注意与以下疾病进行鉴别。

1. 肾结核　肾结核引起的血尿多为终末血尿,且多伴有尿频、尿急、尿痛等膀胱刺激征,同时也可出现食欲减退、腰痛、乏力、盗汗、低热等全身症状,多数患者尿沉淀涂片抗酸染色可找到结核分枝杆菌。

2. 肾结石　肾结石可引起血尿,常伴疼痛出现,X线或CT检查可明确肾结石诊断。

3. 肾错构瘤　绝大多数患者早期无明显症状,通常仅有镜下血尿,当瘤体破裂出血后,可突发严重血尿或休克。依据症状体征,结合影像学检查可明确诊断。

问题二　为明确诊断还需要做哪些检查?

思路　还需要进一步检查以明确诊断,如肾脏穿刺明确病理,胸部CT、骨扫描等排除其他部位转移,评估病情,确定治疗方案。

知识点2

肾癌常进行的辅助检查

(1) 实验室检查

肾癌实验室常规检查主要包括尿常规、血常规、红细胞沉降率、血糖、血钙、肝肾功能等项目。如需进行有创检查或手术治疗,则应进行凝血功能检测。对邻近或累及肾盂的肾肿瘤患者还需做尿细胞学检查。对孤立肾的肾肿瘤、双肾肿瘤、肾功能指标异常和存在使肾功能受损的疾病,患者需行核素肾图检查。

(2) 影像学检查

为明确腰痛、腰部肿块、尿血的原因,通常进行腹部超声检查、腹部 CT 及 MRI 等。检查有助于了解病变部位、大小和局部浸润情况,并有助于疾病的诊断和分期。胸部 CT、脑 MRI、骨扫描或全身 PET/CT 等检查可进一步明确有无远处转移。肾动态显像能准确评价肾癌患者术前双肾和分肾功能,有助于指导手术方案的决策。

影像学检查可用于原发肿瘤病灶的发现、定位、定性及分期,术中辅助定位,术后及非手术治疗过程的随诊。肾癌患者应常规行胸部正侧位 X 线片,对胸部 X 线片有可疑结节或临床分期≥Ⅲ期的患者,需做胸部 CT。腹部超声检查是发现肾肿瘤最简便和常用的方法,有助于鉴别良、恶性肾肿瘤,适用于肾衰竭或碘过敏,而不适宜行增强 CT 扫描的肾肿瘤患者及复杂肾囊肿的鉴别。腹部 CT 检查是肾癌术前诊断及术后随访的最常用检查方法,包括平扫和增强扫描。MRI 可用于对 CT 对比剂过敏、孕妇或其他不适宜进行 CT 检查的患者,其敏感度和特异度等于或略高于 CT。PET-CT 可用于肾癌患者明确有无远处转移病灶,或需对全身治疗进行疗效评价的患者。核素骨显像用于探查是否有骨转移以及转移灶的治疗随访。

(3) 病理学检查

经皮肾脏穿刺病理检查是诊断肾癌的主要方法,对肾脏穿刺获取病理困难的,可以考虑转移灶取病理。经皮肾穿刺活检不适用于危重患者,对于拟手术患者,由于腹部增强影像诊断准确率很高,可不推荐穿刺活检,直接手术,术后标本获取病理。

不宜手术治疗的(年迈体弱或有手术禁忌)肾癌患者,或不能手术治疗的晚期肾癌患者,全身系统治疗前行肾肿瘤穿刺活检明确病理诊断(包括病理类型),有助于选择治疗用药,同时,选择消融治疗的肾癌患者,应行穿刺活检获取病理诊断。但穿刺风险及潜在扩散风险,也不可忽视。

肾癌诊断手段主要包括:病理和影像学诊断,用于其定性诊断和分期诊断。定性诊断包括术后标本,或穿刺活检的组织病理学。

病史补充

2012 年 11 月 30 日　患者于山西某医院行左肾癌根治术。术后病理回示:左肾透明细胞癌 7cm×6.5cm,核分级Ⅱ~Ⅲ级;与肾周筋膜有粘连,同侧输尿管断端未见癌;同侧肾上腺未见受侵;术后未行特殊治疗。

2014 年 6 月 11 日　复查胸部 CT,发现双肺结节,行全身 PET-CT 提示:双肺内转移,双肺门、纵隔多发肿大淋巴结,左肺门处结节,最大直径约 2.1cm,转移可能性大。仍未予特殊治疗。

2014 年 10 月 23 日　复查胸部 CT:双肺内多发结节,左肺门处结节,直径约

2.4cm,纵隔内血管间隙可见一较大淋巴结,最大直径约 1.2cm,考虑转移瘤。

2014 年 11 月 14 日行纵隔淋巴结穿刺:结合病史及免疫组化结果,符合转移性肾细胞癌。

问题三 该患者的确定性诊断是什么?

思路 该患者诊断为左肾透明细胞癌,伴双肺转移,纵隔淋巴结转移。

补充病史

2014 年 12 月 1 日,患者开始口服靶向药物治疗:索拉非尼(Sorafenib)400mg,每日两次,口服。

问题四 患者目前应采取哪些治疗方案?

思路

1. 西医诊断 左肾透明细胞癌,伴双肺转移,纵隔淋巴结转移;分期 c-$T_{3a}N_0M_1$。

2. 西医治疗原则 晚期,无手术指征,结合 PS 评分,参考《NCCN 临床实践指南:肾癌》,对晚期转移性肾癌应采用以内科为主的综合治疗方式。靶向治疗和(或)免疫治疗是转移性或不可切除性透明型肾癌的一线治疗方案。

3. 中医诊断 肾癌病,证属湿热蕴毒。

4. 辨证分析 中年男性,长期大量吸烟饮酒史。饮食不节,损伤脾胃,湿热内生。日久化毒,积于腰府,渐成肾积。确诊时有形积块已成,邪实较盛。临床表现为腰痛,腰困,尿呈浓茶色,尿频、尿急、尿灼热疼痛,口渴欲饮,大便不畅。舌质红、苔黄腻、脉数均为湿热蕴毒之象。

本病病位在肾,与肝、脾相关,属湿热蕴毒证。“腰为肾之府”,邪毒积聚于腰可见腰痛、腰困;瘀毒内结,湿热损伤脉络而见尿血、尿呈浓茶色;湿热灼伤津液可见口渴。湿热客于下焦,膀胱气化不利,则见尿频、尿急、尿灼热疼痛。

5. 治法方药

清热利湿,解毒散结。

滑石 20g	车前子 15g	萹蓄 10g	瞿麦 10g
大黄 6g	栀子 10g	甘草梢 6g	龙葵 30g
生薏苡仁 30g	土茯苓 30g	白花蛇舌草 30g	

方中滑石清热渗湿,利水通淋。萹蓄、瞿麦、车前子三者均为清热利水通淋之品。大黄泻热通便。栀子清泄三焦,通利水道。生薏苡仁、土茯苓清热利湿。龙葵解毒散结。白花蛇舌草清热解毒,抗肿瘤。甘草梢和药缓急,调和诸药。

穴位贴敷:双侧肾俞、足三里、涌泉,关元、气海等。

艾灸:关元、神阙等穴。

 知识点 3

肾癌中医的辨证思路

(1) 辨邪正盛衰

疾病初始阶段,邪气亢盛明显,以湿热、瘀、毒为主,应以清热利湿、化瘀解毒等祛邪治法为要务,如有虚象可酌加扶正之品。进一步发展则湿热瘀毒结聚于肾,邪气日盛,正气益虚,则祛邪同时需兼顾扶正。中晚期患者肾脏功能失调,常累及肝脾,脏腑气血阴阳虚衰,故而正虚不足以抗邪,瘤毒走窜,故宜扶正为主,兼以祛邪。

(2)辨本虚

肾癌患者本虚多责之于肾,涉及肝、脾,表现为脾肾两虚、肝肾阴虚及气血两虚之象,临床较容易鉴别。患者出现头晕耳鸣,腰膝酸软,口燥咽干,五心烦热,神疲乏力,形体消瘦,舌红,苔薄或少苔或无苔,脉沉细无力,均为肝肾阴虚之象。疾病日久,纳差,呕恶,消瘦,气短乏力,便溏,畏寒肢冷均为脾肾两虚之象。气血两虚多见于肾癌晚期,由于长期失血,故面色苍白,心悸,舌淡苔白;血损及气,气虚则神疲乏力,病久气血不荣,故腰腹肿块增大,疼痛加剧,形体消瘦,脉沉细或虚大无力,为气血两虚之象。

(3)辨标实

本病患者邪毒肿块积聚于肾,局部为实,多为湿热瘀毒互结而成,临床中清热除湿及活血化瘀、解毒散结应各有侧重。尿鲜红,小便黄赤、灼热疼痛及发热,口渴,舌暗红,苔黄腻,脉滑数或弦均为湿热蕴毒之象;腰部可扪及明显肿块,或刺痛或钝痛,痛有定处,面色晦暗,舌质紫暗或有瘀点、瘀斑,苔薄白,脉弦或涩或沉细无力均为瘀血内阻之象。

知识点4

肾癌的中医分型论治

证型	主症特点	舌脉	治法	方药
湿热蕴毒	腰痛,腰腹坠胀不适,血尿鲜红,或尿急、尿频、尿灼热疼痛,或伴发热,口渴	舌质红,苔黄腻,脉滑数或濡数	清热利湿解毒散结	八正散加减
瘀血内阻	腰部或腹部可触及肿块,伴疼痛,痛处固定,尿血,或尿中夹有血丝、血块,或伴尿痛,面色晦暗,发热	舌质紫暗或有瘀点、瘀斑,苔薄,脉细涩	活血化瘀软坚散结	桃红四物汤加减
脾肾两虚	腰痛,腰腹部肿块,尿血,伴腹胀,纳呆,便溏,下肢水肿,气短乏力,畏寒肢冷	舌质淡,苔薄白,脉沉细	健脾益肾消肿散结	大补元煎加减
肝肾阴虚	腰痛,腰腹部肿块,血尿,伴腰膝酸软,头晕耳鸣,咽干口燥,口渴欲饮,五心烦热,潮热盗汗,消瘦乏力	舌红,少苔或无苔,脉沉细无力	滋补肝肾清热解毒	知柏地黄丸加减
气血两虚	腰腹肿块日渐增大,疼痛加剧,反复尿血,伴头晕目眩,少气懒言,面色苍白,纳呆乏力	舌质淡,苔薄白,脉细弱	补气养血散结止痛	八珍汤加减

知识点 5

肾癌靶向药物常见不良反应及处理

(1) 高血压

血压升高是索拉非尼治疗过程中最常见的不良反应之一,发生率为12%~75%,一般在治疗开始后 3~4 周时出现,治疗期间血压升高的患者停药后血压会下降,一般不需处理,但对血压升高明显(患者血压≥160/100mmHg)和(或)出现相应症状的患者需要进行降压治疗。降压治疗最好选用血管紧张素转换酶抑制剂,如果部分对血管紧张素转换酶抑制剂过敏或不能耐受的患者可应用血管紧张素Ⅱ受体阻滞剂治疗,对应用降压药物后仍严重或持续的高血压或出现高血压危象的患者需请心内科医师指导治疗并考虑永久停用索拉非尼治疗。中医辨证属肝阳上亢者,可用镇肝熄风汤或天麻钩藤饮加减治疗。

(2) 皮肤不良反应

索拉非尼引起的皮肤不良反应比较常见,常见的皮肤反应包括瘙痒、手足综合征、皮肤干燥、多形红斑、剥脱性皮炎、痤疮、毛囊炎、皮疹、湿疹、荨麻疹、脱屑以及皮肤脱色或毛发褪色、脱发。治疗原则详见本书第二十八章第三节皮肤毒性。

(3) 黏膜炎 / 口腔炎

主要症状为:口干、舌痛、口腔溃疡等。

1) 中药口服汤剂治疗

治则:清热解毒、养阴止痛。

方药:麦冬 30g,天冬 30g,生地黄 10g,熟地黄 10g,石斛 10g,金银花 30g,马勃 10g,木蝴蝶 10g。

2) 中药漱口

金银花、野菊花、冰片、马勃、木蝴蝶等。

水煎 150ml,含漱,每次 10~15ml,每日 5~6 次。

(4) 甲下线状出血

部分患者指端可出现无痛性甲下线状出血,较少出现在足趾,无需特殊处理。

(5) 心脑血管意外、血栓性疾病

抑制血管生成是索拉非尼的主要作用,因此有可能引起心脑血管意外、血栓性疾病等。发生此类不良反应时应暂时或长期中止索拉非尼的治疗。

(6) 胃肠道反应

部分患者可出现:腹泻、恶心、呕吐、消化不良、食欲减退、便秘、胃食管反流、胰腺炎等一系列胃肠道不良反应。治疗原则详见本书第二十八章第一节消化道反应。

(7) 肝胆系统异常

索拉菲尼能加重对肝肾功能的损害,引起转氨酶短暂性增高、脂酶增加、淀粉酶增加、胆红素增加等,因此,肝功能较差的患者,尚无安全用药经验,需谨慎对待。

(8) 全身反应

患者可能出现如疲劳乏力、虚弱、疼痛(包括头痛、腹痛、口痛、骨痛、关节和肌肉疼痛),体重减轻、发热、声音嘶哑等流感样症状。

1) 中药口服汤剂治疗

以疲劳乏力、虚弱为主症。治则:补中益气。方药:补中益气汤加减。

以四肢关节疼痛为主症。治则:益气养血,和营止痛。方药:黄芪桂枝五物汤加减。

2) 穴位贴敷

取穴双脾俞、双肾俞等。

问题五　该患者后续如何随访?

思路　常规随访内容包括:①病史询问。②体格检查。③实验室检查,包括尿常规、血常规、尿素氮、肌酐、肾小球滤过率、乳酸脱氢酶、肝功能、碱性磷酸酶和血清钙。如果有碱性磷酸酶异常升高或(和)有骨转移症状如骨痛,需要进行骨扫描检查。④胸部平扫 CT 扫描。⑤肾肿瘤伴有急性神经系统迹象或症状的患者须即刻进行头部神经系统横断面 CT 或 MRI 扫描或基于相应节段症状的脊髓扫描。

 知识点 6

肾癌患者的随访

(1) 术后随访

对接受手术治疗的 pT_1N_0/N_xM_0 期肾癌患者应在术后 3~12 个月内做腹部 CT 或 MRI 检查作为基线片,以后每年进行 1 次。连续 3 年进行腹部影像学超声、CT 或 MRI 检查,每年 1 次。连续 3 年行胸部 CT,以确定是否有肺转移。对接受手术治疗的 $pT_{2~4}N_0/N_xM_0$ 肾癌患者影像学检查时限改为每 6 个月 1 次,至少持续 3 年,此后,每年 1 次。

(2) 局部治疗患者的随访

对接受冷冻和射频等局部治疗的 $pT_{1a}N_0/N_xM_0$ 期肾癌患者,应在术后 3~6 个月内做腹部 CT 或 MRI 检查作为基线片,以后每年进行 1 次(包括腹部和胸部影像学检查);如果随访中发现原肾脏病灶增大、出现新的强化或出现新病灶,则需要对病灶进行穿刺活检。

(3) 晚期患者的随访

对接受全身系统治疗的复发(转移)性Ⅳ期肾癌患者,应尽可能在系统治疗前对全身所有可评价病灶(病灶最大径超过 1cm)进行 CT 或 MRI 的影像学检查,作为基线片,以后应根据病情和治疗方案需要,每 6~16 周进行相同的影像学检查,比较病灶大小、数量的变化,以评价系统治疗的疗效。

问题六　本患者可能出现的并发症有哪些? 预后如何?

思路　本患者确诊晚期肾癌,肺转移。可能出现咳嗽、咳痰、胸腔积液等并发症。

若多学科综合治疗有效,病情可望控制,带瘤生存,否则预后不佳。

 知识点 7

肾癌患者日常调护

(1) 控制体重:肥胖是肾癌发病的常见因素,控制体重,积极锻炼身体,保持正常体重是预防肾癌的重要因素。

(2) 预防高血压:监测血压,发现血压升高要及早治疗,积极治疗肾脏慢性病。

(3) 体育锻炼:太极拳、八段锦、五禽戏等。

(4) 精神调护:帮助患者克服紧张、沮丧、焦虑甚至恐惧情绪,使其保持乐观向上的态度,树立战胜疾病的信心,提高肾癌患者的生存质量。

(5) 生活调护:日常起居有规律,房劳生活要节制,辛辣腌制忌多食。手术期间机体免疫功能低下,应注意休息,早日恢复。饮食以清淡、易消化的食物为主,但要注意增加营养的摄入,也可选择一些具有提高免疫、抗癌作用的食物进行食补。康复期患者可进行适当的锻炼,以增强体质。

【临证要点】

1. 肾癌早期以腰痛、血尿、腹部包块为典型症状。对于无症状,仅有影像学表现的肾癌患者,应进一步穿刺明确病理,以鉴别诊断,早期治疗。

2. 对于局限性和局部进展性肾癌患者而言,外科手术仍然是首选治疗方式。晚期肾癌患者,应以内科治疗为主,根据患者自身情况,可考虑同时采取减瘤性质的肾切除术。中西医结合治疗,在减轻患者症状,延长生存期方面,疗效显著。

3. 本病属于本虚标实,中医治则早期以祛邪为主,中期祛邪扶正并重,晚期扶正为主。靶向治疗患者多出现贫血征象,临床注重补益气血。

4. 肾癌患者应定期随访血常规、尿常规、肾功能、腹部影像学检查,掌握患者病情动态变化。

5. 预防并发症的出现。肾癌晚期易出现肺转移、骨转移,应嘱咐患者定期复查,及早发现,及时治疗。

【诊疗流程】

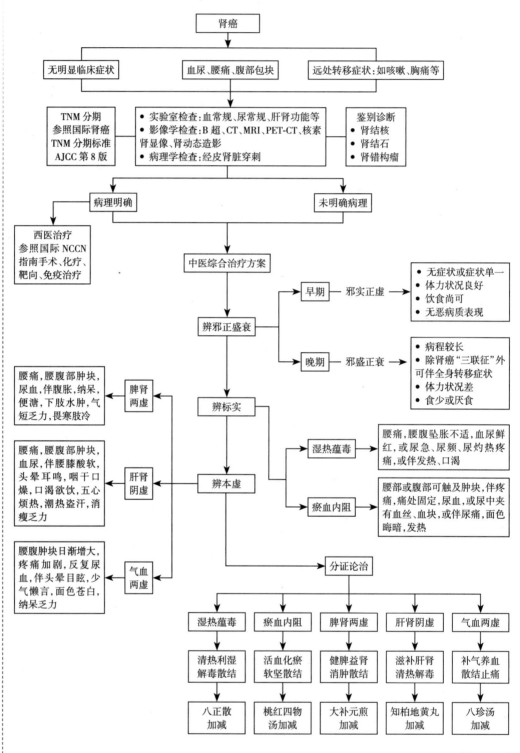

（刘丽坤）

? 复习思考题

1. 何为肾癌的病因病机?

2. 肾癌的病理性质及治疗原则是什么?

3. 肾癌的典型症状是什么? 最常见的转移部位是哪里? 应与哪些疾病相鉴别?

4. 肾癌的诊断依据是什么?

5. 肾癌的辅助检查有哪些?

参考文献

1. 周岱翰 . 中医肿瘤学[M].北京:中国中医药出版社,2011.

2. 中华中医药学会 . 肿瘤中医诊疗指南[M].北京:中国中医药出版社,2008.

第十六章

膀 胱 癌

 培训目标

1. 掌握膀胱癌的诊断标准和常用检查。
2. 掌握膀胱癌辨证思路及分证论治。
3. 熟悉常用中医综合治疗原则。
4. 了解中医药治疗优势和特色。

膀胱癌是指原发于膀胱上皮细胞的恶性肿瘤,为泌尿系统中最常见的恶性肿瘤。按组织类型将膀胱癌分为上皮性癌和非上皮性肿瘤。上皮癌占膀胱肿瘤 95% 以上,以尿路上皮癌为主,占 90% 左右;其次为鳞癌和腺癌,分别占 3%~7% 和 2% 左右。其他少见的类型还有转移性癌、小细胞癌和癌肉瘤。中医认为,本病的病因病机主要为素体亏虚,外感邪毒;或饮食伤脾,酿湿化热;或情志不遂,气郁化火;或阴虚日久,虚火内生;或脾肾两虚,瘀毒内结。病位在膀胱,与脾、肾和三焦密切相关。病理性质为本虚标实,全身属虚,局部属实。虚证多因脾肾亏虚,气化失常,湿浊不化,湿聚成毒化瘀。脾肾气虚也会引起摄血不利而引起尿血。实证多因湿热下注,酿湿成毒,日久阻滞血脉运行而成瘀,终致瘀毒互结膀胱而发病。或因气郁化火,郁结成毒,湿毒化热成瘀,下注膀胱。病理因素主要为"湿""毒""瘀"。主要治疗原则为扶正祛邪,补虚泻实,要重视膀胱气化功能恢复,兼顾健脾补肾。患者多以血尿或不同程度的尿潴留为主诉。本病可浸润出膀胱壁直接侵及邻近组织。淋巴转移是最早、最常见的转移途径。晚期患者通过血行转移至远处器官。种植转移常发生在术中,是术后发生切口和尿道残端复发的原因之一。

【典型案例】

患者王某,男,63 岁,退休。初诊日期:2018 年 12 月 15 日。

主诉:膀胱癌灌注治疗后 2 年余,肉眼血尿 1 个月。

现病史:患者 2014 年 12 月初因无痛性血尿半年余就诊于长沙市某医院,行泌尿系 CT 示:膀胱占位性病变。12 月 13 日行经尿道膀胱肿瘤电切术。术后病理诊断为:膀胱左侧壁低级别浸润性尿路上皮癌,侵及固有膜。术后给予卡介苗膀胱内灌注治疗2年。此后定期复查,近一个月再次出现间歇性无痛性肉眼血尿,遂于2018年12月15日再次就诊于长沙市某医院。12月17日行膀胱镜检查示:膀胱占位性病变。病理诊断为:镜下见高级别浸润性尿路上皮癌,侵及肌层。12月18日行上腹部增强MR示:①肝内多发异常信号灶,结合病史,考虑转移瘤。②肝胃间隙、胰腺后上方及腹膜后多发增大淋巴结,考虑转移。

　　既往史:否认高血压、冠心病等其他内科疾病史。否认肺结核、肝炎等传染性疾病史,否认手术外伤史,否认输血史,否认中毒史,否认疫水、疫区接触史,否认药物食物过敏史,否认家族遗传病史,否认烟酒等不良嗜好。

　　刻下:间歇性无痛性肉眼血尿,尿频,尿急,尿痛,口干口苦,尿道灼热,偶有小腹不适,纳差,全身乏力,心烦,夜寐欠安,大便干结,小便黄。

　　舌脉:舌质红,苔黄腻,脉滑数。

问题一　本患者目前的临床诊断及诊断依据是什么?

思路

1. 临床诊断　膀胱癌,尿路上皮癌,肝转移,腹膜后淋巴结转移。

2. 诊断依据

(1) 临床症状:间歇性无痛性肉眼血尿,尿频,尿急,尿痛,口干口苦,尿道灼热,偶有小腹不适,纳差,心烦,夜寐欠安。大便干结,小便黄。

(2) 辅助检查:①2014年12月初行泌尿系CT示:膀胱占位性病变。②2014年2月13日行经尿道膀胱肿瘤切除术,术后病理检查结果为:膀胱左侧壁低级别浸润性尿路上皮癌,侵及固有膜。③2018年12月17日膀胱镜检查示:膀胱占位性病变。病理检查结果为:镜下见高级别浸润性尿路上皮癌,侵及肌层。④2018年12月18日长沙市某医院上腹部增强MR示:①肝内多发异常信号灶,结合病史,考虑转移瘤。②肝胃间隙、胰腺后上方及腹膜后多发增大淋巴结,考虑转移。

问题二　还需要进一步完善哪些检查?

思路　为完善临床分期,还需要进一步完善相关检查,如头颅CT或MRI,肺部CT检查、骨扫描或PET/CT等检查。以上检查可以明确目前有无膀胱外其他脏器或骨转移。

 知识点 1

膀胱癌常用辅助检查

(1) 影像学检查

1) B超检查:B超能较好地提示膀胱肿瘤大小、数目、部位和浸润情况,帮助判断膀胱癌的分期,了解局部淋巴结有无转移,是否侵犯相邻器官。但不易发现直径<0.5cm且位于膀胱前壁的肿瘤。

2) 尿路平片和静脉肾盂造影:对早期膀胱肿瘤诊断的阳性率不高,但可以发现和排除上尿路异常情况,除外肾盂、输尿管原发肿瘤,并鉴别来源于肾脏、输尿管的肿瘤转移至膀胱,同时了解双侧肾脏的功能。

3) CT检查:对膀胱肿瘤的诊断有一定价值,常用作膀胱癌的临床分期,有助于判断肿瘤浸润深度、邻近脏器侵犯范围和淋巴结的转移,也可用作鉴别阴性结石、乳头状瘤和血块。

4) MRI检查:MRI可三维成像,对软组织显示优于CT,能够更准确地判断膀胱肿瘤的大小和浸润深度,分期作用优于CT和B超,准确率可达85%。当肾功能不全导致静脉肾盂造影肾脏不显影时,还可采用MRI水成像使无功能肾的集合系统清晰显像,有助于发现上尿路肿瘤。

5) 膀胱镜检查:所有怀疑为膀胱肿瘤的患者均应接受膀胱镜检查,以确定有无肿瘤存在。膀胱镜检查可以了解膀胱内肿瘤数目、大小、位置、形态和基底情况,并对肿瘤、邻近黏膜和其他怀疑部位进行活检。

(2) 实验室检查

1) 尿脱落细胞学检查:尿脱落细胞学检查对泌尿系统上皮肿瘤的诊断有重要意义,取材方便,无痛苦,患者易于接受,是较好的诊断方法,但也存在一定局限性,如分化较好的肿瘤细胞和正常细胞相近,细胞间粘连紧密不易脱落,所以对低级别的膀胱癌敏感性差。

2) 膀胱肿瘤标志物检查:理想的肿瘤分子标记检测应该敏感度高、特异度高、快速简便而且费用低廉。膀胱肿瘤抗原(BTA)检测是将尿标本与含人IgG包裹的乳胶颗粒相混合,再通过特定试纸观察有无凝集现象,定性测定尿中的基膜蛋白抗原。在临床上有比较广泛的运用,对于低级别膀胱癌诊断的敏感度较尿脱落细胞学检查更好,且随着肿瘤分期、分级的提高,敏感度和特异度也随之提高。但当合并有泌尿系良性疾病,如炎症、结石、尿路损伤或泌尿生殖系其他恶性肿瘤时可有假阳性存在。

(3) 病理学检查

经膀胱镜肿瘤组织活检是目前获取膀胱癌组织的有效手段,也是目前诊断膀胱癌的最可靠方法。膀胱镜活检时需要注意尽可能在肿瘤深部进行,对判断肿瘤分期和制订治疗计划有指导意义。

病史补充

生活质量——PS评分1分。

2018年12月16日　骨扫描:未见明显异常。

2018年12月19日　颅脑MRI示:颅脑未见明显异常。

问题三　患者目前治疗方案如何?

思路

1. 西医诊断　膀胱癌,尿路上皮癌,肝转移,腹膜后淋巴结转移。C-TxN$_2$M$_{1b}$,Ⅳ期。

2. 西医治疗原则　无手术指征,结合PS评分,参考《NCCN临床实践指南:膀胱癌》,考虑以内科药物治疗为主。

3. 中医诊断　膀胱癌病,证属湿热下注,脾胃虚弱。

4. 辨证分析　患者诊断明确,老年男性,脾胃功能虚弱,日久脾虚生湿,湿蕴化热而成湿热,湿热下注膀胱而成积聚,流注于肝,邪实较盛。临床表现为间歇性无痛性肉眼血尿,尿频,尿急,尿痛,口干口苦,尿道灼热,以及偶有小腹不适,小便黄,舌质红,苔黄腻,脉滑数,均为湿热下注之征象。综上所述,属邪盛正虚,本虚标实之证。

脾胃虚弱,故可见纳差,全身乏力,脾胃虚弱,运化失常,湿邪内生,日久化热而成湿热,湿热下注膀胱故表现为血尿,尿频,尿急,尿痛,尿道灼热,偶有小腹不适;舌质红,苔黄腻,脉滑数可为佐证。综上所述,正虚属"脾胃虚弱",标实证为"湿热下注",且湿热毒邪流窜侵蚀入肝。

5. 治法方药
健脾和胃、清热利湿、凉血解毒。

党参 15g	白术 12g	茯苓 15g	炙甘草 6g
通草 10g	车前草 12g	萹蓄 12g	小蓟 10g
重楼 10g	白花蛇舌草 15g	半枝莲 15g	薏苡仁 30g
生大黄 6g	白茅根 15g	土茯苓 15g	炒山楂 10g

方中生党参、白术、茯苓健脾益气;通草、车前草、萹蓄清热利湿;生大黄泻火解毒,通便;小蓟、白茅根凉血止血;白花蛇舌草、半枝莲、重楼清热解毒散结,现代药理研究证实有抗肿瘤作用;薏苡仁、土茯苓健脾化湿,现代药理研究证实有抗膀胱肿瘤作用;炙甘草调和诸药;炒山楂消食和胃。

中成药:西黄丸,每次 3g,每日 2 次。

艾灸:膀胱俞、阴陵泉、三阴交等穴。

耳穴:膀胱、尿道、三焦等。

知识点 2

膀胱癌的中医辨证思路

(1) 辨轻重缓急

首先应辨病情的轻重缓急,血尿伴尿频、尿急、尿痛、排尿不畅,甚至排尿不出为急;血尿伴有消瘦、乏力、面无血色、纳差为重;单纯无痛性血尿为轻、为缓。

(2) 辨虚实

根据患者的临床症状、体征等情况,首先辨别虚实。

虚证当辨气虚、阴虚、阳虚、血虚,或者是气阴两虚、气血不足、阴阳两虚等。同时,还需要辨明所属脏腑,是属脾虚还是肾虚或者脾肾两虚。脾肾两虚常见:尿血、血色淡红、排尿无力,无尿痛,腰膝酸软,全身乏力,消瘦,或伴纳差、恶心、厌食油腻,大便不成形,或畏寒肢冷,舌淡,苔白,舌体大,边有齿痕,脉沉细无力。阴虚日久而见火旺则见:小便短赤或持续性无痛血尿,色鲜红,头晕耳鸣,腰骶酸痛,五心烦热,疲乏消瘦,口干欲饮,大便干结,消瘦疲乏,舌质红,少苔或无苔,脉细数。

实证当有"湿热""瘀血""毒邪"之分。"湿热"当见尿血、尿频、尿急、尿痛,或见口干,心烦,夜寐欠安,纳差,或小腹胀痛。舌质红,舌苔黄腻,根部尤甚,脉滑数或弦数。"瘀血"当见血尿,尿中有血块,血色暗红,小腹疼痛,部位固定,或有刺痛,舌质暗,有瘀点、瘀斑,脉沉涩。"毒邪"当见血尿,血色暗红,尿液气味臭秽,带有腐肉,排尿不畅或尿闭不出,大便干结,口干苦涩,纳差,舌质红,少津,苔黄腻,脉滑数或弦数。本病常虚实夹杂,本虚标实,少有单独的虚证或实证。

(3) 结合辅助检查

对有无痛性血尿的患者,要提高警惕,需做肾、输尿管、膀胱B超检查或泌尿系统CT检查。彩超检查或泌尿系统CT检查发现膀胱有占位性病变后应行膀胱镜检查,同时对占位性病变活检以明确病理诊断。诊断为恶性肿瘤后还需完善腹股沟B超检查、胸部CT、头颅磁共振或CT、腹部及盆腔磁共振或CT、骨扫描或全身PET-CT检查,有助于早诊断、早治疗,发现有无远处转移以及发现膀胱肿瘤有无侵犯周围组织。完善以上相关检查对中西医结合治疗方案的制定有很大的意义。在膀胱癌的治疗过程中还应定期复查膀胱镜、B超、CT等有助于评定治疗效果、了解局部和全身转移的情况。

知识点3

膀胱癌的中医分证论治

证型	主症特点	舌脉	治法	方药
湿热下注	血尿,尿频,尿急,尿痛,口苦,尿道灼热,小腹不适,纳差,口渴心烦,夜寐欠安	舌质红,苔黄腻,舌根部尤甚,脉滑数或弦数	清热利湿凉血止血	八正散加减
毒瘀互结	血尿,尿中可见血块,或尿液臭秽,带有腐肉,排尿不畅或排尿不通,小腹坠胀疼痛,纳差,大便结	舌质暗,有瘀点、瘀斑,脉沉细涩	解毒散结活血通淋	龙蛇羊泉汤加减
脾肾两虚	血尿,血色淡红,排尿无力,尿频,腰膝酸软,倦怠乏力,头晕耳鸣,畏寒肢冷,口淡,纳差,大便溏	舌质淡,苔白,舌体胖大,边有齿痕,脉沉细无力	健脾补肾益气摄血	金匮肾气丸加减
阴虚火旺	小便短赤或持续性无痛血尿,色鲜红,头晕耳鸣,腰骶酸痛,五心烦热,疲乏消瘦,口干欲饮,大便干结	舌质红,少苔或无苔,脉细数	滋阴降火化瘀解毒	知柏地黄丸加减

知识点4

膀胱癌中医外治法

(1) 艾条灸

取膀胱俞、阴陵泉、关元、三焦俞、行间等穴位。按艾条灸法常规施穴,每次灸疗 10~15min。有健脾补肾,行气利水的作用。

(2) 穴位敷贴

清热利湿:取阴陵泉、中极、次髎、三阴交等穴位。

温阳化气:取太溪、肾俞、气海、关元等穴位。

健脾益肾:取关元、气海、肾俞、足三里等穴位。

问题四 本患者可能出现的并发症有哪些? 预后如何?

思路 本患者确诊膀胱癌,肝转移,腹膜后淋巴结转移。可能出现肾积水、肾衰竭、无尿、膀胱直肠瘘、尿道出血等并发症。若多学科综合治疗有效,病情有可能得到控制,带瘤生存。

 知识点 5

膀胱癌患者日常调护

(1) 禁止吸烟,对密切接触致癌物质者加强劳动保护,可能会防止或减少膀胱肿瘤的发生。

(2) 积极治疗慢性尿路感染及尿路结石。

(3) 对于行膀胱灌注化学治疗者,膀胱灌注前要排空尿液,以防稀释化学治疗药。灌注后嘱患者多饮水、勤排尿,将残留在膀胱内的化学药物排尽。

(4) 腹壁造瘘者避免穿紧身衣裤,注意个人清洁,采用淋浴方式,注意保护好造瘘口。禁用消毒剂或强碱性肥皂清洗造口周围,以免损伤皮肤。

(5) 可参加一些较轻的体育锻炼,如散步、打太极拳、八段锦等,避免剧烈运动。

(6) 精神、生活调护:保持乐观,树立信心,提高膀胱癌患者的生存质量。生活起居有规律,少喝咖啡、少摄入糖精、多喝水、多排尿、勿憋尿。饮食以清淡、易消化的食物为主,但要保证充足的营养摄入,多吃蔬菜水果。

【临证要点】

1. 现代医学治疗根据膀胱局部肌层受浸润情况来确定治则。非肌层浸润性膀胱尿路上皮癌的标准治疗手段为经尿道膀胱肿瘤电切术。术后根据复发危险程度来决定是否需要行膀胱内灌注治疗。肌层浸润性膀胱癌需要以外科手术为主的综合治疗。

2. 中医治疗可以全程参与膀胱癌的治疗。手术后,注重益气养血,康复为主;与放化疗结合,注重减毒增效;综合治疗后的维持治疗以扶正抗肿瘤为主;对于晚期膀胱癌中医药治疗能发挥减轻症状、延长生存期的作用。

3. 定期复查膀胱镜、尿常规、泌尿系统影像学检查、胸部影像学检查、骨扫描等检查,以了解病情变化。

4. 预防并发症及危急重症的出现。膀胱肿瘤未得到控制有可能引发膀胱大出血,输尿管受阻严重有可能诱发排尿不畅甚至无尿、肾积水、肾衰竭;膀胱肿瘤继续生长有可能诱发膀胱直肠瘘。对于这些可能出现的危急重症应尽早干预,嘱患者及家属密切观察病情变化。

【诊疗流程】

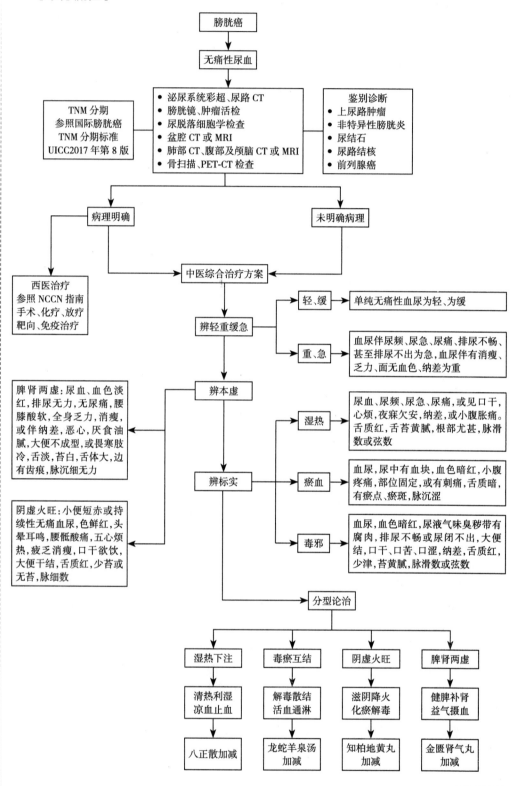

膀胱癌

无痛性尿血

- 泌尿系统彩超、尿路 CT
- 膀胱镜、肿瘤活检
- 尿脱落细胞学检查
- 盆腔 CT 或 MRI
- 肺部 CT、腹部及颅脑 CT 或 MRI
- 骨扫描、PET-CT 检查

TNM 分期
参照国际膀胱癌
TNM 分期标准
UICC2017 年第 8 版

鉴别诊断
- 上尿路肿瘤
- 非特异性膀胱炎
- 尿结石
- 尿路结核
- 前列腺癌

病理明确　　　未明确病理

西医治疗
参照 NCCN 指南
手术、化疗、放疗
靶向、免疫治疗

中医综合治疗方案

辨轻重缓急

轻、缓 → 单纯无痛性血尿为轻、为缓

重、急 → 血尿伴尿频、尿急、尿痛、排尿不畅、甚至排尿不出为急,血尿伴有消瘦、乏力、面无血色、纳差为重

辨本虚

脾肾两虚:尿血、血色淡红,排尿无力,无尿痛,腰膝酸软,全身乏力,消瘦,或伴纳差,恶心,厌食油腻,大便不成型,或畏寒肢冷,舌淡,苔白,舌体大,边有齿痕,脉沉细无力

阴虚火旺:小便短赤或持续性无痛血尿,色鲜红,头晕耳鸣,腰骶酸痛,五心烦热,疲乏消瘦,口干欲饮,大便干结,舌质红,少苔或无苔,脉细数

辨标实

湿热 → 尿血、尿频、尿急、尿痛,或见口干,心烦,夜寐欠安,纳差,或小腹胀痛。舌质红,舌苔黄腻,根部尤甚,脉滑数或弦数

瘀血 → 血尿,尿中有血块,血色暗红,小腹疼痛,部位固定,或有刺痛,舌质暗,有瘀点、瘀斑,脉沉涩

毒邪 → 血尿,血色暗红,尿液气味臭秽带有腐肉,排尿不畅或尿闭不出,大便结,口干、口苦、口涩,纳差,舌质红,少津,苔黄腻,脉滑数或弦数

分型论治

湿热下注　　毒瘀互结　　阴虚火旺　　脾肾两虚

清热利湿凉血止血　　解毒散结活血通淋　　滋阴降火化瘀解毒　　健脾补肾益气摄血

八正散加减　　龙蛇羊泉汤加减　　知柏地黄丸加减　　金匮肾气丸加减

(蒋益兰)

复习思考题

扫一扫
测一测

1. 膀胱癌的中医病因病机及辨证要点？
2. 膀胱癌的诊断需要做哪些检查？
3. 膀胱癌需要与哪些疾病鉴别呢？
4. 膀胱癌的中西医治疗原则是什么？

参考文献

1. 周岱翰. 中医肿瘤学[M]. 北京:中国中医药出版社,2011.
2. 刘亚娴. 中西医结合肿瘤学[M]. 北京:中国中医药出版社,2005.
3. 汤钊猷. 现代肿瘤学[M]. 上海:复旦大学出版社,2011.

笔记

第十七章

卵 巢 癌

培训目标

1. 掌握卵巢癌的诊断标准和常用检查。
2. 掌握卵巢癌辨证思路及分证论治。
3. 熟悉常用中医综合治疗原则,了解中医药治疗优势和特色。

卵巢癌是来自卵巢上皮、生殖细胞、性腺间质及非特异性间质的原发性恶性肿瘤,是妇科常见的恶性肿瘤之一。按组织细胞学分类,可分为上皮间质肿瘤、性索间质细胞肿瘤、生殖细胞肿瘤。其中以上皮性癌较常见。临床以腹胀、腹痛、腹部肿块等为主要表现。

卵巢癌在妇科恶性肿瘤中发病率占第三位,在我国发病率仅次于宫颈癌和子宫体癌。近 20 年来的卵巢癌死亡率调查显示,无论哪个国家或地区其死亡率均为上述三大女性生殖系统恶性肿瘤之首。

在中国古代医学文献中,并没有卵巢癌病名的记载,《广韵》中曰:"癥,腹病也。"《说文解字》中曰:"瘕,女病也。"由此推测癥瘕泛指妇女下腹部胞中肿物。现根据卵巢癌的症状和体征,我们把其归属于中医学"癥瘕""积聚""肠覃""石瘕"等妇科杂病范畴。

中医认为,卵巢癌的发病原因,既有内在因素,也有外在因素,或二者共同作用而发病。平素体虚或正气受损,加上寒温失调、内伤七情、饮食不节、劳逸失度等因素,以致机体元气化生异常,瘤毒内生,导致痰浊、瘀血等病理产物互结于少腹,从而冲任失调,形成癥积。毒生病络,瘤体通过病络从机体获得气血,同时也通过病络迁移到五脏六腑及四肢百骸。

【典型案例】

患者林某,女,60 岁,退休。初诊日期:2016 年 6 月 20 日。

主诉:反复腹胀痛 4 个月,发现腹部包块 1 个月。

现病史:患者 4 月前无明显诱因下出现腹胀、腹隐痛,未予以重视及治疗。

1个月前患者腹部疼痛突然加重,于当地医院行腹部 CT:双侧卵巢实性占位,侵及子宫;腹腔 B 超:腹盆腔积液约 60mm,腹腔淋巴结肿大;腹腔积液穿刺检查:找到癌细胞;肿瘤标志物检查:CA125:413U/ml,CEA:220ng/ml,HE-4(人附睾蛋白4):281pmol/L。查体:神清,精神可,腹部可扪及包块,边界不清,质硬、固定,无压痛,移动性浊音阳性,双侧腹股沟淋巴结未见肿大。

既往史:否认高血压、冠心病等其他内科疾病史。否认肺结核、肝炎等传染性疾病史,否认手术外伤史,否认输血史,否认中毒史,否认药物食物过敏史,否认疫水疫区接触史,否认家族遗传病史。已婚未育,既往有 2 次流产史。

刻下:下腹部胀痛,少腹部包块,口苦咽干,胁肋胀痛。

舌脉:舌质紫暗,苔薄白,脉细涩。

问题一　本患者目前的临床诊断是什么,其诊断依据?

思路

1. 临床诊断　卵巢癌;腹腔积液;腹腔淋巴结肿大。

2. 诊断依据

(1) 临床症状:下腹胀痛,腹部可扪及包块,边界不清,质硬、固定,口苦咽干,胁肋胀痛,面色晦暗,唇紫暗,舌质紫暗,苔薄白,脉细涩。近 4 个月体重减轻 5kg。

(2) 影像检查:①2016 年 6 月 20 日行腹部 CT:双侧卵巢实性占位,侵及子宫;②腹腔 B 超:腹盆腔积液约 60mm,腹腔淋巴结肿大。

(3) 病理与肿瘤标志物:腹腔积液穿刺查见癌细胞;肿瘤标志物检查:CA125:413U/ml,CEA:220ng/ml。HE-4:281pmol/L。

问题二　还需要进一步完善哪些检查?

思路　为明确临床分期,还需要进一步检查,如腹盆腔 MRI 或 CT,骨扫描或 PET/CT 等检查,同时完善血常规、肝肾功能、凝血功能、粪便常规、甲状腺功能、肿瘤标志物、心电图或免疫功能等常规检查。

知识点 1

卵巢癌常用辅助检查

(1) 影像学检查

为明确盆腔包块原因及性质,通常需要行腹部 X 线检查,可排除卵巢成熟畸胎瘤;阴道超声和经腹超声检查明确肿瘤的大小、形态、囊实性、部位以及与周围脏器的关系,有无腹腔、盆腔积液;肠道造影检查可排除胃肠道肿瘤可能及有无周围侵犯,了解肿瘤位置、大小及与肠道关系;CT 及 MRI 可明确肿瘤与周围组织的关系,腹腔、盆腔、腹膜后淋巴结情况以及有无其他脏器转移,两者相比,建议选择磁共振检查;PET-CT 可发现不常见部位转移病灶,评估有无继发肿瘤及用于复发癌的诊断。

(2) 细胞学检查

包括脱落细胞和细针穿刺细胞学检查。对于囊性或囊实性肿物,穿刺可能会引起囊肿破裂从而导致腹、盆腔种植转移,因此穿刺只适应于不能手术的大病灶。阴道、直肠凹陷及体表淋巴结如果有可触及病灶也可做细针穿刺细胞学检测。合并胸腹腔积液患者可做脱落细胞学检查,但不一定得到阳性结果。剖腹探查时腹腔冲洗液找到癌细胞可进一步诊断。

(3)卵巢癌的基因诊断

卵巢癌的基因检测对卵巢癌的治疗有积极意义,通过基因检测可检验患者是否适合分子靶向治疗。新靶点药物贝伐珠单抗用于卵巢癌,相关研究表明贝伐珠单抗联合化疗可改善铂敏感和铂耐药复发卵巢癌的无进展生存期;奥拉帕利作为 PARP 抑制剂,也应用于 BRCA1 或 BRCA2 突变,可用于初发及复发卵巢癌的分子靶向治疗。

(4)血清肿瘤标志物

目前卵巢癌的常用肿瘤标志物包括 CA125、HE-4、AFP、CEA、HCG 等。CA125 是上皮性卵巢癌的相关抗原,特异性不高,敏感性高,上皮性卵巢癌的敏感性可达 82%~94%,是目前临床应用最广泛的肿瘤标志物。HE-4 用于诊断卵巢恶性肿瘤敏感性与 CA125 相当,但特异性较高。卵巢良性病变患者的 HE-4 很少升高,HE-4 与 CA125 常联合应用,灵敏度可达 92%。AFP 是卵巢内胚窦瘤良好的肿瘤标志物,在部分混合型生殖细胞肿瘤和未成熟畸胎瘤也可升高。HCG 是卵巢绒癌和含绒癌成分生殖细胞瘤的肿瘤标志物,年轻患者一般常规联合检查。

病史补充

生活质量——PS 评分 1 分。

2016 年 6 月 27 日　头颅 MRI:未见异常。

2016 年 6 月 29 日　PET-CT:双侧卵巢实性占位,肿瘤侵及子宫;腹腔广泛转移,余未见异常。

2016 年 7 月 5 日　患者行"经腹全子宫及双侧附件切除"术中见:探查腹腔内淡黄色腹水 500ml,腹腔冲洗液见癌细胞;双侧卵巢实性增大,直径约 10cm,侵及子宫,大网膜见散在多发淋巴结。术后病理示:双侧卵巢癌高级别浆液性癌;免疫组化:ER(+),PR(+),Her-2(2+),ki-67 60%。术后患者行 6 周期"紫杉醇 + 卡铂"方案化疗,末次化疗结束后定期复查,病情稳定。

2018 年 5 月　患者自觉腹胀,完善腹盆腔超声示:腹盆腔积液 50mm,腹膜后淋巴结肿大。B 超引导下腹腔积液穿刺查见癌细胞。胸腹部 CT、头颅及盆腔磁共振、全身骨显像未见远处转移病灶。

问题三　患者目前治疗方案如何?

思路

1. **西医诊断**　双侧卵巢高级别浆液性癌;腹腔积液;腹膜后淋巴结肿大。

2. **西医治疗原则**　患者卵巢癌术后铂敏感性复发,PS 评分 1 分,合并腹腔积液,妇科会诊意见暂无二次减瘤术指征,参考最新版《NCCN临床实践指南:卵巢上皮癌》,以静脉化疗为主,针对腹腔积液可考虑腹腔灌注化疗。

3. 中医诊断　癥瘕,证属气滞血瘀。

4. 辨证分析　患者诊断明确,发病时间虽然不久,但患者既往有流产病史,平素郁郁寡欢,肝气郁结,导致气血阻滞,加之流产病史,瘀血阻络,气滞血瘀则为癥瘕。临床表现为下腹部胀痛,口苦咽干,胁肋胀痛,舌质紫暗,苔薄白,脉细涩。

本病病位在女子胞,肝气不舒,血行不畅,气滞血瘀,阻滞于女子胞,可见下腹部包块,腹部胀痛,肝气不舒,则口苦咽干、胁肋胀痛。证属"气滞血瘀"之实证。

5. 治法方药

行气活血,祛瘀消癥。

延胡索 10g	没药 10g	当归 10g	川芎 10g
赤芍 10g	蒲黄 10g	五灵脂 10g	茯苓 10g
牡丹皮 15g	白芍 10g	桃仁 10g	玄参 10g
麦冬 10g	白花蛇舌草 10g		

方中延胡索、川芎、当归行气活血;没药、蒲黄、五灵脂具有化瘀软坚作用;麦冬、玄参养阴;白花蛇舌草清热解毒,现代药理研究证实具有抗肿瘤作用。

中成药治疗:具有同类功效的中成药(包括中药注射剂)。

艾灸:中脘、关元、气海、三阴交、足三里、阴陵泉、内庭等穴位温阳行气利水。

耳穴:肝、脾、肾、三焦等,每日按压 4~5 次,每次 10~15min。

知识点2

卵巢癌的中医辨证思路

(1) 辨邪正盛衰

卵巢癌病程初期,虽见病灶,但临床症状尚不十分明显或症状较轻,生活起居、体力和饮食状况均未受到影响,此时以邪实为主,正气尚未亏损,但需顾扶之;病情进一步发展,进入中期,邪气日盛,则进入邪正斗争相持阶段,湿热毒结,暗耗气血;如卵巢癌病程较长,肿瘤发生远处转移,患者一般情况差,出现消瘦、乏力、腹胀、腹水、肠梗阻及发热,表明邪毒内盛且正气已衰,为邪盛正衰之象。

(2) 辨正虚及所属脏腑

根据患者的临床症状、体征等情况,首先辨别正虚是属于气虚、血虚、阴虚、阳虚、气血两虚还是气阴两虚。其次,辨病位在胞宫,与肝、脾、胃及肾何脏有关,或者是数脏俱虚。气虚证见腹痛绵绵,或有少腹包块,神疲乏力,胃纳欠佳,自汗,舌质淡白,苔白,脉沉细无力;血虚证见腹痛绵绵,或有少腹包块,面色少华,头晕目眩,唇甲苍白,舌质淡白,苔白,脉沉细无力;气血两虚证见腹痛绵绵,或有少腹包块,伴消瘦,倦怠乏力,面色苍白,惊悸气短,动则汗出,食少无味,口干不多饮等症;阴虚证见少腹包块,头晕目眩,腰膝酸软,手足心热,午后潮热,舌质红或绛红,苔少或无苔,脉细数;气阴两虚证见头晕目眩,腰膝酸软,目涩梦多,耳鸣耳聋,气短乏力,手足心热,午后潮热、小便短赤,舌质红或绛红,苔少或无苔,脉细数,多见于放射性损伤后期,或迁延不愈,损伤正气者。阳虚证见腹大胀满,形似蛙腹,朝宽暮急,面色苍黄,脘闷纳呆,神倦怯寒,肢冷水肿,小便短少不利。

(3) 辨标实

卵巢癌的标实有"气滞""血瘀""痰湿"不同,气滞血瘀证见少腹包块,坚硬固定,胀痛或刺痛,痛而拒按,夜间痛甚,或伴胸胁不舒,月经不调,甚则崩漏,面色晦暗,肌肤甲错等,舌质紫暗有瘀点,瘀斑,脉细涩;痰湿蕴结证见少腹部胀满疼痛,痛而不解,或可触及质硬包块,胸脘痞闷,面浮懒言,带下量多质黏色黄,舌淡胖或红,舌苔白腻,脉滑或滑数。

(4) 结合辅助检查

对有不明原因腹痛、腹胀,应提高警惕,需做血常规、肿瘤指标、胸腹CT、头颅和盆腔部磁共振、全身PET/CT或PET/MRI等检查,有助于早诊断、早治疗。病理学检查方法主要包括阴道后穹窿针吸涂片检查、子宫直肠陷凹穿刺吸液或冲洗液检查、腹水脱落细胞学检查、B超或CT引导下肿瘤组织细针穿刺活检术、腹腔镜检查及剖腹探查术活检诊断,病理诊断是必备条件。肿瘤标志物检测主要包括CA125、HE-4、CEA、CA19-9、AFP等。

📋 知识点3

卵巢癌的中医分证论治

证型	主症特点	舌脉	治法	方药
肝胃不和	呕吐嗳气,脘腹满闷不舒,厌食,反酸嘈杂	舌边红,苔薄腻,脉弦	疏肝理气和胃降逆	四逆散合半夏厚朴汤加减
阳虚水盛	腹大胀满,形似蛙腹,朝宽暮急,面色苍黄,脘闷纳呆,神倦怯寒,肢冷水肿,小便短少不利	舌体胖,质紫,苔淡白,脉沉细无力	温补脾肾化气利水	附子理苓汤或济生肾气丸加减
气滞血瘀	少腹包块,坚硬固定,胀痛或刺痛,痛而拒按,夜间痛甚,或伴胸胁不舒,月经不调,甚则崩漏,面色晦暗,肌肤甲错	舌质紫暗有瘀点,瘀斑,脉细涩	行气活血祛瘀消癥	少腹逐瘀汤合桂枝茯苓丸加减
痰湿蕴结	少腹部胀满疼痛,痛而不解,或可触及质硬包块,胸脘痞闷,面浮懒言,带下量多质黏色黄	舌淡胖或红,舌苔白腻,脉滑或滑数	燥湿化痰软坚散结	开郁二陈汤加减
肝肾阴虚	下腹疼痛,绵绵不绝,或可触及包块,头晕目眩,腰膝酸软,四肢无力,形体消瘦,五心烦热,月经不调	舌红少津,脉细弦数	滋补肝肾	知柏地黄丸加减
气血两虚	腹痛绵绵,或有少腹包块,伴消瘦,倦怠乏力,面色苍白,惊悸气短,动则汗出,食少无味,口干不多饮	舌质淡红,脉沉细弱	益气养血滋补肝肾	人参养荣汤加减

知识点 4

卵巢癌中医外治法

(1) 中药外敷(涂)法

将药物敷贴或涂擦于体表某部,透过药物透皮吸收、穴位刺激发挥作用,从而达到调节免疫、控制病灶、康复保健等目的。

1) 腹痛外治方

治法:活血止痛。

推荐方药:香药酒加味。药用乳香、没药、冰片、红花等。

用法用量:将上药放入 90% 乙醇溶液 500ml 中浸泡 3 天后,取少量澄清液备用。用棉签蘸适量药水搽于痛处,每日可反复使用,疗程不限。

2) 腹水外治方

治法:益气活血,渗湿利水。

推荐方药:实脾消水膏。药用黄芪、牵牛子、猪苓、桃仁、薏苡仁、冰片等。

用法用量:将上方煎制成膏状,取实脾消水膏约 15g,均匀纳于大小约 9cm×12cm 的无纺膏药布内,厚度约为 5mm。将上述无纺膏药布贴于恶性积液患侧在体表的投射区域,轻压边缘,使其与患者皮肤充分贴紧,增加皮肤的水合程度,促进药物吸收。根据腹腔积液的分度标准,少量腹腔积液贴 1 贴即可,中量或者大量腹腔积液贴 2 贴。

3) 胸水外治方

治法:益气消饮,温阳化瘀。

推荐方药:抗癌消水膏。药用生黄芪、桂枝、莪术、老鹳草、牵牛子、冰片等。

用量用法:将上方煎制成膏状,均匀纳于大小约 9cm×12cm 的无纺膏药布内,厚度约为 5mm。将上述无纺膏药布贴于恶性积液患侧在体表的投射区域,轻压边缘,使其与患者皮肤充分贴紧,增加皮肤的水合程度,促进药物吸收。根据胸腔积液的分度标准,少量胸腔积液贴 1 贴即可,中量或者大量胸腔积液贴 2 贴。

4) 肿块外治方

治法:消肿散结。

推荐方药:大黄、芒硝、冰片等。

用法用量:大黄、芒硝、冰片按一定的比例混匀装至外敷袋,外敷患处,每天外敷至少 8 小时以上。

(2) 针灸治疗

处方:取足厥阴肝经、足阳明胃经、任脉经穴为主。关元、气海、中极、天枢、三阴交、太冲。腹痛者,加中脘、大横、足三里、次髎;腹水者,加阴陵泉、内庭;胸水者,加期门、章门、京门、归来;腹部肿块者,加中脘、足三里、膻中;食欲不振者,加足三里、内关、公孙、中脘、下脘、冲脉;肠梗阻者,加足三里、大肠俞、长强。

操作:毫针针刺,补泻兼施。每日 1 次,每次留针 30min,10 次为 1 个疗程。虚证可加灸。电针用疏密波,频率为 2/15Hz,持续刺激 20~30min。

（3）其他疗法

可根据病情选择,如耳穴埋豆法治疗恶心呕吐,拔罐缓解局部胀痛等,也可根据病情酌情选用适当的中医诊疗设备以提高疗效。

问题四　本患者可能出现的并发症有哪些? 预后如何?

思路　本患者确诊双侧卵巢高级别浆液性癌,恶性腹腔积液、腹膜后淋巴结肿大。可能出现卵巢癌肠梗阻、癌性疼痛等并发症。中西医结合综合治疗有效,病情可望控制,带瘤生存,否则预后不佳。

 知识点 5

卵巢癌患者日常调护

（1）宜食低盐、低脂、清淡、易消化等食物,少食多餐;对腹水、胸水或双下肢水肿者,限制水和钠盐的摄入;忌食辛辣、醇酒、咖啡之品。

（2）对腹痛及腹部肿块者,注意勿使腹部受挤压,检查时动作要轻柔。

（3）注意外阴部清洁,经期及性生活注意卫生。

（4）重视情志护理,避免情志刺激。

（5）加强疾病常识宣教,正确认识疾病,学会心理的自我调节,避免焦虑、紧张、抑郁、恐惧等不良情绪,保持心情舒畅。

【临证要点】

1. 卵巢癌确诊后,手术治疗是一线选择。术后辅以中药快速康复,随即进入辅助化疗阶段,中药以减轻化疗副作用,提高化疗顺应性和完成率为目的。在完成化疗后,免疫重建及预防复发是中医维持治疗的目的。当患者确认复发后,仍可选用中药配合更改后的化疗方案和其他治疗手段。多疗程治疗失败后或者患者不能耐受治疗后,以中药为主,尽可能改善生活质量,延长生存期。

2. 卵巢癌早期症状不明显,在绝经期前后出现不明原因的胃肠道症状、消瘦、下腹疼痛或不适、腹部包块、不规则阴道出血等,应引起重视。体检时触及盆腔不规则包块,呈实性或囊实性,且相对固定时,应怀疑卵巢癌的可能,应做进一步检查,以防误诊漏诊。

3. 定期随访肿瘤指标及相关影像学检查,了解病情变化。

4. 预防并发症及危急重症的出现。腹水患者,尤其应重视改善生活质量;腹痛患者,积极止痛治疗;排尿困难患者,积极予以通利小便;发热患者,应予以积极防护,预防感染等。

【诊疗流程】

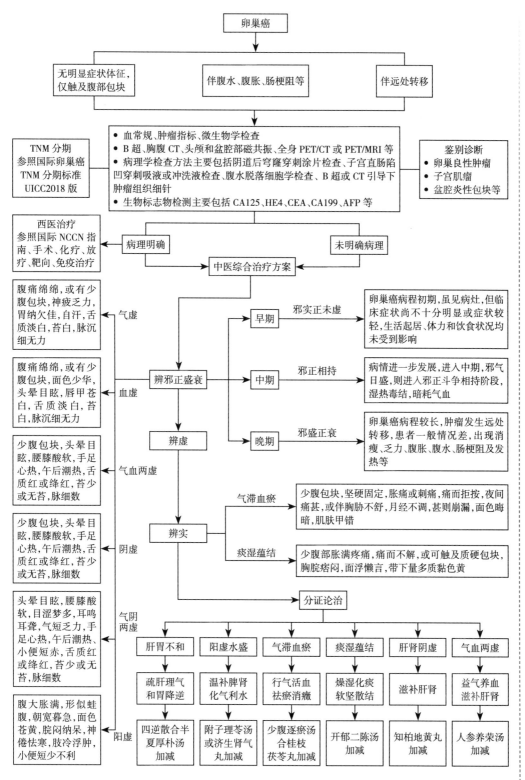

```
                                    卵巢癌

    无明显症状体征,            伴腹水、腹胀、肠梗阻等              伴远处转移
    仅触及腹部包块
```

- 血常规、肿瘤指标、微生物学检查
- B 超、胸腹 CT、头颅和盆腔部磁共振、全身 PET/CT 或 PET/MRI 等
- 病理学检查方法主要包括阴道后穹窿穿刺涂片检查、子宫直肠陷凹穿刺吸液或冲洗液检查、腹水脱落细胞学检查、B 超或 CT 引导下肿瘤组织细针
- 生物标志物检测主要包括 CA125、HE4、CEA、CA199、AFP 等

TNM 分期
参照国际卵巢癌 TNM 分期标准 UICC2018 版

鉴别诊断
- 卵巢良性肿瘤
- 子宫肌瘤
- 盆腔炎性包块等

西医治疗
参照国际 NCCN 指南、手术、化疗、放疗、靶向、免疫治疗

病理明确 —— 中医综合治疗方案 —— 未明确病理

气虚：腹痛绵绵,或有少腹包块,神疲乏力,胃纳欠佳,自汗,舌质淡白,苔白,脉沉细无力

血虚：腹痛绵绵,或有少腹包块,面色少华,头晕目眩,唇甲苍白,舌质淡白,苔白,脉沉细无力

气血两虚：少腹包块,头晕目眩,腰膝酸软,手足心热,午后潮热,舌质红或绛红,苔少或无苔,脉细数

阴虚：少腹包块,头晕目眩,腰膝酸软,手足心热,午后潮热,舌质红或绛红,苔少或无苔,脉细数

气阴两虚：头晕目眩,腰膝酸软,目涩梦多,耳鸣耳聋,气短乏力,手足心热,午后潮热,小便短赤,舌质红或绛红,苔少或无苔,脉细数

阳虚：腹大胀满,形似蛙腹,朝宽暮急,面色苍黄,脘闷纳呆,神倦怯寒,肢冷浮肿,小便短少不利

辨邪正盛衰 → 早期（邪实正未虚）：卵巢癌病程初期,虽见病灶,但临床症状尚不十分明显或症状较轻,生活起居、体力和饮食状况均未受到影响

辨邪正盛衰 → 中期（邪正相持）：病情进一步发展,进入中期,邪气日盛,则进入邪正斗争相持阶段,湿热毒结,暗耗气血

辨虚 / 晚期（邪盛正衰）：卵巢癌病程较长,肿瘤发生远处转移,患者一般情况差,出现消瘦、乏力、腹胀、腹水、肠梗阻及发热等

辨实 → 气滞血瘀：少腹包块,坚硬固定,胀痛或刺痛,痛而拒按,夜间痛甚,或伴胸胁不舒,月经不调,甚则崩漏,面色晦暗,肌肤甲错

辨实 → 痰湿蕴结：少腹部胀满疼痛,痛而不解,或可触及质硬包块,胸脘痞闷,面浮懒言,带下量多质黏色黄

分证论治

肝胃不和	阳虚水盛	气滞血瘀	痰湿蕴结	肝肾阴虚	气血两虚
疏肝理气和胃降逆	温补脾肾化气利水	行气活血祛瘀消癥	燥湿化痰软坚散结	滋补肝肾	益气养血滋补肝肾
四逆散合半夏厚朴汤加减	附子理苓汤或济生肾气丸加减	少腹逐瘀汤合桂枝茯苓丸加减	开郁二陈汤加减	知柏地黄丸加减	人参养荣汤加减

（李 平）

笔记

❓ 复习思考题

1. 卵巢癌主要的中医辨证分型是什么？
2. 卵巢癌的中医辨证思路中首先辨什么？
3. 卵巢癌的主要辅助检查有哪些？
4. 卵巢肿瘤组织细胞学分类主要有哪几种？
5. 卵巢癌有哪些转移途径？

参考文献

1. 孙桂芝.孙桂芝实用中医肿瘤学[M].北京:中国中医药出版社,2011.
2. 李平.对肿瘤病因、致病特点的再认识[J].中国中西医结合杂志,2018,38(02):160-162.
3. 林洪生.恶性肿瘤中医诊疗指南[M].北京:人民卫生出版社,2014.
4. 贾立群.肿瘤外治法[M].北京:中国中医药出版社,2015.

第十八章

宫 颈 癌

培训目标

1. 掌握宫颈癌的诊断标准和常用检查。
2. 掌握宫颈癌的辨证思路及分证论治。
3. 熟悉常用中医综合治疗原则。
4. 了解中医药治疗优势和特色。

宫颈癌又称子宫颈癌,系指发生在宫颈阴道部或移行带的鳞状上皮细胞及宫颈管内膜的柱状上皮细胞交界处的恶性肿瘤。按组织细胞学分类,主要为宫颈鳞癌、腺癌及腺鳞癌,占所有宫颈癌的 90% 以上。部分特殊病理类型,如小细胞癌、透明细胞癌、肉瘤等发病率低。主要的病因考虑与人乳头状病毒(HPV)感染相关。中医认为本病的病因病机主要为多产、房劳过度、情志不舒或饮食失衡导致正气不足,湿热瘀毒之邪内袭胞宫,客于胞门,气血瘀阻,湿毒内积而成。湿热伤脾,脾虚生湿,湿热循肝胆经下注,损伤任、带二脉;久病及肾,命门火衰,阴阳两虚。本病病位在胞宫,常累及肝、脾、肾。其病理因素主要为"湿""热""毒""瘀"。病理性质总体为全身属虚、局部属实的本虚标实之证。基本治则以扶正祛邪,攻补兼施为关键,重视气血、兼顾肝、脾、肾。本病早期常无明显症状,部分患者出现接触性阴道出血,异常白带如血性白带、白带增多等临床症状,但这些症状无特异性,易被忽视,故本病一旦确诊大多属于中晚期。随着病情的进展,病变可侵犯邻近器官,也可通过淋巴道及血道出现远处转移。

【典型案例】

患者石某,女,43 岁,职员。初诊日期:2017 年 4 月 22 日。

主诉:宫颈切除术后 2 年余,白带增多 1 个月。

现病史:2014 年 10 月患者因同房后阴道出血,自行使用"妇炎康"效果差。2014 年就诊某医院,完善宫颈脱落细胞学检查提示宫颈上皮内瘤变Ⅲ级,HPV 阳性。2014 年 10 月 21 日行子宫锥形切除术,术后病理提示低级别鳞状上皮内瘤变Ⅲ级,术后复查HPV阳性,行抗HPV治疗。2017年3月出现白带增多,有异味,偶见血丝,2017年4月21日再次就诊,妇科检查提示宫颈残端见菜花样隆起,表面溃烂,向上累及子宫,向下累及阴道,周围组织粘连,质硬,接触性出血,子宫活动度正常,子宫直肠陷凹可触及结节。妇检钳取活检提示中分化鳞癌。2017年4月23日盆腔增强CT提示:宫颈及阴道壁增厚,盆腔及腹膜后淋巴结部分肿大,左侧附件多发低密度结节灶,考虑炎症可能。

　　既往史:无特殊。

　　月经史:初潮17岁,3~4天/28~30天,末次月经:2017年4月10日。

　　婚育史:24岁结婚,孕3产1人流2。

　　家族史:母亲因宫颈癌去世。

　　刻下:白带量多,色黄或杂色,有腥臭味,夹杂血丝,阴道不规则出血,头晕耳鸣,手足心热,颧红盗汗,腰背酸痛,下肢酸软,大便秘结,小便涩痛。

　　舌脉:舌质红绛,苔少,脉细数。

问题一　本患者目前的临床诊断是什么,其诊断依据?

思路

1. 临床诊断　宫颈鳞癌。

2. 诊断依据

(1) 病史:既往HPV阳性并治疗,既往宫颈脱落细胞学检查提示宫颈上皮内瘤变Ⅲ级并行子宫锥形切除术。

(2) 临床症状:白带量多,色黄或杂色,有腥臭味,夹杂血丝,阴道不规则出血。

(3) 体格检查:妇科检查提示宫颈残端见菜花样隆起,表面溃烂,向上累及子宫,向下累及阴道,周围组织粘连,质硬,接触性出血,子宫活动度正常,子宫直肠陷凹可触及结节。

(4) 辅助检查:① 2017年4月23日盆腔CT提示:宫颈及阴道壁增厚,盆腔及腹膜后淋巴结部分肿大,左侧附件多发低密度结节灶,考虑炎症可能。②宫颈活检提示中分化鳞癌。

问题二　还需要进一步完善哪些检查?

思路　为明确临床分期,还需要进一步检查如盆腔MRI平扫+增强、头颅MRI、全身骨扫描、胸腹部CT平扫+增强等检查,必要时做PET-CT,同时完善血液肿瘤标志物检查。

知识点1

宫颈癌常用辅助检查

(1) 宫颈(阴道)细胞学涂片检查及HPV检测是现阶段发现早期宫颈癌及癌前病变[宫颈上皮内瘤变(CIN)]的初筛手段,特别是对临床体征不明显的早期病变诊断。目前,主要采用宫颈液基细胞学检查法(TCT)。HPV检测可以作为TCT的有效补充,二者联合有利于提高筛查检出率。对于HPV16及18型阳性的患者建议直接转诊阴道镜,进行组织学活检。

(2) 组织学检查:CIN 和宫颈癌的诊断均应有活体组织学检查证实。宫颈活检应注意在靠近宫颈鳞柱交界的区域(SCJ)和(或)未成熟化生的鳞状上皮区取活检,溃疡的活检则必须包括毗邻溃疡周边的异常上皮。取活检的数量取决于病变面积的大小和严重程度,所谓多点活检通常需要 2~4 个活检标本。对于多次咬取活检仍不能确诊者,需进一步采取较深部组织时,可用切取法。当宫颈表面活检阴性、阴道细胞学涂片检查阳性或临床不能排除宫颈癌时,或发现癌但不能确定有无浸润和浸润深度而临床上需要确诊者,可行宫颈锥形切除送病理检查。

(3) 阴道镜检查:适用于宫颈细胞学异常者,主要观察宫颈阴道病变上皮血管及组织变化。对肉眼病灶不明显的病例,可通过阴道镜协助发现宫颈鳞 - 柱交界部位有无异型上皮变化,并根据检查结果进行定位活检行组织学检查,以提高宫颈活检的准确率。

(4) 影像学检查:由于解剖部位表浅,绝大多数宫颈癌经妇科检查及细胞病理学检查即可被确诊。在宫颈癌诊断中影像学检查的价值主要是对肿瘤转移、侵犯范围和程度的了解(包括评价肿瘤局部侵犯的范围,淋巴结转移及远处器官转移等),以指导临床决策并用于疗效评价。宫颈癌的影像检查方法包括:

1) 盆腔 MRI:无辐射,多序列、多参数成像,具有优异的软组织分辨力,是宫颈癌最佳影像学检查方法。其作用包括:①有助于病变的检出和大小、位置的判断,尤其对活检为 HSIL/CIN3 患者可用于除外内生性病变;②明确病变侵犯范围,为治疗前分期提供重要依据,可显示病变侵犯宫颈间质的深度,判断病变局限于宫颈、侵犯宫旁或是否侵犯盆壁,能够显示阴道内病变的范围,但有时对病变突入阴道腔内贴邻阴道壁与直接侵犯阴道壁难以鉴别;能够提示膀胱、直肠壁的侵犯,但需结合镜检。③检出盆腔、腹膜后区及腹股沟区的淋巴结转移。④对于非手术治疗的患者,可用于放疗靶区勾画、治疗中疗效监测、治疗末疗效评估及治疗后随诊。

2) 胸腹部 CT 检查:胸部 CT 主要目的是排除肺转移,腹部增强 CT 主要是排除肝转移及腹腔内转移情况。

3) 腹股沟淋巴结超声检查:探查腹股沟淋巴结转移情况。

4) 核医学影像检查:不推荐使用 PET-CT 评价宫颈癌的局部浸润情况,但对于下列情况,推荐有条件者使用 PET-CT:①FIGO 分期为 IB_1 期及以上的初诊患者治疗前分期(包括 IB_1 期有保留生育功能需求的患者);②因其他原因行单纯子宫切除术意外发现宫颈癌拟全身评估者;③拟行放射治疗需影像辅助勾画靶区;④FIGO 分期为 IB_2 期及以上或其他存在高危因素的患者治疗结束 3~6 个月后随访监测;⑤随访过程中可疑出现复发转移的患者,包括出现临床症状或相关肿瘤标志物升高。核素骨扫描仅用于怀疑有骨转移的患者。

5) 肿瘤标志物检查

肿瘤标志物异常升高可以协助诊断、疗效评价、病情监测和治疗后的随访监测,尤其在随访监测中具有重要作用。SCC 是宫颈鳞状细胞癌的重要标志物,宫颈腺癌可以有 CEA、CA125 或 CA19-9 的升高。

病史补充

生活质量——PS 评分 0 分。

2017 年 4 月 24 日 胸腹部 CT 未见明显异常。

2017 年 4 月 25 日 腹股沟淋巴结 B 超:双侧腹股沟多发肿大淋巴结,最大约 5mm×7mm,内可见血流信号。

2017 年 4 月 26 日 盆腔 MRI 平扫 + 增强:宫颈残端癌侵犯宫颈全层,阴道上段前壁受累,未超过 1/3;左侧附件肿块,考虑:①卵巢纤维瘤;②阔韧带肌瘤;双侧髂血管旁散在肿大淋巴结。

2017 年 4 月 26 日 头颅 MRI:未见明显异常。

2017 年 4 月 27 日 全身骨扫描:未见明显异常。

2017 年 5 月 1 日 阴道镜下见:肿瘤向上超过子宫颈,但未达骨盆壁或向下侵及阴道,未达阴道下 1/3。有明显宫旁浸润,但未扩展至盆壁。

问题三 患者目前治疗方案如何?

思路

1. 西医诊断 宫颈中分化鳞癌Ⅱb 期。

2. 西医治疗原则 无手术指征,结合 PS 评分,参考《NCCN 临床实践指南:宫颈癌》,考虑以同步放疗、化疗为主。

3. 中医诊断 宫颈癌,证属肝肾阴虚,瘀毒内蕴。

4. 辨证分析 患者诊断明确,病史 3 年,平素情志不畅,易怒,怒则伤肝,肝郁脾虚,脾虚生湿,湿热之邪循肝胆经下注胞宫,任带失常,湿热流注,瘀毒内蕴则有形积块已成,邪实较盛。临床表现以白带量多,色黄或杂色,有腥臭味,阴道不规则出血为主症;肝主疏泄,喜调达,肝郁日久,肝气不舒日久损失肝阴,肝阴亏虚,肝阳上亢,则见头晕目眩;肝损及肾,肾阴亏虚,则手足心热,颧红盗汗,腰背酸痛,下肢酸软。舌质红绛,苔少,脉细数亦可为佐证。综上所述,此为邪盛正虚,本虚标实之证。正虚属"肝肾阴虚",而胞宫见积块,白带增多,提示标实证为"瘀毒内蕴"。

5. 治法方药

滋阴清热、化瘀解毒。

熟地黄 12g	知母 6g	泽泻 12g	山萸肉 12g
茯苓 12g	山药 30g	牡丹皮 12g	白芍 15g
龟甲 15g	黄芩 12g	黄柏 12g	香附 9g
椿根皮 6g	白花蛇舌草 15g		

方中熟地黄滋肾阴,益精髓;山萸肉滋肾益肝,山药滋肾补脾;泽泻泄肾通浊,牡丹皮泻肝火,茯苓渗脾湿,知母、黄柏清肾中伏火。龟甲滋阴降火而益肾,白芍敛阴益血以柔肝,黄芩、黄柏清泻上、下焦火,椿根皮固经止血兼清热,香附调肝疏肝以和血,白花蛇舌草清热解毒以凉血。

中成药治疗:平消胶囊 6 粒,每日 3 次。

艾灸:血海穴、三阴交、肾俞等穴。

耳穴:子宫、盆腔、交感等。

知识点2

宫颈癌的中医辨证思路

（1）辨正邪：宫颈癌明确诊断后，辨明邪正盛衰，有利于把握病情轻重，权衡扶正与祛邪的主次，合理遣方用药。病程初期，虽见宫颈积块，但临床症状尚不十分明显或症状较轻，生活起居、体力和饮食状况均未受到影响，此时以邪实为主，虽正气尚未大亏，但需顾扶之。病情进一步发展，邪气日盛，则进入邪正斗争相持阶段；如宫颈癌病程较长，肿瘤发生全身广泛转移，患者一般情况差，消瘦、乏力、肢软、食少或不欲食、卧床不起，表明邪毒内盛且正气已衰，为邪盛正衰之象。

（2）辨本虚：根据患者的临床症状、体征等情况，首先辨别正虚是属于阴虚还是阳虚。其次，辨明虚在何脏，在脾还是在肾。然后将两方面的内容综合起来，辨明正虚的性质和所属脏腑。一般而言，脾阳虚证见带下量多，色白或淡黄，质稀薄，无臭气，绵绵不断，兼见神疲倦怠，四肢不温，纳少便溏，两足跗肿，面色㿠白，舌质淡，苔白腻，脉缓弱等症；带下量多，色白清冷，稀薄如水，淋漓不断，头晕耳鸣，腰痛如折，畏寒肢冷，小腹冷感，小便频数，夜间尤甚，大便溏薄，面色晦暗，舌淡润，苔薄白，脉沉细而迟为肾阳不足之象；带下量不甚多，色黄或赤白相兼，质稠或有臭气，阴部干涩不适，或有灼热感，腰膝酸软，头晕耳鸣，颧赤唇红，五心烦热，失眠多梦，舌红，苔少或黄腻，脉细数为肾阴亏虚之象。

（3）辨标实：宫颈癌的标实有"湿阻""热结""毒聚""血瘀"的不同，根据带下的色、质、量、味，有无阴道出血、出血的量及性质，月经情况、有无其他兼证等可有助于辨别标实属于四种病机表现的哪一种，或是几种病机兼见并存。带下量不甚多，色黄或赤白相兼，质稠或有臭气为阴虚挟湿；带下量多色黄，质黏稠，有臭气，或如泡沫状，或色自如豆渣状，为湿热下注；带下量多，色黄绿如脓，或浑浊如米泔，质稠，恶臭难闻，属湿毒重证。血带，并兼有阴道出血，色暗红，夹有血块，腹部刺痛或胀痛，痛有定处，唇甲紫暗，属血瘀证。

（4）辨辅检：对有 HPV 感染，近来表现为带下增多、接触性出血者，应提高警惕，需做妇科检查、宫颈脱落细胞学检查，胸腹部 CT、阴道镜，必要时做骨扫描、肠镜、膀胱镜、全身 PET/CT 或 PET/MRI 等检查，有助于早诊断、早治疗。宫颈脱落细胞学、宫颈活检等检查有助于确定病理类型，对中西医结合治疗方案的制定有很大的意义。宫颈癌进一步发展，晚期患者常伴有肾盂积水、阴道膀胱瘘、阴道直肠瘘等严重影响生活质量的情况。在宫颈癌的治疗过程中还应定期复查 B 超、CT 等，有助于评定治疗效果、了解局部和全身转移的情况。

知识点 3

宫颈癌的中医分证论治

证型	主症特点	舌脉	治法	方药
肝郁气滞冲任失调	白带量多,偶带血丝,小腹胀痛,月经失调,情志郁闷,心烦易怒,胸胁胀闷不适	舌苔薄白,脉弦	疏肝理气调理冲任	逍遥散合二仙汤加减
肝经湿热毒蕴下焦	白带量多,色如米泔或浊黄,气味秽臭,下腹、腰骶酸胀疼痛,口干口苦,大便秘结,小便黄赤	舌质红,苔黄或腻,脉滑数	清热利湿疏肝解毒	龙胆泻肝汤合椿树根丸加减
肝肾阴虚瘀毒内蕴	白带量多,色黄或杂色,有腥臭味,阴道不规则出血,头晕耳鸣,手足心热,颧红盗汗,腰背酸痛,下肢酸软,大便秘结,小便涩痛	舌质红绛,苔少,脉细数	滋阴清热化瘀解毒	知柏地黄汤合固经丸加减
脾肾阳虚瘀毒下注	白带量多,有腥臭味,崩中漏下,精神疲惫,面色苍白,颜目水肿,腰酸背痛,四肢不温,纳少乏味,大便溏薄,小便清长	舌淡胖,苔薄白,脉沉细无力	健脾温肾化湿解毒	完带汤加减

知识点 4

宫颈癌中医外治法

（1）隔姜艾灸：将生姜切成薄片,中间针刺数孔置关元穴施灸,每次 15min,以温补肾阳,提升免疫力。

（2）穴位敷贴：

1）健脾补肾,益气扶正：取穴命门、肾俞、膻中、足三里、三阴交等。

2）健脾和胃,降逆止呕：取穴中脘、内关、足三里。

3）耳穴：胃、交感、神门。

4）清热消瘤,消肿利水：将适量芒硝,隔于透气敷料上,外敷于腹部。主治腹中胀气、水饮内停。

5）固涩敛汗：将适量五倍子研粉,醋调呈糊状,隔于透气敷料上,敷于神阙穴。主治自汗、盗汗。

（3）中药保留灌肠：将利湿解毒中药熬制 100ml 直肠滴入,嘱患者尽量长时保留。

（4）中药阴道冲洗：将解毒散结中药煎好,用阴道冲洗器冲洗。

问题四　本患者可能出现的并发症有哪些? 预后如何?

思路　本患者确诊宫颈癌Ⅱb 期,无手术机会,以同步放疗、化疗为主。随着治疗及病情进展可能出现肾盂积水、阴道直肠瘘、阴道膀胱瘘、放射性肠炎等并发症。多学科综合治疗,病情可短暂得到控制或缓解,但总体预后差。

知识点 5

宫颈癌患者日常调护

(1) 注意外阴护理,保持良好的卫生习惯,避免不良性行为,避免经期不良行为,做好经期护理。如放疗后规律阴道冲洗,必要时使用阴道扩张器,尽早恢复性生活,均有利于减少阴道粘连。

(2) 合理避孕,不服用避孕药物。避免流产。

(3) 积极治疗 HPV 感染及其他性传播疾病、妇科炎症疾病,合理使用 HPV 疫苗。

(4) 体育锻炼:太极拳、八段锦等。

(5) 精神调护:帮助患者克服紧张、沮丧、焦虑、恐惧等情绪,保持乐观向上的态度,树立战胜疾病的信心,提高宫颈癌患者的生存质量。

(6) 生活调护:日常生活起居有规律,少食辛辣腌制食品。手术、放疗、化疗期间应注意休息,减少与外界的接触,防止感受外邪加重病情。饮食以清淡、易消化的食物为主,但要注意增加营养的摄入。康复期患者可进行适当的锻炼,以增强体质。

(7) 定期复查、随访。

【临证要点】

1. 对于早期患者手术仍然是本病的主要根治手段,重视多学科综合治疗,力争治愈。

2. 对于不能手术患者,放疗的地位非常重要,重视放疗可防止并发症发生。

3. 中西医结合治疗贯穿始终。围手术期补气养血,健脾和胃;化疗期补气养血,健脾和胃,滋补肝肾;放疗期益气养阴,清热凉血,活血解毒;西医治疗随访期中医维持治疗防复发转移;晚期,体力评分差者,给予纯中医治疗。

4. 定期随访血常规、盆腔影像学等检查,了解病情变化。

5. 防治并发症及危急重症的出现。出现肾盂积水,尽早"双 J 管置人",阴道大量出血患者可考虑栓塞止血治疗,关注阴道直肠瘘、阴道膀胱瘘对生活质量的影响。

6. 本病属于本虚标实之证,临床常见虚实夹杂、标本互见,当辨证论治为主,确定扶正和祛邪的主次,不可一味使用药性彪悍的祛邪药,也不可面面俱到十全大补。

【诊疗流程】

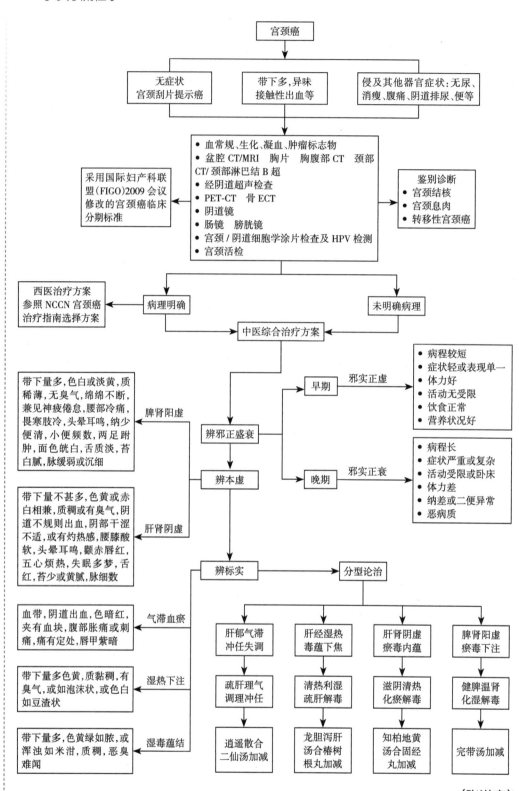

宫颈癌

无症状
宫颈刮片提示癌

带下多,异味
接触性出血等

侵及其他器官症状:无尿、
消瘦、腹痛、阴道排尿、便等

• 血常规、生化、凝血、肿瘤标志物
• 盆腔 CT/MRI　胸片　胸腹部 CT　颈部
CT/颈部淋巴结 B 超
• 经阴道超声检查
• PET-CT　骨 ECT
• 阴道镜
• 肠镜　膀胱镜
• 宫颈/阴道细胞学涂片检查及 HPV 检测
• 宫颈活检

采用国际妇产科联
盟(FIGO)2009 会议
修改的宫颈癌临床
分期标准

鉴别诊断
• 宫颈结核
• 宫颈息肉
• 转移性宫颈癌

西医治疗方案
参照 NCCN 宫颈癌
治疗指南选择方案

病理明确

未明确病理

中医综合治疗方案

辨邪正盛衰

早期 —邪实正虚→

• 病程较短
• 症状轻或表现单一
• 体力好
• 活动无受限
• 饮食正常
• 营养状况好

晚期 —邪实正衰→

• 病程长
• 症状严重或复杂
• 活动受限或卧床
• 体力差
• 纳差或二便异常
• 恶病质

辨本虚

带下量多,色白或淡黄,质
稀薄,无臭气,绵绵不断,
兼见神疲倦怠,腰部冷痛,
畏寒肢冷,头晕耳鸣,纳少
便清,小便频数,两足跗
肿,面色㿠白,舌质淡,苔
白腻,脉缓弱或沉细

←脾肾阳虚—

带下量不甚多,色黄或赤
白相兼,质稠或有臭气,阴
道不规则出血,阴部干涩
不适,或有灼热感,腰膝酸
软,头晕耳鸣,颧赤唇红,
五心烦热,失眠多梦,舌
红,苔少或黄腻,脉细数

←肝肾阴虚—

辨标实

分型论治

血带,阴道出血,色暗红,
夹有血块,腹部胀痛或刺
痛,痛有定处,唇甲紫暗

←气滞血瘀—

肝郁气滞
冲任失调

肝经湿热
毒蕴下焦

肝肾阴虚
瘀毒内蕴

脾肾阳虚
瘀毒下注

带下量多色黄,质黏稠,有
臭气,或如泡沫状,或色白
如豆渣状

←湿热下注—

疏肝理气
调理冲任

清热利湿
疏肝解毒

滋阴清热
化瘀解毒

健脾温肾
化湿解毒

带下量多,色黄绿如脓,或
浑浊如米泔,质稠,恶臭
难闻

←湿毒蕴结—

逍遥散合
二仙汤加减

龙胆泻肝
汤合椿树
根丸加减

知柏地黄
汤合固经
丸加减

完带汤加减

(张洪亮)

扫一扫
测一测

? 复习思考题

1. 宫颈癌的病因病机有哪些？如何理解？
2. 如何理解宫颈癌的病理性质总体为全身属虚,局部属实的本虚标实之证？
3. 宫癌应与哪些疾病相鉴别？
4. 宫颈癌的辅助检查有哪些？

参考文献

1. 罗颂平,谈勇.中医妇科学[M].2版.北京:人民卫生出版社,2012.
2. 周岱翰.中医肿瘤学[M].北京:中国中医药出版社,2011.
3. 崔慧娟,贾立群.实用中西医结合肿瘤内科学[M].北京:中国中医药出版社,2016.
4. 杨新中.肿瘤中医诊疗指南:中华中医药学会标准[M].北京:中国中医药出版社,2008.

第十九章

子宫内膜癌

 培训目标

1. 掌握子宫内膜癌的诊断标准和常用检查。
2. 掌握子宫内膜癌辨证思路及分证论治。
3. 熟悉常用中医综合治疗原则。
4. 了解中医药治疗优势和特色。

　　子宫内膜癌又称子宫体癌,是原发于子宫内膜的上皮性恶性肿瘤,多发生于围绝经期及绝经后妇女。相关危险因素包括生殖内分泌失调性疾病,肥胖、高血压、糖尿病,初潮早与绝经晚,不孕不育,卵巢肿瘤,外源性雌激素,Lynch 综合征等。中医认为本病的病因病机主要为:脾肾亏虚,肝肾阴虚,冲任二脉功能失调;或脾虚痰湿内生,湿蕴化热,湿热下注于胞宫,与瘀血互结化为邪毒发为本病。本病与肝、脾、肾等脏腑相关,其病理因素主要为湿、热、痰、瘀、毒。病理性质属正虚冲任失调为本,湿热瘀毒凝聚为标的本虚标实之证。基本治则是扶正祛邪,攻补兼施,应辨明虚实,分清脏腑。早期邪实,治疗以攻邪为主;中期宜攻补兼施;经手术及放化疗后多以正虚为主,则应扶正固本。本病多表现为阴道不规则流血,绝经后出血,月经紊乱,阴道异常排液以及下腹疼痛等。

　　【典型案例】

　　患者庄某,女,62 岁,退休。就诊日期:2017 年 12 月 14 日。

　　主诉:下腹部隐痛不适 1 年余,加重伴乏力 1 周。

　　现病史:患者 2016 年 7 月以来反复出现下腹部隐痛不适,无阴道流血,未予重视,未及时就医。2016 年 9 月体检发现盆腔包块,遂至当地某医院行阴道彩超示:右附件区囊实性包块(6.2cm×4.5cm×5.4cm),于 2016 年 11 月 9 日在静脉复合麻醉下行宫腔镜检查术＋诊断性刮宫术,术后病检:(宫腔)高分化子宫内膜样腺癌。后于 2016 年 11 月 13 日在全麻下行腹式子宫全切术＋双侧输卵管卵巢切除术＋腹膜多点活检术,术后病检提示肿瘤累及右侧附件。术后行盆腔外照射 25

次(50Gy/2.0Gy/25F),化疗 4 周期(方案:卡铂＋多西紫杉醇)。自发病以来,患者无阴道流血,无发热,无潮热盗汗,无肢体水肿,近 1 个月来体重无明显变化。

既往史:否认高血压、糖尿病、冠心病等疾病史,有先天性卵圆孔未闭病史,有慢性浅表性胃炎病史。否认肺结核、肝炎等传染性疾病史。1979 年因胆囊结石行胆囊切除术,否认输血史,否认中毒史,否认药物食物过敏史,否认疫水疫区接触史,否认家族遗传病史,否认烟酒史。

刻下:形体消瘦,下腹部隐痛不适,神疲乏力,偶有口干,活动后头晕,腰部及双下肢酸软无力,四肢不温,纳差,眠欠佳,大便稀溏,每日 1~2 次,小便清长。

舌脉:舌淡胖,苔薄白,脉细弱。

问题一　本患者目前的临床诊断是什么,其诊断依据?

思路

1. 临床诊断　子宫内膜高分化腺癌并右侧附件转移术后放疗、化疗后,Ⅲa 期。

2. 诊断依据

(1) 临床症状:下腹部隐痛不适,神疲乏力,伴腰部及双下肢酸软无力。

(2) 辅助检查:①阴道彩超示:右附件区囊实性包块(6.2cm×4.5cm×5.4cm);②病检提示:(宫腔)高分化子宫内膜样腺癌,病检提示肿瘤累及右侧附件。

问题二　还需要进一步完善哪些检查?

思路　现阶段本病还需要进一步进行腹部 MRI 或 CT,盆腔 MRI,胸部 CT,骨扫描,浅表淋巴结彩超(腹股沟、腋窝、颈部)等检查,排除远处转移,必要时行 PET-CT 检查;完善血液肿瘤标志物检查,评估病情。

知识点 1

子宫内膜癌常用辅助检查

(1) 子宫内膜活检

内膜活检是子宫内膜癌明确诊断的必要方法。鉴于子宫内膜活检可能有约 10% 的假阴性,如果高度怀疑子宫内膜癌或具有典型症状,子宫内膜活检阴性者,应在麻醉下再次分段诊刮、宫颈管搔刮后送病检,以减少漏诊。子宫内膜活检的指征包括:绝经后或绝经前不规则阴道出血或血性分泌物,排除宫颈病变者;持续阴道排液者;影像学检查发现子宫内膜异常增厚或宫腔赘生物者等。

(2) 彩超检查

目前比较强调绝经后出血患者进行超声检查作为初步检查。经阴道超声检查(TVS)可以了解子宫大小、宫腔内有无赘生物、内膜厚度、肌层有无浸润、附件肿物大小及性质等,为最常用的无创辅助检查方法。绝经后妇女内膜厚度 <5mm 时,其阴性预测值可达 96%。如子宫内膜厚度 >5mm 时,应对绝经后患者进行子宫内膜活检。

(3) 影像学检查

进一步了解子宫肌层病变和盆腔情况,包括:

1）盆腔MRI：子宫内膜癌首选影像学检查方法。MRI能够清晰显示子宫内膜及肌层结构，用于明确病变大小、位置，肌层侵犯深度，宫颈、阴道是否侵犯，是否侵犯子宫体外、阴道、膀胱及直肠，以及盆腔内的肿瘤播散，观察盆腔、腹膜后区及腹股沟区的淋巴结转移情况。盆腔MRI增强：通过注入对比剂，显示病变的边缘、内部结构、血供情况、与邻近组织的关系等，并可以与炎性病变等鉴别，能清楚显示肿瘤的范围、大小、形态。磁共振弥散加权成像（DWI）：MRI成象存在一定的交叉，以致在临床工作中常发生误诊，DWI在这方面可以提供更多的参考信息。DWI能提供不同于常规核磁共振成像的组织对比、病理状态信息以及水分子弥散的信号比例。

2）腹部CT检查：优势在于显示中晚期病变，评价病变侵犯子宫外、膀胱、直肠情况，显示腹盆腔、腹膜后及双侧腹股沟区淋巴结转移，以及腹盆腔其他器官及腹膜转移情况。对于有核磁禁忌证的患者应选择CT扫描。

3）酌情选择胸部CT、骨扫描、PET-CT等检查，排除远处扩散，确定临床分期。

（4）实验室检查

子宫内膜癌还没有已知敏感的肿瘤标志物可用于诊断与随访。部分患者可出现CA125或CA19-9、CA153或HE-4异常，与组织学类型、肌层浸润深度及子宫外受侵等因素具有相关性，对疾病诊断及术后病情监测有一定的参考价值。

（5）激素受体检查

子宫内膜增殖依赖卵巢分泌的雌激素和孕激素，而雌激素和孕激素需通过与雌激素受体（ER）和孕激素受体（PR）结合发挥生理作用。当细胞发生癌变时，受体作用失常，产生量发生变化。因此ER、PR的表达状态，与子宫内膜癌的手术病理分期、组织学分级、病理类型有一定关系，并在一定程度上影响患者的预后。

（6）其他病理学检查

发现淋巴结肿大时，可行局部穿刺或活检；腹水或者腹腔冲洗液送细胞病理检查；开腹或腹腔镜下直视评估腹膜、膈肌，以及腹腔器官与腹膜可疑处活检。

（7）细胞学检查

经宫腔获取内膜脱落细胞，常用子宫内膜细胞采集器结合液基细胞学制片技术，有较高准确性。

病史补充

生活质量——PS评分1分。

2017-12-30　胸部CT示：①双肺纹理增多；②心影增大，主动脉硬化症。

2017-12-30　腹盆腔CT示：①子宫及附件未见显示；②腹、盆腔内未见肿块或肿大淋巴结或积液，所见大小肠也未见明显改变。

2017-12-30　血常规：白细胞$3.8×10^9$/L。淋巴细胞亚群：$CD3^+$/LY 37%，$CD4^+$/$CD8^+$ 0.52%。

问题三　患者目前治疗方案如何?

思路

1. 西医诊断　子宫内膜高分化腺癌并右侧附件转移术后放化疗后,Ⅲa 期。

2. 西医治疗原则　本患者目前已确诊为子宫内膜癌,经手术及放疗、化疗治疗,结合 PS 评分,参考《NCCN 临床实践指南:子宫内膜癌》,建议 2~3 年内,每 3~6 个月复查 1 次,3 年后每半年复查 1 次。随访内容包括:关于可能的复发症状、辅助检查、生活方式、运动、营养咨询、性健康的健康宣教。

3. 中医诊断　子宫内膜癌,证属脾肾亏虚。

4. 辨证分析　患者诊断明确,因痰湿瘀毒下结于子宫发为本病,故见子宫内膜癌瘤;又因患者病久,且经手术及放疗、化疗损伤后,正气不足,终至脾肾亏虚。临床表现为形体消瘦,下腹部隐痛不适,神疲乏力,偶有口干,活动后头晕,腰部及双下肢酸软无力,四肢不温,纳眠差,小便清长,大便稀溏等;舌淡胖苔薄白,脉细弱,均为脾肾亏虚之征象。综上所述,本病为正虚标实之证。

本病病位在子宫,病久冲任损伤,脾胃亏虚,无以濡养,则刻下见腹部隐痛;脾肾不足,运化无力,气血生化乏源,伴见神疲乏力,纳差;活动后更耗伤正气,脾清阳不升,则出现活动后头晕乏力;肾主骨生髓,肾阳不足无以温煦,则见腰部及双下肢酸软无力,四肢不温;舌淡胖苔薄白,脉细弱皆可佐证。综上所述,正虚属"脾肾亏虚",而肿瘤累及右侧附件,提示标实为"痰瘀凝聚"。

5. 治法方药

温肾健脾,益气固涩。

太子参 30g	白术 20g	茯苓 15g	黄芪 30g
法半夏 15g	山茱萸 15g	熟地黄 15g	山药 15g
牡丹皮 10g	泽泻 15g	海螵蛸 15g	莲子 20g
白芍 15g	枸杞子 15g	桂枝 10g	炙升麻 15g

方中太子参清补,合白术、法半夏健脾益气血;黄芪合炙升麻益气扶正;莲子补脾止泻,益肾涩精;熟地黄滋阴补肾生精,配伍山茱萸、山药、枸杞子养脾益精;泽泻、茯苓利水渗湿,配桂枝又善温化痰饮;牡丹皮活血散瘀,伍桂枝则可调血分之滞,寓泻于补;海螵蛸收敛涩精;佐以白芍补益肝肾,养血敛阴。

中成药治疗:复方斑蝥胶囊口服,每次 0.75g,每日 2 次;健脾益肾颗粒口服,每次 30g,每日 2 次。

艾灸:腰俞、命门、三阴交等穴。

耳针:脾、肾、交感等。

 知识点 2

子宫内膜癌的中医辨证思路

(1) 辨邪正盛衰

子宫内膜癌发展相对缓慢,多数局限于子宫内膜或宫腔内,但部分特殊病理类型如乳头浆液性腺癌、鳞腺癌和低分化癌进展较快,短期内易出现转移。在病程中需要辨邪正盛衰,了解患者病情轻重,权衡扶正与祛邪的利弊,合理遣方用药。病程初期以邪实为主,癌瘤局限,蕴结胞宫,患者临床症状尚不十分明显或症状较轻,基本情况良好;随着病程进展,邪气与正气斗争进入相持阶段;日久癌瘤损伤冲任,暗耗气血,可出现转移,患者一般情况差,身体功能受到严重损伤,体力、饮食、起居等受影响,此时正气亏虚,邪毒内盛,为邪盛正衰之象;经手术、放疗、化疗后,多见正虚为主。

(2)辨本虚及所属脏腑

子宫内膜癌多与肝、脾、肾相关,正气亏虚是癌肿发生发展的根本原因。如阴道出血,量少色鲜红或暗,潮热盗汗,腰膝酸软,五心烦热,头晕耳鸣,舌红少苔,脉弦细数,为肝肾阴虚之象;脾虚可生痰湿,痰湿蕴结之证可见虚实夹杂;阴道流血,淋漓不净,色淡质稀,带下量多,腰酸目眩,乏力纳呆,舌淡胖边有齿痕,苔薄白,脉沉细无力,为脾肾亏虚之象。

(3)辨标实

子宫内膜癌的病理因素主要为湿、热、痰、瘀、毒,根据其侧重不同,可分为不同证型,可见一种或夹杂出现。如湿热下注可见阴道出血,颜色紫红或红,带下色黄赤,臭秽难闻,伴口苦口黏,舌红苔黄腻,脉滑数;痰湿结聚可见阴道流血,淋漓不净,质黏腻,带下量多质黏,形体肥胖,舌淡苔白腻,脉濡滑;瘀毒内结可见阴道出血,色紫黑,有血块,肿块固定,痛如针刺,舌质暗夹瘀点,脉涩。

📋 知识点3

子宫内膜癌的中医分证论治

证型	主症特点	舌脉	治法	方药
湿热下注	阴道出血,颜色紫红或红,带下色黄赤,臭秽难闻,伴口苦口黏,小便黄浊,大便不畅	舌红苔黄腻,脉滑数	清热利湿解毒抗癌	黄连解毒汤加减
痰湿结聚	阴道流血,淋漓不净,质黏腻,带下量多质黏,形体肥胖,伴嗜睡乏力,纳呆便溏	舌淡苔白腻,脉濡滑	化湿涤痰软坚散结	苍附导痰丸加减
瘀毒内结	阴道出血,色紫黑,有血块,小腹可触及肿块,痛处固定,痛如针刺	舌质暗夹瘀点,脉涩	活血化瘀消癥止痛	少腹逐瘀汤加减
肝肾阴虚	阴道出血,量少色鲜红或暗,潮热盗汗,腰膝酸软,五心烦热,眩晕耳鸣,颧红咽干	舌红少苔,脉弦细数	滋阴降火清热解毒	知柏地黄丸加减
脾肾亏虚	阴道流血,淋漓不净,色淡质稀,带下量多,腰酸目眩,水肿肢冷,乏力纳呆,小便清长,便溏	舌淡胖边有齿痕,苔薄白,脉沉细无力	温肾健脾益气固涩	固冲汤合肾气丸加减

知识点 4

子宫内膜癌中医外治法

（1）温和灸

将艾条一端点燃，对准双侧足三里穴，距皮肤 2~3cm 进行温灸，以局部有温热感为宜，每次 10~15min，以益气健脾，活血通络。

（2）隔姜灸

将生姜切成薄片，中间针刺数孔置关元穴施灸，每次 15min，以温补肾阳，提升免疫力。

（3）穴位贴敷

1）健脾补肾，益气升阳：取穴关元、气海、肾俞、脾俞、足三里、命门等。

2）健脾利湿，和胃化痰：取穴中脘、内关、丰隆、足三里、阳陵泉等。

3）益气养阴，补益肝肾：取穴足三里、三阴交、肾俞、太溪、涌泉等。

4）活血止痛，通利血脉：取穴血海、太冲、中极、次髎、膈俞等。

5）清热消肿，化瘀止痛：由侧柏叶、大黄、黄柏、薄荷、泽兰组成，共研细末，水调外敷于下腹部，适用于子宫内膜癌证属毒瘀互结者。

（4）针灸

取穴：腰俞、命门、带脉、次髎、三阴交。

操作：皮肤常规消毒后，快速进针，到达穴位深部，产生酸胀麻感，中度刺激，运针 3min，留针 10min，每日 1 次，5~7 日为 1 个疗程。适用于子宫内膜癌疼痛的辅助治疗。

问题四　本患者可能出现的并发症有哪些？预后如何？

思路　对于本患者来说，在经过手术及放疗、化疗后，仍有可能出现复发及转移，如盆腔内（转移至阴道、膀胱、肠 / 直肠、宫旁、淋巴结）、腹腔，甚至病变超出腹腔或转移到肝脏。若多学科综合治疗有效，病情可望控制，带瘤生存。

　知识点 5

子宫内膜癌患者日常调护

（1）普及防癌知识，定期体检，重视绝经后妇女阴道流血和生育期妇女月经紊乱的诊治，必要时诊刮以明确诊断。

（2）规范雌激素制剂的应用。

（3）对高危因素人群应密切随访及监测。

（4）鼓励患者树立乐观积极的心态，进行适度体育锻炼，提高免疫力，适寒温、慎起居。

（5）生活调护：改善生活方式，养成良好作息习惯，宜食用高蛋白、高维生素的食物，少吃油腻、辛辣的食物。培养健康的性生活（包括阴道扩张器、润滑剂或者保湿剂的使用）。

【临证要点】

1. 若能早期诊断及治疗子宫内膜癌,预后较好。重视高危因素及高危人群,有异常症状者及时就医。

2. 子宫内膜癌的治疗以手术为主,辅以放疗、化疗、激素和中医药等综合治疗。治疗方案应根据病理诊断和组织学类型,以及患者的年龄、全身状况、有无生育要求、有无手术禁忌证、有无内科合并症等综合评估以制订治疗方案。强调有计划的、合理的综合治疗,多学科交叉融合,并重视个体化治疗。

3. 中医药应全程介入子宫内膜癌的治疗中,配合中医辨证论治,在手术及放疗、化疗时能起到独特的增效减毒、改善全身症状、提高生活质量、延长生存期的作用。

4. 应注意病程中可能出现的急症,如阴道突然大出血,此时应以止血防脱,急则治标为主。

5. 治疗后应定期随访,包括盆腔检查、阴道细胞学涂片、胸部影像学检查、血清CA125 检查等。

6. 本病病理性质总属本虚标实,治疗的基本原则是扶正祛邪,攻补兼施,当辨证论治为主,权衡扶正与祛邪。

【诊疗流程】

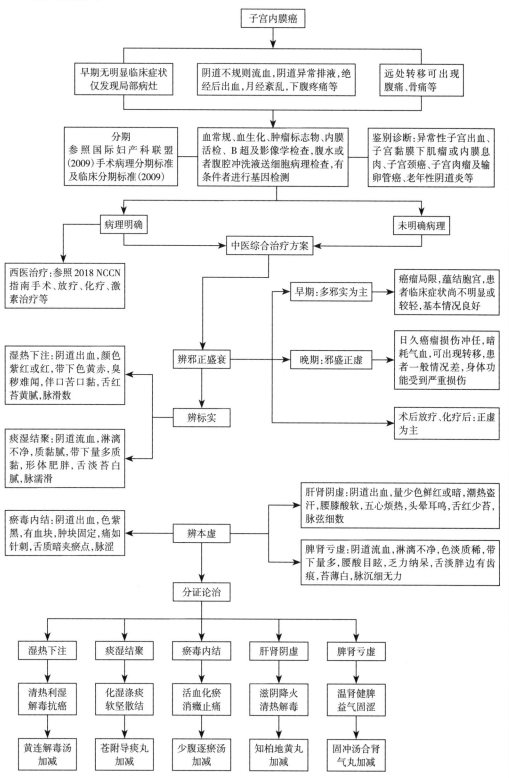

(李 艺)

❓ 复习思考题

1. 子宫内膜癌的病因病机有哪些？如何理解？

2. 如何理解子宫内膜癌的病理性质为正虚冲任失调为本，湿热瘀毒凝聚为标的本虚标实之证？

3. 子宫内膜癌应与哪些疾病相鉴别？

4. 子宫内膜癌的辅助检查有哪些？

参考文献

1. 杜惠兰.中西医结合妇产科学[M].北京:中国中医药出版社,2012.

2. 周岱翰.中医肿瘤学[M].北京:中国中医药出版社,2011.

3. 周际昌.实用肿瘤内科治疗[M].2版.北京:北京科学技术出版社,2016.

4. 周琦,吴小华,刘继红,等.子宫内膜癌诊断与治疗指南[J].4版.中国实用妇科与产科杂志,2018,34(08):880-886.

5. 中华人民共和国国家卫生健康委员会.子宫内膜癌诊治规范[S].2018.

第二十章

前 列 腺 癌

培训目标

1. 掌握前列腺癌的辨证思路及分证论治。
2. 熟悉前列腺癌诊断标准及和常规检查。
3. 了解中医药治疗前列腺癌的优势和特色。

前列腺癌是指发生在前列腺的上皮性恶性肿瘤,是男性泌尿生殖系统中最常见的肿瘤之一,常发生于前列腺后叶,侧叶次之,而绝大部分是发生在腺体外周腺管上的腺癌。患者早期表现为小便淋漓或排尿困难,甚则出现前列腺硬结及会阴部疼痛。直肠指诊是前列腺癌早期诊断的重要手段之一。随着疾病的进展,病灶可通过局部浸润、淋巴转移和血行转移等途径转移到任何部位,其中,骨转移最常发生。其病因病机主要因纵欲过度,肾精虚衰、天癸枯竭,损及元阳,导致肾阴阳两虚;过食肥甘燥烈之品生热助湿,湿热下注;纵欲过度或思欲不遂,使前列腺经常处于充血状态,日久引起瘀血内停;加之外界毒邪乘虚侵入下焦,致使肾与膀胱气化失司,脏腑功能紊乱,气血津液运化失常,湿热、瘀血、癌毒内生,最终诱发前列腺癌形成。治疗原则中当注意分阶段治疗,疾病早期以邪实表现为甚,以攻邪为主;邪正交争之时,当扶正祛邪兼顾;而疾病发展至后期,正气亏虚,应注意扶正为主,固本以祛邪。

【典型案例】

患者郭某,男,70岁,退休。初诊时间:2017年12月。

主诉:排尿困难8个月,加重伴乏力半月余。

现病史:患者于2017年4月因无明显诱因出现"排尿困难",就诊于某三甲医院,查泌尿彩超示:前列腺内部回声欠均匀,可见钙化强光团。继查前列腺特异性抗原示:TPSA 17.10ng/ml,FPSA 2.048ng/ml。进一步查盆腔MR示:前列腺左侧外周异常信号,为进一步了解病情,穿刺取病理示:前列腺腺癌(Gleason评分3+3=6分),现患者乏力伴排尿困难,就诊于我院。

既往史:否认高血压、糖尿病、冠心病等其他内科疾病史。否认肺结核、肝炎等传染性疾病史,否认手术外伤史,否认输血史,否认中毒史,否认药物及食物过敏史。否认疫水疫区接触史,否认家族遗传病史。

刻下:患者神清,精神弱,周身乏力,排尿困难,淋漓不尽,小腹坠胀,腰膝酸痛,会阴部偶有坠胀感,潮热盗汗,纳可,夜寐欠安,大便调。

舌脉:舌质红,少苔,脉细数。

问题一 本患者目前的临床诊断是什么,其诊断依据为?

思路

1. 临床诊断 前列腺癌(Gleason V 级)。

2. 诊断依据

(1)临床症状:周身乏力,排尿困难,淋漓不尽,小腹坠胀,腰膝酸痛,会阴部偶有坠胀感,潮热盗汗。

(2)辅助检查:①泌尿彩超示:前列腺内部回声欠均匀,可见钙化强光团;②前列腺特异性抗原示:TPSA 17.10ng/ml,FPSA 2.048ng/ml;③盆腔 MR 示:前列腺左侧外周异常信号;④穿刺病理示:前列腺癌(Gleason 评分 3+3=6 分)。

问题二 还需要进一步完善哪些检查?

思路 目前,还需要进一步检查 MR 或 CT,骨扫描等检查,排除骨转移以及其他脏器转移,评估病情。

 知识点 1

前列腺癌常用的辅助检查

(1)影像学检查

彩色超声、X 线、CT 等相关检查,尤其是前列腺核磁共振检查,可以对前列腺癌的形态、大小和有无周围浸润等情况进行明确了解,并且对前列腺癌的分期、选择合理的治疗方案和估计预后有参考价值。因为前列腺癌最易出现骨转移,所以相应的放射性核素骨扫描联合 X 线检查也是必要的,有助于前列腺癌骨转移的早期诊断。

(2)病理学检测

穿刺活检是前列腺癌诊断的金标准,尤其是经直肠穿刺和(或)经会阴穿刺前列腺活检术对前列腺癌的准确诊断率可达 90% 以上。

(3)前列腺特异性抗原测定

PSA 是由前列腺上皮产生的一种糖蛋白酶,目前作为前列腺癌敏感性强且特异性高的肿瘤标志物,总阳性率为 70% 以上,晚期患者 90% 以上为阳性。

病史补充

生活质量——PS 评分 1 分。

 患者进一步完善检查:查全身骨扫描(2017 年 6 月)示:双侧肋骨多处、盆骨及骶骨多处、双侧股骨等不同程度见放射性浓聚,考虑转移性病变。

问题三 患者目前治疗方案如何?

思路

1. 西医诊断 前列腺癌,腺癌,骨转移。C-T$_{3a}$N$_0$M$_1$Ⅳ期。

2. 西医治疗原则 本患者目前诊断前列腺癌,可行根治术切除,术后进一步治疗结合 PS 评分,参考 2018 年《NCCN 临床实践指南:前列腺癌》,考虑放疗联合内分泌治疗,并行相应抗骨转移治疗。

3. 中医诊断 前列腺癌,证属肝肾阴虚。

4. 辨证分析 患者自发病以来,症见尿频,尿淋漓,盗汗,五心烦热,夜晚尤甚,此为典型的阴虚之象。而患者为老年男性,正气本虚,邪毒易伤人正气,故见周身乏力,邪之所凑,其气必虚。本病之病位在肝、肾,肾主骨生髓,肝肾亏虚则骨质易受邪气侵袭,肝肾亏虚证常见腰膝酸软,甚则发生腰痛。观其脉证,舌红少苔,脉细数亦可为辨证佐证。

5. 治法方药

滋养肝肾,解毒散结。方用六味地黄汤加减。

熟地黄 15g	山茱萸 15g	山药 15g	黄芪 30g
茯苓 10g	泽泻 10g	牡丹皮 10g	白花蛇舌草 30g
龙骨 30g	牡蛎 30g	郁金 10g	姜黄 10g
醋莪术 10g	王不留行 10g	桑寄生 15g	杜仲 15g

此方以六味地黄丸为底方,意在补益肝肾为先。方中熟地黄、山茱萸、山药重在滋补肾阴,桑寄生、杜仲益肾固精,而茯苓、泽泻、牡丹皮以通利下焦、利尿通淋,重用黄芪以补气,龙骨、牡蛎在软坚散结的同时,兼以收涩固精,白花蛇舌草清热解毒以抗肿瘤,郁金、姜黄、莪术、王不留行以活血通络、解毒散结。

中成药治疗:金水宝胶囊,1g,每日 3 次。

艾灸:肾俞、膀胱俞、关元 20min,每日 1 次。

知识点 2

前列腺癌的中医辨证要点

(1) 辨分期

1) 前列腺癌早期

正邪相争,湿热、瘀血之邪盛,正气未虚,治当清热利湿解毒,疏肝理气,活血化瘀为主,结合体质辨证施治。

2) 前列腺癌中期

正邪交争,虚实夹杂、瘀血内阻、毒瘀互结,小便滴沥,尿如细线,或癃闭不通,腰及少腹疼痛难忍。治当攻补兼施,活血化瘀、解毒散结、扶正抗癌。肝肾阴虚为主、瘀血内结者,症见排尿困难,尿流变细,排尿疼痛,进行性加重,时有血尿,形体消瘦,低热盗汗,口唇紫暗,舌紫暗,有瘀斑、瘀点,脉细涩或弦细数。

3）前列腺癌晚期

正气已衰,无力抗邪,故应以扶正为主,兼以解毒抗癌。气虚及阳,肾阳虚衰者,症见小便排出无力或点滴不通,尿色浑浊,面色㿠白,腰膝酸软,畏寒肢冷,舌淡苔白,脉沉细。

（2）辨本虚

1）气虚证

主症:神疲乏力,少气懒言,排尿无力或点滴不通。

兼症:面色无华,消瘦,心悸,动则气促,头晕眼花,饮食减退。

舌象:舌淡胖,苔白滑。

脉象:脉沉细或脉沉迟。

2）阴虚证

主症:五心烦热,咽干口燥,小便涩痛。

兼症:腰膝酸软,心悸,身疼腰痛,潮热盗汗,消瘦,口干。

舌象:舌红少苔而干。

脉象:脉细数。

3）阳虚证

主症:面色㿠白,畏寒肢冷,小便失禁。

兼症:排尿乏力,尿流渐细,下肢酸软,喜温喜按,水肿,大便溏泄,小便不通或点滴不爽,腰膝冷痛,畏寒肢冷。

舌象:舌淡苔白,或舌胖大苔白。

脉象:脉沉迟或脉细弱。

（3）辨标实

1）血瘀证

主症:腰骶疼痛,刺痛固定,肌肤甲错。

兼症:小便点滴而下,尿如细线,时而通畅,时有阻塞不通,尿色紫暗有块,少腹积块。

舌象:舌质紫暗或舌有瘀斑、瘀点或舌胖嫩,苔白滑或滑腻,苔厚腻或脓腐苔。

脉象:脉沉弦或脉弦涩。

2）热毒证

主症:口苦身热,尿赤便结。

兼症:小便不畅,口苦口黏,渴而不欲饮,时有发热起伏,小便滴沥不通或成癃闭,偶有血尿,腰痛不适,小腹胀满。

舌象:舌红绛或舌有红点、芒刺,苔黄而干,或苔黄燥,或苔黄厚黏腻。

脉象:脉滑数或脉洪数。

知识点 3

前列腺癌的中医分证论治

证型	主症特点	舌脉	治法	方药
湿热蕴结	轻度尿频,排尿不畅,小腹胀满,伴有灼热感,口干口苦,小便赤涩,阴囊潮湿,大便干结	舌质暗红,苔黄腻,脉滑数	清热解毒利湿散结	八正散加减
血瘀内阻	小便滴沥,尿如细线,或癃闭不通,小腹作痛,腰痛连及少腹,时痛剧难忍,行动艰难,痛有定处,烦躁易怒,口唇紫暗	舌紫暗,有瘀斑、瘀点,脉细涩或弦细	活血化瘀散结止痛	膈下逐瘀汤加减
肝肾阴虚	排尿困难,尿流变细,排尿疼痛,进行性加重,时有血尿,可有腰骶部及下腹部疼痛,头晕耳鸣,口干心烦,失眠盗汗,大便干燥	舌质红苔少,脉细数	滋养肝肾解毒散结	六味地黄汤加减
气血两亏	小便点滴不通或排便无力,尿血及腐肉,腰骶部疼痛并向双下肢放射,神疲气短,面色苍白,四肢倦怠	舌淡,苔白,脉沉细无力	补益气血	十全大补汤加减

知识点 4

前列腺癌中医外治法

(1) 中药灌肠疗法

消瘀散结灌肠剂:由山慈菇、夏枯草、莪术、虎杖、吴茱萸组成。

用法:消瘀散结灌肠剂 100ml 保留灌肠,每日 2 次,60 天为 1 个疗程。

(2) 针灸治疗

针灸治疗可改善肿瘤患者的临床症状、减轻放化疗不良反应。

1) 泌尿系统症状:实证者常选用肾俞、膀胱俞、中极、三阴交等穴位,中弱刺激,留针 15min,间歇运针,每日 1 次,5~10 次为 1 个疗程。虚证选用肾俞、关元、中极、膀胱俞等穴位,轻刺激,再用艾条灸,并针足三里。

2) 化疗后所致骨髓抑制:以足三里、三阴交、合谷、大椎、中脘、膈俞为主,兼血海、地机、脾俞、肾俞配合十全大补汤,于化疗开始时针灸,针刺手法以补法为主,得气后留针 15~30min。

3) 治疗晚期前列腺癌:口服汤剂的同时,用针刺足三里、三阴交、膀胱俞、关元俞、委中、承山、阴陵泉、中极、关元等穴。每周针刺 2 次(3 个月后改为每周 1 次),针刺手法以平补平泻为主,得气后留针 15~30min。

(3) 改良式隔物灸法

先用细盐粒填满神阙,后将生姜捣碎取汁,把用姜汁浸湿的棉布平铺于腹部,将艾绒放进圆锥形的艾灸器中,点燃艾绒。在腹部棉布上以任脉的神阙穴为中心进行温灸,以患者能耐受为度,待其全部燃尽,更换艾绒,连续灸30min后用纱布覆盖神阙穴并固定,以防止盐粒流出。同法灸腰部,腰部以膀胱经和督脉为重点。适应于前列腺癌术后尿失禁。疗程:每日1次,连续3周。

知识点5

中医药治疗前列腺癌术后常见并发症

常见的前列腺癌术后并发症除了尿失禁之外,还有继发性尿道狭窄及膀胱尿道口狭窄、淋巴囊肿、深静脉血栓等。

(1) 尿失禁

尿失禁是前列腺癌根治术后常见的并发症之一。中医认为尿失禁多因脾肾亏虚、下焦虚寒以致膀胱不能收摄尿液;或因为尿路损伤、湿热瘀血阻滞以致尿路失约。肾气不足者治以固肾缩尿,常用药物有菟丝子、芡实、山萸肉等;脾气亏虚者治以健脾益气,常用药物如黄芪、白术等;湿热蕴结者治以清热利湿,常用药物有黄柏、秦皮、茵陈等;瘀血阻滞者治以化瘀通络,常用药物有三棱、莪术、三七等。针灸治疗对尿失禁疗效亦佳,常用穴位有大敦、关元、太冲、水道等。

(2) 尿道狭窄及膀胱尿道口狭窄

尿道狭窄及膀胱尿道口狭窄是另外一类常见的并发症。中医认为癃闭其基本病位在膀胱,与肺、脾、肾、三焦密切相关,总因属气化失司,治疗上以宣肺健脾补肾以助气化而利尿。中医针刺治疗此类并发症亦有特色所在,虚证常用补法,针刺肾俞、脾俞、三焦俞、气海、关元、足三里;实证常用泻法,针刺中极、膀胱俞、三阴交、阴陵泉、照海等。此外,艾灸也有一定疗效,常用穴位有气海、关元、中极等。

(3) 淋巴囊肿

淋巴囊肿是前列腺癌淋巴清扫术后并发症之一。中医认为这类情况属于"痰毒""痰核""核"一类疾病,多因痰湿交结所致,治疗多以燥湿化痰为主,常用药物有半夏、王不留行、瓜蒌、鱼腥草等,中成药可选用西黄丸口服。中医外治法可选用大黄、芒硝外敷治疗,以改善局部循环。

(4) 深静脉血栓

深静脉血栓是并发症中较为严重的一种。中医学认为深静脉血栓的形成是由气滞血瘀、气血运行不畅、瘀血阻于脉道,营血回流受阻,水津外溢,聚而为湿、为肿。治疗上多以疏理气血为主,常用药物有川芎、三七、桃仁、丹参、红花、鸡血藤等,常用的中药制剂有丹参注射液、清脉通络丸等。中药外治法主要是应用活血通络以及凉血解毒药物进行泡洗、熏蒸或外敷治疗。

问题四　本患者经过内分泌治疗后,出现潮热、盗汗、性欲减退症状,针对这些内分泌治疗后所产生的副作用,如何借助中医药的方法来解决?

思路　该患者内分泌治疗后出现潮热、盗汗,为肝肾阴虚所致,治疗宜滋养肝肾,常用药物有党参、白术、丹参、龟甲、黄精、益母草等;出现性欲减退与人体的先天之本——肾阳虚弱有关,滋阴壮阳的中药有增强性欲的作用,治疗多以补肾阳的中药为主,常用药物有:熟地黄、菟丝子、锁阳、枸杞子、肉桂、五味子、鹿茸、怀牛膝、补骨脂、熟附片、淫羊藿、覆盆子、怀山药等。

问题五　就该患者来讲,在接受手术及内分泌治疗后,将会进入"观察等待期",此时中医药治疗如何延缓疾病复发?

思路　就该患者而言,当接受了前列腺癌根治术及内分泌治疗后(或治疗期间),可以说进入了现代医学的"观察等待期"。该患者需要做的是定期监测血清PSA水平,此时中医药能够发挥其治疗优势,针对前期我们已给出患者证属肝肾阴虚,结合患者舌脉、症状体征予以六味地黄汤加减。由于肾藏真阴而寓元阳,为先天之本,前列腺癌导致真阴受损,封藏之职失司,往往术后亦然,如该患者术后仍有腰膝酸痛、潮热盗汗等症状,可继续从补肾阴入手。若此时患者已经开始接收内分泌治疗,则会因内分泌剧烈变化导致诸多不良反应,易出现口燥咽干、身疲乏力、五心烦热、头晕眼花、失眠健忘等症,此时应壮水之主以制阳光,而乙癸同源,肺为水之上源,肾水不足可累及肝肺,故针对该患者治疗,滋水涵木、金水相生可作为阶段性治疗的重点,以保护重要脏器功能,防治病变转移。

知识点 6

前列腺癌的预防和调护

(1) 前列腺癌的观察等待期主要分为两部分,一个是早期低危的前列腺癌,肿瘤无明显病状时;另一个是局限性前列腺癌局部治愈性治疗后的阶段。针对前列腺癌的观察等待期,中医药可以从治未病的角度出发,发挥优势。

(2) 未病先防:中老年群体随着年龄的增长,正气逐渐亏虚,脏腑功能减弱,抗病能力也逐渐下降。未病先防的根本目的就是通过增强人体正气,以抵御各种致病因素的侵袭。因此,针对前列腺癌的易患人群,从治未病的角度,积极引导易患人群锻炼身体,调畅情志,饮食有节,起居有常,以提高机体的抗病能力,在此阶段的养生防护可防患于未然,降低患病的风险。

(3) 既病防变:前列腺癌患者早期症状不明显,甚至没有任何症状表现,一般多属于偶然发现。病发之初,病灶侵袭尚浅,在此阶段应尽早治疗,可将疾病消灭在萌芽阶段或者延缓病情的进展。运用中医中药应当着重调护脏腑,顾护正气,兼以祛邪,这种理论思想可以贯穿前列腺癌治疗的始末,而临床上应针对前列腺癌脾肾亏虚,毒瘀并存的基本病机,以健脾益气、补肾填精为主要治则,在扶助正气的基础上,针对湿、毒、瘀三种病理产物,兼以健脾利湿、解毒祛瘀,更快更有效的去除癌毒,截断病势。

【临证要点】

1. 对于早期无症状的直肠指诊肿块或者PSA升高现象,仍要积极明确病理,鉴别诊断,以防误诊漏诊。

2. 中医治疗以整体观念、辨证论治为指导,经历了手术、内分泌治疗或放、化疗等,此时患者常有阴阳失调、正气亏虚之证,同时又伴有一系列不良反应和并发症,中医药治疗的主要目的在于减毒增效,改善临床症状,稳定病灶,提高生存质量,延长生存期。

3. 定期复查 PSA、前列腺彩超等影像学检查。

4. 预防并发症,骨转移患者应予以积极防护,预防出现病理性骨折、截瘫等。

5. 本病属于本虚标实之证,临床常虚实夹杂、标本互见,当辨证论治为主,确定扶正和祛邪的主次,不可一味使用药性峻猛的攻邪药,此外,为避免雄激素刺激,要慎重使用补肾阳的中药。

【诊疗流程】

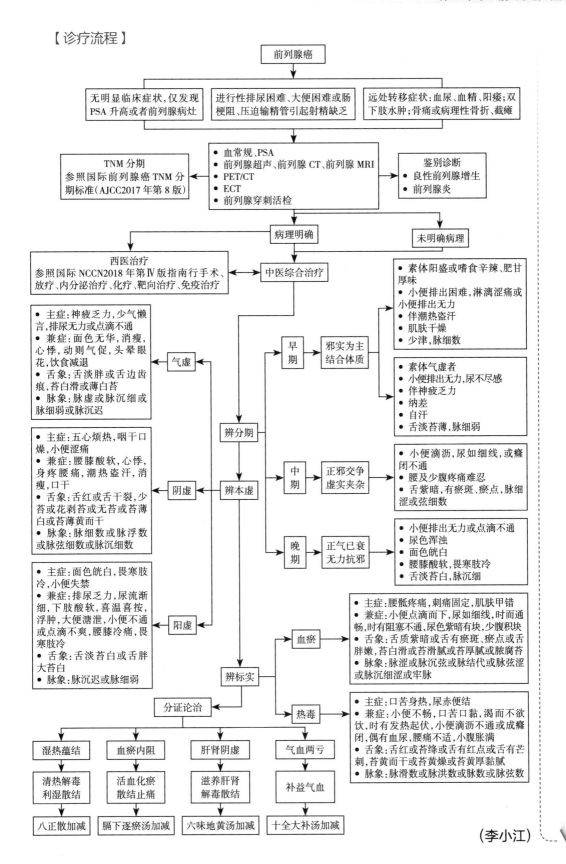

(李小江)

? 复习思考题

1. 前列腺癌的中医分型？
2. 前列腺癌常用的辅助检查？
3. 前列腺癌的预防和调护？
4. 中医治疗前列腺癌的优势？

参考文献

1. 贾英杰.中西医结合肿瘤学[M].武汉:华中科技大学出版社,2009.
2. 周仲英.中医内科学[M].北京:中国中医药出版社,2017.
3. 周岱翰.中医肿瘤学[M].北京:中国中医药出版社,2011.
4. 那彦群,叶章群,孙光,等.中国泌尿外科诊疗指南[M].北京:人民卫生出版社,2011.
5. 许鹏,王荫槐.前列腺癌根治术后尿失禁预防及治疗的研究进展[J].临床泌尿外科杂志,2019,34(04):312-318.
6. 石永柱.桑螵蛸散加味联合前列冲剂治疗前列腺癌根治术后尿失禁疗效及对尿动力学的影响[J].现代中西医结合杂志,2018,27(15):1679-1682.
7. 张安邦.前列腺癌根治术后尿失禁相关因素探讨[D].长春:吉林大学,2018.
8. 李超然,刘德柱,姜德友.癃闭源流考[J].江苏中医药,2014(8):69-70.
9. 张春和,杨会志.中医古籍对癃闭证候学规律的认识与探讨[J].云南中医学院报,2011,34(4):55-57.
10. 蔡俊刚,韩书明,刘芳,等.中药内外合治治疗下肢深静脉血栓形成后综合征96例[J].河北中医,2007,11(29):981
11. 姜家康.李令根治疗下肢深静脉血栓形成的学术思想综述[J].中外健康文摘,2012,9(1):165-166.
12. 张瑶,李小江,贾英杰.中医药联合内分泌疗法治疗前列腺癌的研究进展[J].时珍国医国药,2017,28(04):952-954.
13. 王树声,古炽明.中医药治疗前列腺癌的探索与优势[J].中国中西医结合外科杂志,2010,16(03):263-265.

第二十一章

白 血 病

PPT 课件

21章PPT

 培训目标

1. 掌握白血病的诊断标准和常用检查。

2. 掌握白血病辨证思路及分证论治。

3. 熟悉常用中医综合治疗原则。

4. 了解中医药治疗优势和特色。

白血病是一类造血干细胞恶性克隆性疾病。克隆性白血病细胞因为增殖失控、分化障碍、凋亡受阻等机制在骨髓和其他造血组织中大量增殖累积,并浸润其他非造血组织和器官,同时抑制正常造血功能。白血病按起病的缓急可分为急、慢性白血病。急性白血病细胞分化停滞在早期阶段,以原始及早幼细胞为主,疾病发展迅速,病程数月。慢性白血病细胞分化较好,以幼稚或成熟细胞为主,发展缓慢,病程数年。按病变细胞系列分类,包括髓系的粒、单、红、巨核系和淋巴系的T和B细胞系。临床上常将白血病分为淋巴细胞白血病、髓细胞白血病、混合细胞白血病等。中医认为本病主要病因病机是由于精气内虚,温热毒邪入侵人体伤血而成。其病位在血及骨髓,因肝主藏血,脾主生血,肾主骨生髓,故与肝、脾、肾关系密切。常因虚得病,因虚而致实。其虚因温热毒邪易伤津耗气而以气阴两虚、肝肾阴虚多见,久病则以气血亏虚为主;急性期有虚有实,但以标实为主,缓解期虽有毒邪内伏,但以虚为主。临床上多虚实互见,病机演变复杂多样,如急性期热毒不解,可内传心包而出现神昏谵语症状;热毒炽盛,引动肝风而出现颈强、抽搐之症;晚期则由于邪伤正气,正气日衰而出现脾肾阳虚、气血两虚之证。临床上以清热解毒、养阴补气、活血化瘀为治疗原则。

【典型案例】

患者黎某,男,45岁。初诊日期:2016年7月12日。

主诉:牙龈出血伴乏力1个月余,加重伴发热2日。

现病史:患者1个月前无诱因下反复牙龈无痛性出血,伴头晕乏力,无发热。

当地医院予"罗红霉素"治疗无效,且牙龈出血逐渐加重,并伴头昏乏力,2日前夜间发热(体温不详),伴胸闷,无胸痛,后自行退热。某医院门诊查血常规为全血细胞减少,血红蛋白63g/L,白细胞1.12×10^9/L,血小板61×10^9/L。门诊以"全血细胞减少"收入院,病程中无鼻出血、头痛、呕吐、视物模糊、皮肤发黄等症。体重无明显减轻,睡眠、食欲可,小便淡黄、大便黄软,无黑便、便血等。

既往史:既往体健,否认高血压、冠心病等其他内科疾病史。否认肺结核、肝炎等传染性疾病史,否认手术外伤史,否认输血史,否认中毒史,否认药物食物过敏史,否认疫水疫区接触史,否认家族遗传病史。

刻下:牙龈出血,全身乏力,大便1日一行,溲纳如常,夜寐安。

舌脉:脉沉细,舌淡红,苔白泛黄。

辅助检查:血红蛋白63g/L,白细胞1.12×10^9/L,血小板61×10^9/L。尿常规正常。大便隐血(−)。肝肾功能均在正常范围。骨髓常规:见大量异常早幼粒细胞,见Auer小体,异常早幼粒细胞占85%。

问题一 本患者目前的临床初步诊断是什么,其诊断依据? 还需要进一步完善哪些检查?

思路

1. 临床诊断 急性早幼粒细胞白血病。

2. 诊断依据

(1) 主诉:牙龈出血伴乏力1个月余,加重伴发热2日。

(2) 辅助检查:血红蛋白63g/L,白细胞1.12×10^9/L,血小板61×10^9/L。骨髓常规见大量异常早幼粒细胞,见Auer小体,异常早幼粒细胞占85%。

3. 还需要进一步完善:

(1) RT-PCR和FISH。

(2) 染色体分析。

知识点1

常用辅助检查

(1) 血液检查

血常规、血型、外周血涂片、血生化、DIC相关指标检查,输血前有关传染性病原学检查。

(2) 骨髓检查

1) 细胞形态学和组织化学:以异常的颗粒增多的早幼粒细胞增生为主,且细胞形态较一致,胞质中有大小不均的颗粒,常见呈柴捆状的Auer小体。FAB分型根据颗粒的大小将急性早幼粒细胞性白血病分为:①M_{3a}(粗颗粒型),②M_{3b}(细颗粒型),③M_{3c}(微颗粒型):较少见,易与其他类型急性髓系白血病(AML)混淆。细胞化学:急性早幼粒细胞性白血病的典型特征表现为过氧化酶强阳性、非特异性酯酶强阳性且不被氟化钠抑制、碱性磷酸酶和糖原染色

（PAS）呈阴性或弱阳性。

2）免疫分型：免疫分型在急性早幼粒细胞性白血病诊断中起到辅助作用。其典型表现：表达 CD13、CD33、CD117 和 MPO，不表达或弱表达 CD34、HLA-DR、CD11b、CD14、CD64、CD56。少数表达 CD56 患者提示预后较差。

3）细胞遗传学：典型急性早幼粒细胞白血病（APL）表现为 t(15;17)(q22;q12)。变异型 APL 占 2%，如 t(11;17)(q23;q12)、t(5;17)(q35;q12)、t(11;17)(q13;q21)、der(17)、t(17;17)(q24;q12)、t(4;17)(q12;q21)、t(X;17)(p11;q21)、t(2;17)(q32;q21)、t(3;17)(q26;q21)、t(7;17)(q11;q21)、t(1;17)(q42;q21)等。5% 的 APL 患者核型正常。常规染色体检测有时还可发现除 t(15;17)以外的附加染色体异常。

4）分子生物学

PML-RARα 融合基因：98% 以上的急性早幼粒细胞性白血病患者存在 PML-RARα 融合基因，另有低于 2% 的急性早幼粒细胞性白血病患者为其他类型融合基因（见以下变异型 APL 诊断标准），检测 PML-RARα 融合基因是诊断急性早幼粒细胞性白血病的最特异、敏感的方法之一，也是急性早幼粒细胞性白血病治疗方案选择、疗效评价、预后分析和复发预测最可靠的指标。实时定量 PCR（RQ-PCR）可在 99% 的典型 APL 患者中检出 PML-RARα 融合基因，但仍有 1% 的 APL 患者可出现假阴性。

基因突变：部分 APL 患者可伴有 FLT3-ITD 突变。

（3）其他检查：心电图、超声心动图（必要时）、胸片、腹部 B 超或 CT（必要时）。

知识点 2

白血病与血液系统类似疾病鉴别诊断

（1）骨髓增生异常综合征：临床表现主要为贫血，常伴出血、感染。外周血有一系、两系或全血细胞的减少，可有巨大红细胞、巨大血小板、有核红细胞等病态造血表现。其中 RAEB 型可有骨髓象原始细胞的增多，但 <20%。

（2）类白血病反应：严重的感染可出现类白血病反应，白细胞明显增多。但可找到感染病灶，抗感染治疗有效。一般无贫血和血小板减少。骨髓检查无异常增多的原始细胞，碱性磷酸酶活力显著增高。

（3）传染性单核细胞增多症：可有发热、咽喉炎、淋巴结肿大、外周血淋巴细胞显著增多并出现异常淋巴细胞，但本病病程短，可自愈，异形淋巴细胞与原始细胞不同，嗜异性凝集试验阳性，EB 病毒抗体阳性。

（4）再生障碍性贫血：主要表现为贫血、出血、感染，但罕有肝、脾、淋巴结肿大，血象表现为全血细胞减少，骨髓象示骨髓增生不良，无明显病态造血。

（5）特发性血小板减少性紫癜：主要表现为皮肤瘀点、瘀斑，但一般不伴感染，血象表现为血小板明显减少，红细胞计数、白细胞计数一般正常。骨髓象表现为巨核细胞数目增多或正常，伴成熟障碍，抗血小板抗体阳性。

（6）急性粒细胞缺乏症恢复期：在药物或某些感染引起的粒细胞缺乏症的恢复期，骨髓中早幼粒细胞明显增加。但该症多有明确病因，血小板正常，早幼粒细胞中无 Auer 小体。短期内骨髓成熟粒细胞恢复正常。

病史补充

RT-PCR 和 FISH：PML-RAR（+）。
染色体分析：46，XY，t(15；17)（q22；q12）。

问题二　患者目前治疗方案如何？

思路

1. 西医诊断　急性早幼粒细胞白血病。

2. 西医治疗原则

（1）急性早幼粒细胞白血病的诱导分化治疗：包括单用维 A 酸（ATRA）、单用砷剂或两种药物的联合治疗或联合化疗。

（2）单用化疗加重弥散性血管内凝血，使出血加重，目前不作为首选。

（3）造血干细胞移植。

（4）中枢神经系统白血病的预防及治疗。

（5）支持对症治疗。

3. 中医诊断　白血病，证属气阴两虚。

4. 辨证分析　患者诊断明确，因素体内虚，温热毒邪入侵伤血而成。其虚因温热毒邪易伤津耗气而见气阴两虚。其病位在血及骨髓，临床表现为体倦乏力，语音低微，盗汗，低热，脉沉细，舌淡红苔少，均为气阴两虚之征象。

5. 治法方药

益气养阴、清热解毒。

沙参 15g	麦冬 12g	五味子 9g	牡丹皮 9g
生地黄 15g	生黄芪 15g	半枝莲 30g	白花蛇舌草 30g

方中沙参、麦冬养阴；五味子益气生津，补肝肾；生地黄清热凉血、养阴生津；牡丹皮清热凉血；生黄芪益气；白花蛇舌草、半枝莲清热解毒。

艾灸：关元、神阙、足三里等穴。

耳穴：神门穴、胃穴、肝穴、脾穴等。

6. 西医治疗方案

（1）诱导治疗：ATRA 25mg·m^{-2}·d^{-1} 同时联合三氧化二砷（简称亚砷酸）0.16mg·kg^{-1}·d^{-1} 直到完全缓解（CR），总计约 1 个月。

（2）巩固治疗：ATRA 25mg·m^{-2}·d^{-1}×2 周，间歇 2 周，为 1 个疗程，共 7 个疗程。亚砷酸 0.16mg·kg^{-1}·d^{-1}×4 周，间歇 4 周，为 1 个疗程，共 4 个疗程。总计约 7 个月。

（3）维持治疗：每 3 个月为 1 个周期。第 1 个月：ATRA 25mg·m^{-2}·d^{-1}×2 周，间歇 2 周；第 2 个月和第 3 个月亚砷酸 0.16mg·kg^{-1}·d^{-1}×2 周，间歇 2 周。完成 3 个周期，维持治疗期共计约 9 个月。

知识点 3

白血病的中医辨证思路

（1）辨发热

白血病本身可以发热，多为低热或中度发热，有时找不到病灶。但大部分患者都是由继发感染而发热，可呈壮热，伴咽痛、咳嗽、痰多、小便淋漓涩痛等。阴虚发热则多为低热，潮热盗汗、口燥咽干。

（2）辨出血

辨明出血是由血热亢盛、气虚不摄或由瘀血所致的不同。急性白血病的出血多由血热所致，起病急暴，出血量多，血色鲜红。实热者多有高热，虚热者多见低热或仅见手足心热。慢性白血病以气虚所致者居多，出血症渐起，血色淡红，伴明显气虚见症。瘀血引起者，出血渐起或暴起，出血量多，范围广，血色紫暗，舌质紫暗，或见瘀点、瘀斑。

（3）辨正邪盛衰

常根据病程、并发症、舌脉等作出判断。起病急骤者，发热出血明显，舌红苔黄，脉洪大或弦滑数，虽有气血两虚见症而以邪实为主。放疗、化疗的患者，热毒虽去，但正气已伤，表现邪衰正气亦虚。而晚期患者则以气血虚衰为主要矛盾。缓解期，气阴两伤，精气未充，余毒未尽，而表现为正虚余毒内伏证。

知识点 4

急性白血病的中医分证论治

证型	主症特点	舌脉	治法	方药
热邪炽盛	急性发作，高热骤起而持续，发热不恶寒或微恶寒，汗出热不解，口渴喜冷饮，烦躁不安，鼻衄、齿衄，紫斑，骨关节疼痛，或颈、腋下触及痰核，或胁下癥结，便秘，尿黄	舌红，苔黄，脉洪大	清热解毒凉血滋阴	清瘟败毒饮加减
毒盛伤血	壮热谵语，胸中烦闷，口干而渴，皮肤黏膜瘀点、瘀斑，色鲜红或紫红，全身各部均可出血，如鼻衄、齿衄、尿血、便血等	舌红绛，苔黄，脉弦数	清热解毒凉血止血	神犀丹加减
气阴两虚	体倦乏力，语音低微，自汗盗汗，口渴，手足心热，反复低热，头晕目眩，皮肤紫斑或衄血，眠差，纳差	舌红或淡，少苔或花剥苔，脉细弱	益气养阴	生脉散加减
脾肾阳虚	面色㿠白，唇甲不荣，气短乏力，畏寒肢冷，四肢水肿，腰酸膝软，皮肤紫斑，衄血，尿血，便血，消瘦纳呆，自汗便溏，小便清长，阳痿遗精	舌质淡边有齿痕，苔白润，脉弱无力	温补脾肾	右归丸加减

知识点 5

慢性白血病的中医分证论治

证型	主症特点	舌脉	治法	方药
瘀血内阻	形体消瘦,胸胁胀痛痞闷,腹中坚硬癥积,肝脾大明显,神疲乏力,面色黧黑,午后发热,手足心热,大便色黑,月经不调	舌红或紫,苔薄,脉涩	活血化瘀	膈下逐瘀汤加减
血热毒盛	低热不退,夜热早凉,咽喉肿痛,口腔糜烂,颈腋痰核肿大,头晕耳鸣,口渴咽干,盗汗,腰酸,全身骨节疼痛,鼻衄齿衄,或见吐血、便血、尿血,皮肤紫斑	舌质红,脉细数	养阴清热凉血解毒	青蒿鳖甲汤加减
肝肾阴虚	头晕眼花,目涩,视物不清,口干舌燥,心烦失眠,耳鸣耳聋,腰膝酸软,五心烦热,遗精,月经不调,皮肤紫斑	舌红少苔,脉弦细	滋补肝肾	麦味地黄丸加减
脾肾阳虚	面色㿠白,唇甲不荣,气短乏力,畏寒肢冷,四肢水肿,腰酸膝软,皮肤紫斑,衄血,尿血,便血,消瘦纳呆,自汗便溏,小便清长,阳痿遗精	舌质淡边有齿痕,苔白润,脉弱无力	温补脾肾	右归丸加减
气血两亏	面色㿠白,神疲倦怠,心悸气短,皮肤紫斑,或见其他部位出血	舌体胖边齿痕,舌质淡,苔薄白,脉弱	补益气血	八珍汤加减

知识点 6

预 后 分 层

（1）ATRA 联合化疗作为一线治疗模式下的预后分层：

1）低危：白细胞 $\leq 10 \times 10^9/L$,血小板 $\geq 40 \times 10^9/L$。

2）中危：白细胞 $\leq 10 \times 10^9/L$,血小板 $< 40 \times 10^9/L$。

3）高危：白细胞 $> 10 \times 10^9/L$。

（2）ATRA 联合砷剂作为一线治疗模式下的预后分层：

1）低危：白细胞 $\leq 10 \times 10^9/L$。

2）高危：白细胞 $> 10 \times 10^9/L$。

问题三　本患者可能出现的并发症有哪些? 预后如何?

思路　可出现感染,出血,肝、脾、淋巴结肿大,骨关节疼痛。若白血病细胞对脑实质和脑膜浸润可引起神经系统症状,以及由于白细胞浸润引起的睾丸、胃肠道、肺、皮肤、牙龈和口腔黏膜的相应症状。本病预后较好,随着对急性早幼粒细胞白血病细胞生物学认识的不断提高以及全反式维甲酸及砷剂的临床应用,急性早幼粒细胞白血病治疗结果和预后得到了很大的改善。

知识点 7

临床凝血功能障碍和出血症状严重者应该如何治疗？

首选为原发病的治疗。

支持治疗如下：输注单采血小板以维持血小板≥(30~50)×10⁹/L；输注冷沉淀、纤维蛋白原、凝血酶原复合物和冰冻血浆维持纤维蛋白原>1 500mg/L 及凝血酶原时间和活化部分凝血酶原时间值接近正常。

每日监测 DIC 相关指标直至凝血功能正常。如有纤溶异常，应快速给予 ATRA。如有器官大出血，可应用重组人凝血因子Ⅶa。

知识点 8

白血病患者日常调护

（1）减少苯的接触：慢性苯中毒主要损伤人体的造血系统，引起人白细胞、血小板数量的减少，诱发白血病。

（2）预防出血：每日用淡盐水、呋喃西林含漱液漱口。白血病患者的伤口不易愈合，尽量减少不必要的手术操作等，出血时就地及时压迫及填塞止血。白血病患者自身凝血功能差，应尽量减少意外。

（3）体育锻炼：打太极拳、练习八段锦等，以增强体质，预防感冒及各种感染。

（4）精神调护：帮助患者克服紧张、沮丧、焦虑甚至恐惧情绪，使其保持乐观向上的态度。

（5）生活调护：日常生活起居有规律，保持个人卫生，勤换内衣，经常换洗床单，勤洗澡、擦洗身子。注意饮食卫生，调情志，保持心情舒畅，劳逸结合，参加室外活动接触充足阳光，呼吸新鲜空气，戒烟酒，增强机体抵抗力，避免应用对骨髓有抑制作用的药物。

【临证要点】

1. 周围血常规和骨髓常规对诊断具有决定性意义。白血病的细胞学分型诊断虽属西医学内容，但由于细胞学分型诊断与选择西医治疗方案和评估预后有密切关系，所以也应尽可能了解分型诊断的情况，以选择最佳的综合治疗方案，提高疗效。

2. 中医治则灵活加减，放疗、化疗期间注重减毒增效。如化疗时以和胃降逆、健脾补气血为主；化疗间歇期以滋阴养血、清热解毒为主。

3. 定期随访，了解病情变化。

4. 本病属于本虚标实之证，临床常见虚实夹杂、标本互见，当辨证论治为主，确定扶正和祛邪的主次。

【诊疗流程】

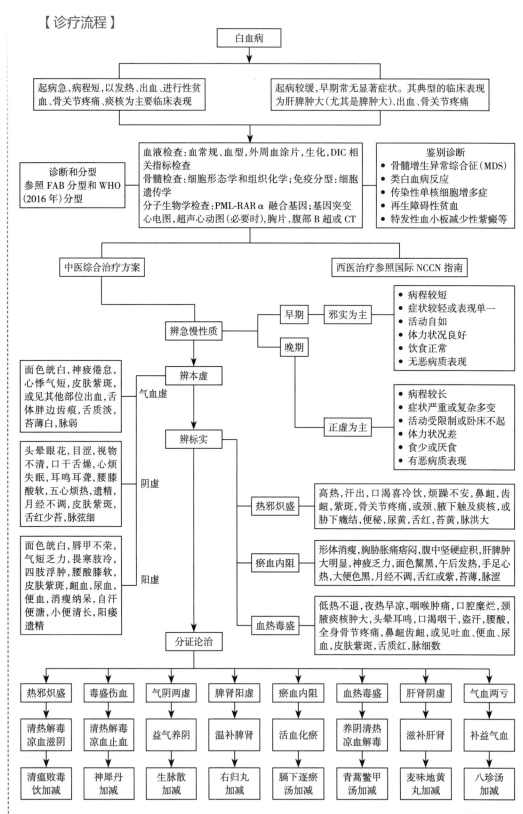

白血病

起病急,病程短,以发热、出血、进行性贫血、骨关节疼痛、痰核为主要临床表现

起病较缓,早期常无显著症状。其典型的临床表现为肝脾肿大(尤其是脾肿大)、出血、骨关节疼痛

诊断和分型
参照 FAB 分型和 WHO (2016 年)分型

血液检查:血常规、血型,外周血涂片,生化,DIC 相关指标检查
骨髓检查:细胞形态学和组织化学;免疫分型;细胞遗传学
分子生物学检查:PML-RARα 融合基因;基因突变
心电图,超声心动图(必要时),胸片,腹部 B 超或 CT

鉴别诊断
• 骨髓增生异常综合征(MDS)
• 类白血病反应
• 传染性单核细胞增多症
• 再生障碍性贫血
• 特发性血小板减少性紫癜等

中医综合治疗方案

西医治疗参照国际 NCCN 指南

辨急慢性质

早期 → 邪实为主
晚期

• 病程较短
• 症状较轻或表现单一
• 活动自如
• 体力状况良好
• 饮食正常
• 无恶病质表现

辨本虚

面色㿠白,神疲倦怠,心悸气短,皮肤紫斑,或见其他部位出血,舌体胖边齿痕,舌质淡,苔薄白,脉弱

气血虚

正虚为主

• 病程较长
• 症状严重或复杂多变
• 活动受限制或卧床不起
• 体力状况差
• 食少或厌食
• 有恶病质表现

辨标实

头晕眼花,目涩,视物不清,口干舌燥,心烦失眠,耳鸣耳聋,腰膝酸软,五心烦热,遗精,月经不调,皮肤紫斑,舌红少苔,脉弦细

阴虚

热邪炽盛

高热,汗出,口渴喜冷饮,烦躁不安,鼻衄,齿衄,紫斑,骨关节疼痛,或颈、腋下触及痰核,或胁下癥结,便秘,尿黄,舌红,苔黄,脉洪大

面色㿠白,唇甲不荣,气短乏力,畏寒肢冷,四肢浮肿,腰酸膝软,皮肤紫斑,衄血,尿血,便血,消瘦纳呆,自汗便溏,小便清长,阳痿遗精

阳虚

瘀血内阻

形体消瘦,胸胁胀痛痞闷,腹中坚硬癥积,肝脾肿大明显,神疲乏力,面色黧黑,午后发热,手足心热,大便色黑,月经不调,舌红或紫,苔薄,脉涩

血热毒盛

低热不退,夜热早凉,咽喉肿痛,口腔糜烂,颈腋痰核肿大,头晕耳鸣,口渴咽干,盗汗,腰酸,全身骨节疼痛,鼻衄齿衄,或见吐血、便血、尿血,皮肤紫斑,舌质红,脉细数

分证论治

热邪炽盛	毒盛伤血	气阴两虚	脾肾阳虚	瘀血内阻	血热毒盛	肝肾阴虚	气血两亏
清热解毒凉血滋阴	清热解毒凉血止血	益气养阴	温补脾肾	活血化瘀	养阴清热凉血解毒	滋补肝肾	补益气血
清瘟败毒饮加减	神犀丹加减	生脉散加减	右归丸加减	膈下逐瘀汤加减	青蒿鳖甲汤加减	麦味地黄丸加减	八珍汤加减

(徐　巍)

复习思考题

1. 急性白血病的临床表现?

2. 白血病的病因病机及病位?

3. 白血病应与哪些疾病相鉴别?

4. 再生障碍性贫血与急性白血病临床表现的异同?

参考文献

1. 周岱翰.中医肿瘤学[M].北京:中国中医药出版社,2011.

2. 高颖,方祝元,吴伟.中医内科学[M].北京:人民卫生出版社,2015.

第二十二章

恶性淋巴瘤

 培训目标

1. 掌握恶性淋巴瘤的诊断。
2. 掌握恶性淋巴瘤的中医辨证论治。
3. 熟悉恶性淋巴瘤的常用辅助检查。
4. 了解恶性淋巴瘤的预后与调护。

恶性淋巴瘤是原发于淋巴结或结外淋巴组织和器官的免疫细胞肿瘤,可发生于身体的任何部位,淋巴结、扁桃体、脾和骨髓最易累及,按病理特征大致分为霍奇金淋巴瘤和非霍奇金淋巴瘤两大类。中医认为本病的病因病机主要为:禀赋不足、脏腑失调、饮食不节、外感六淫。病位主要在肌腠,常累及脏腑如脾、肾、胃、肠等,是全身性疾病的局部表现。其病理因素主要为"痰""毒""瘀"。病理性质总体为全身属虚,局部属实的本虚标实之证。基本治则为扶正祛邪、攻补兼施。本病早期多无症状,常以颈部、腋窝等体表部位出现大小不等、孤立或散在小结节或肿块为主要临床表现,易被混淆为良性结节。随着病情的进展,体表肿块互相融合,与皮肤粘连,固定或破溃,甚至蔓延至四肢百骸和五脏六腑,部分患者可伴有"B症状",如发热、盗汗、体重下降,或出现远处组织器官受侵所出现的相应的临床症状。

【典型案例】

患者闫某,女,60岁,退休。就诊时间:2018年5月16日。

主诉:发现左侧腹股沟肿块7个月。

现病史:7个月前患者发现左侧腹股沟肿块,直径约1cm,触之质韧,无明显痛感,未予重视。其后该肿块逐渐增大,1个月前已增长至2cm大小,质地较硬,轻微压痛,局部皮肤无红肿。遂于当地医院就诊,血常规及生化检查示:红细胞计数 3.5×10^{12}/L,血小板计数 80×10^9/L,中性粒细胞百分比78%,血红蛋白95g/L,乳酸脱氢酶300U/L;肿瘤标志物未见明显异常。下腹部CT示:左侧腹股沟淋巴结肿大,大者约2.5cm;盆腔多个淋巴结融合肿大,大者约2cm。对左侧腹股沟淋

216

巴结穿刺活检,考虑反应性增生。为求进一步明确诊断,前往某上级医院行左侧腹股沟肿块切除,病理示:非霍奇金淋巴瘤,弥漫性大 B 细胞淋巴瘤(侵袭性)。免疫组化示:CD20(+)、CD79a(+)、CD5(−)、CD3(−)、CD10(+)、CD30(−)。发病以来,无潮热、盗汗,近期体重无明显变化。

既往史:否认高血压、冠心病、糖尿病等慢性病史,否认肝炎、结核等传染病史,否认手术外伤史,否认输血史,否认中毒史,否认药食过敏史,否认疫水疫区接触史,否认家族遗传病史,否认烟酒史。平素喜热畏寒,四肢不温,秋冬更甚,容易感冒。

刻下:疲乏,腰膝酸软,畏寒肢冷,口淡不渴,小便清长,大便溏,日行 1 次,夜寐安。

舌脉:舌淡暗,苔白滑,舌边齿痕,脉沉细。

问题一　本患者目前的临床诊断是什么? 其诊断依据?

思路

1. 临床诊断　非霍奇金淋巴瘤,弥漫性大 B 细胞淋巴瘤(侵袭性)。

2. 诊断依据

(1) 临床症状:左侧腹股沟肿块 7 个月,逐渐增大,伴轻微压痛。

(2) 辅助检查:①下腹部 CT 示:左侧腹股沟及盆腔多个淋巴结融合肿大;②淋巴结切除病理检查为:非霍奇金淋巴瘤,弥漫性大 B 细胞淋巴瘤(侵袭性)。

问题二　为明确病情分期,拟定治疗方案,需要完善哪些检查?

思路　为明确临床分期,本患者还需进一步检查 PET/CT,骨髓穿刺,完善有关免疫组化、血常规、血生化等检查。

 知识点 1

恶性淋巴瘤常用辅助检查

(1) 影像学检查

为判断体表或体内肿块的大小、性质、来源,通常需要进行影像学检查,如局部超声、CT、MRI、胃肠造影等,以不同的成像方法辨识病灶范围、与毗邻结构的关系,以及有无远处转移等,有助于病情诊断与临床分期。因恶性淋巴瘤可发于全身任何淋巴器官或组织,而且更容易沿淋巴管道扩散,受浸润的淋巴结并不一定有结构性增大。为正确评估病情,常需行 PET/CT 检查。该项检查在全面评估病灶侵犯范围、发现早期隐匿性肿瘤等方面,具有重要价值。对于恶性淋巴瘤,从细胞能量代谢去诊查和分析病灶活性,在治疗前和治疗后的病情随访中,PET/CT 的作用尤为重要。

(2) 病理学检查

病理学检查,是任何肿瘤包括恶性淋巴瘤的诊断金标准。恶性淋巴瘤又分为霍奇金淋巴瘤(HL)和非霍奇金淋巴瘤(NHL)。R-S 细胞阳性是诊断 HL 的依据,该细胞在瘤体组织中所占比例较低,临床上为避免出现假阴性,病理活检要求对淋巴结病灶应尽量完整切除。NHL 的瘤细胞形态大多为不同分化阶段的淋巴细胞,往往以一种类型的细胞为主,同一病灶可以出现不同分化程度的瘤细胞。

(3) 免疫学检查

恶性淋巴瘤是一类高度异质性肿瘤,其来源广泛,需要进行免疫表型分析,甄别淋巴细胞谱系及分化水平。如 CD15、CD30 在 R-S 细胞表达,CD3、CD4、CD8 在 T 细胞表达,CD19、CD20、CD22 在 B 细胞表达。对相关分子的检测,也有利于评估预后和合理治疗,比如 BCL2、BCL6 阳性常提示预后不良,CD20、PD-L1 阳性则是靶向或免疫治疗的依据。

(4) 染色体诊断

分子生物学研究表明,90% 的患者存在非随机性染色体核型异常,常表现为染色体易位、部分缺失和扩增等。恶性淋巴瘤最常见的染色体结构变异发生在第 14 号染色体,染色体断点绝大多数发生在 14q32,多数染色体异位引起某些癌基因扩增或表达失调,导致细胞生长失控,比如 C-MYC 基因异位或扩增,常提示预后不良。

(5) 骨髓检查

恶性淋巴瘤常侵犯骨髓,应有骨髓穿刺涂片及活检,进行形态学、免疫组化、流式细胞仪免疫表型分析、细胞分子遗传学检查。淋巴瘤累及骨髓者较少经骨髓涂片发现,通过骨髓活检可提高阳性率。

(6) 血常规、生化检查

恶性淋巴瘤的预后与血常规、生化的相关指标密切相关,临床上需完善血常规、生化检查,重视白细胞、淋巴细胞占比、白蛋白、血红蛋白、血清铁蛋白、免疫球蛋白、血沉、乳酸脱氢酶、血钙等指标。

(7) 其他检查

①几种病毒与恶性淋巴瘤的发生有关,可行病毒学检查(HBV、EBV、CMV、HPV,有条件可行 HTLV 等)。②对于存在中枢神经系统侵犯危险的患者应进行腰椎穿刺,予脑脊液常规、生化、细胞学检查等。

病史补充

1. 体力活动状态 -PS 评分为 1 分

2. 2018-06-15　骨髓涂片:正常骨髓象。

3. 2018-06-17　PET/CT 提示:盆腔可见局限性摄取葡萄糖异常增高灶,最大 SUV 值 6.8,同机 CT 可见该病灶为多个淋巴结融合肿大,约 1.9cm×1.7cm×1cm;腹股沟手术后表现,未见肿大淋巴结。

4. 进一步免疫组化示:bcl-6(+)、Mum-1(+)、bcl-2(+10%)、C-myc(+10%)Cyclin-D1(−)、P53(+1%)、Ki-67/mib-1(+ 约 85%)、原位杂交 EBER1/2-ISH(−)。基因重排(PCR+GENESCAV)检测:查见 IgH 基因低扩增峰,未查见 IgK 克隆性增生峰。

问题三　患者目前的治疗方案如何？

思路

1. 西医诊断　非霍奇金淋巴瘤,弥漫性大 B 细胞型(侵袭性),Ⅱ期。

2. 西医治疗原则　以内科化疗为主,结合 PS 评分,参考《NCCN 临床实践指南:非霍奇金淋巴瘤》,必要时可对残余病灶行补充放疗。

3. 中医诊断　恶核病,证属阳气虚弱,寒凝痰结。

4. 辨证分析　由既往史可知,患者禀赋素有不足,阳气不盛。命门火衰,温煦不足,寒凝痰结。寒痰既可外阻肌肤,亦可内聚脏腑,于此例则聚于腹股沟侧肌腠。临床表现为体表肿块,增长较快,质地较硬,压之略痛为主症,以及易疲劳,腰膝酸软,畏寒肢冷,口淡不渴,小便清长等阳虚象。舌质淡暗,边有齿印,苔白滑,脉沉细,均为阳虚寒凝之征象。综上分析,本病阳虚为主,痰结为实,为本虚标实之证。

本病病位为肾,发于肌腠。肾之元阳,为立身之阳。肾阳不足,命门火衰,温煦失职,虚寒内生。气化无力,津液输布失常,聚而为痰,结于皮肤肌腠,可见肿块异生。阳气虚弱,则腰膝酸软,畏寒肢冷。津液不伤,则口淡不干。舌质淡暗,边有齿印,苔白滑,脉沉细,均可为佐证。综上分析,本病属虚寒,标实为痰结。

5. 治法方药

温阳益气、软坚散结。治以阳和汤加减。

熟地黄 15g	鹿角胶 6g	肉桂 4g	姜炭 10g
麻黄 6g	白芥子 9g	浙贝母 10g	生牡蛎 30g
乳香 5g	没药 5g	玄参 15g	甘草 5g

方中熟地黄填精益髓,鹿角胶补肾助阳,麻黄、肉桂、姜炭散寒除结,牡蛎、玄参、白芥子化痰散结,再辅以乳香、没药以行气活血,使血气无滞,肿块易消。诸药合用,共奏温阳益气、化痰散结之功。

中成药治疗:小金丸每次 3g,早晚各 1 次。

艾灸:足三里、涌泉、百会、合谷。

耳穴:神门、内分泌、肾、脾。

知识点 2

淋巴瘤的中医辨证思路

(1) 辨寒热

恶性淋巴瘤的临床特征,常表现为体表淋巴结肿大。在早期常无特异症状,局部肿块较小,不红、不痛。此阶段无明显气血亏损,无明显脏腑受累,标实亦不显著,但患者常有畏寒肢冷、口淡不渴,或恶热喜冷、口干口渴等,故以寒热辨证更为妥切。及至病情进展,邪正相争,体表肿块皮色发红,皮温发热,或兼潮热盗汗,口燥咽干,心烦失眠,小便短赤,大便艰涩等,疾病性质多以热为主。如病情进一步发展,累及脏腑,阳气渐损,热证亦可转化为寒证,体表肿块增多增大,或胁下硬块,皮温如常,坚硬如石,或兼神疲乏力,面色少华,语言低微,气短自汗,纳少便溏等,疾病性质多以寒为主。因此,在淋巴瘤疾病全程,均可以寒热证辨之。

（2）辨正虚

根据患者临床症状、体征等，可辨明正虚是属气虚、血虚或气血两虚、阳虚、阴虚。一般而言，气虚证多见神疲乏力，气短懒言，动则加剧，舌淡嫩，脉虚；血虚则面色无华或萎黄，口唇色淡，头晕心悸，脉细；气血两虚则兼见两组证候，并伴全身淋巴结肿大，质地坚硬，推之不移，按之不痛。气虚未经治疗或治疗不当，进一步损及人体阳气，发展为阳虚，症见全身一处或多处淋巴结肿大，不痛或隐痛，皮色不变，兼见畏寒肢冷，腰膝酸软，大便溏薄，舌淡，脉沉迟；如兼见潮热盗汗，五心烦热，咽干口燥，舌红少苔，脉细数则为阴虚；如辨正虚所属脏腑，气虚、血虚多属肺、脾，常见肺脾气虚，阴虚、阳虚多属肺、脾、肾，常见肺肾阴虚、脾肾阳虚等。

（3）辨标实

恶性淋巴瘤的标实有"血瘀""痰结""毒聚"的不同，根据肿块的部位、大小、质地、皮色、皮温，肿块是否伴有疼痛、疼痛性质，以及全身伴随症状等，有助于辨明其为一种病机或是几种病机共存。全身一处或多处淋巴结肿大，肿块刺痛或胀痛，痛处固定，皮色不变或青紫、晦暗，面色黧黑，肌肤甲错，舌质紫暗或有瘀点，脉弦或细涩，为血瘀或气滞血瘀；痰结的辨证要点为：全身一处或多处淋巴结肿大，推之不动，不痛或伴隐痛，皮色不变，皮温正常，舌苔白腻；毒聚的辨证要点为：局部淋巴结异常增大，伴局部皮肤红肿热痛，或有溃烂，或伴咽喉肿痛，胸中烦热，大便干结，小便短赤等。

知识点3

淋巴瘤的中医分证论治

证型	主症特点	舌脉	治法	方药
热毒蕴结	局部淋巴结异常增大伴红肿热痛，伴口干口渴或咽喉肿痛，心烦失眠，大便干结，小便短赤	舌质红，苔黄，脉数	清热解毒消肿散结	仙方活命饮加减
阳虚寒凝	全身一处或多处淋巴结肿大，推之不动，不痛或隐痛，皮色不变，伴有畏寒肢冷，面色苍白，口淡不渴，大便稀溏，小便清长	舌淡紫，苔白滑，脉沉细或沉弦	温阳益气软坚散结	阳和汤加减
阴虚痰结	全身多处淋巴结肿大，或胁下硬块，坚硬如石，皮色如常，伴潮热盗汗，五心烦热，口干咽燥，大便干结，小便短赤	舌红少津，少苔，脉细数	滋阴降火化痰散结	知柏地黄汤合西黄丸加减
气滞血瘀	全身多处淋巴结肿大，肿块坚硬，青紫肿胀，按之疼痛，痛处固定，伴胸闷胁胀，走窜疼痛，伴情志抑郁，急躁易怒	舌质紫暗或有瘀点、瘀斑，脉弦涩	行气活血化瘀散结	柴胡疏肝散合血府逐瘀汤加减
气血两虚	全身多处淋巴结肿大，推之不移，按之不痛，伴神疲乏力，形体消瘦，少气懒言，面色苍白，自汗，头晕目眩，心悸失眠	舌质淡，苔薄白，脉细弱	益气补血兼以软坚散结	八珍汤加减

知识点 4

中医外治法

（1）灸法：对于阳虚寒凝证、气血两虚证的患者，可以选取相应穴位使用灸法补益。

阳虚寒凝证：关元、命门、肾俞、足三里、阴陵泉。

气血两虚证：气海、关元、神阙、血海、足三里、三阴交。

（2）外敷法：通过寒热辨证，予以外敷法。将以下药物研磨为粉，以酒或醋调，湿敷于体表肿块。

热证：生大黄、生石膏、夏枯草、海蛤壳、山慈菇、浙贝母、天竺黄。

寒证：肉桂、炒赤芍、南星、炒草乌、白芷、煨姜。

问题四　本患者可能出现的并发症有哪些？预后如何？

思路　本患者确诊非霍奇金淋巴瘤，弥漫性大 B 细胞淋巴瘤（侵袭性），Ⅱ期。若疾病进一步发展，淋巴结肿大融合压迫髂血管，可致下肢肿胀。侵及腹腔淋巴结，可致腹背痛或肠梗阻，侵及肝脏，可致肝大。侵及纵隔淋巴结，可致胸闷气紧等上腔静脉综合征表现。侵及骨髓，可致类白血病反应。

患者女性，60 岁，无大病灶，不伴恶性淋巴瘤 B 症状，受侵部位较局限，血红蛋白<105g/L，无白细胞增多症及淋巴细胞减少，国际预后评分（IPS）为 2 分，若多学科综合治疗，预后较好。

知识点 5

淋巴瘤患者日常调护

（1）避免接触电离辐射污染。

（2）积极治疗慢性感染。

（3）养成良好的生活习惯和规律的生活作息，适当进行体育锻炼，增强机体免疫力。

（4）精神调护：鼓励患者保持积极乐观的态度，树立战胜疾病的信心。

（5）戒烟戒酒，科学合理饮食。

【临证要点】

1. 化疗和靶向治疗是本病目前的主要治疗手段，多学科综合治疗，控制瘤灶扩散，同时提高机体免疫力是延长生存期的关键。

2. 对于体表无痛性肿块，要尽早明确病理类型，鉴别诊断，以防误诊漏诊。

3. 中医治疗可根据临床实际情况辨证用药，放疗、化疗期间注重减毒增效，间歇期以扶正补虚为主。

4. 定期随访血常规、肝肾功能、肿瘤标志物、浅表淋巴结影像学检查，以了解病情变化。

5. 预防并发症及危急重症。恶性淋巴瘤常见并发症为上腔静脉综合征，放、化疗易导致肿瘤溶解综合征，应积极预防、及时处理。

【诊疗流程】

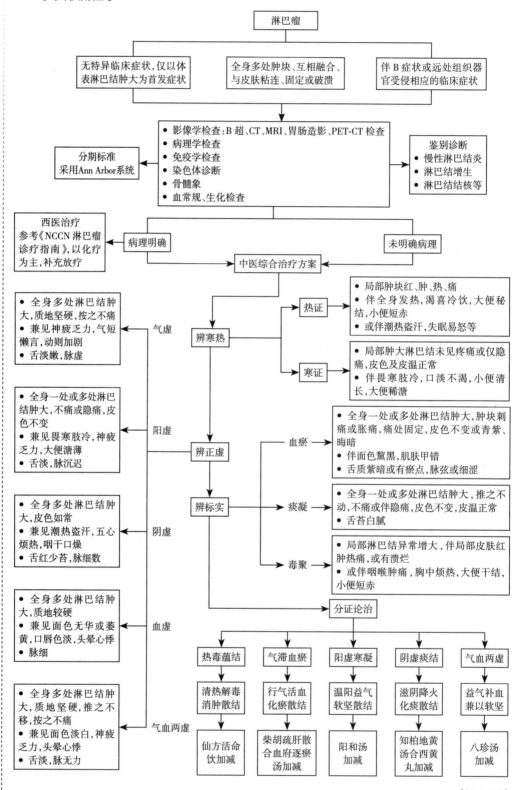

淋巴瘤

- 无特异临床症状,仅以体表淋巴结肿大为首发症状
- 全身多处肿块、互相融合、与皮肤粘连、固定或破溃
- 伴 B 症状或远处组织器官受侵相应的临床症状

- 影像学检查:B 超、CT、MRI、胃肠造影、PET-CT 检查
- 病理学检查
- 免疫学检查
- 染色体诊断
- 骨髓象
- 血常规、生化检查

分期标准
采用 Ann Arbor 系统

鉴别诊断
- 慢性淋巴结炎
- 淋巴结增生
- 淋巴结结核等

西医治疗
参考《NCCN 淋巴瘤诊疗指南》,以化疗为主,补充放疗

病理明确

未明确病理

中医综合治疗方案

辨寒热

热证
- 局部肿块红、肿、热、痛
- 伴全身发热,渴喜冷饮,大便秘结,小便短赤
- 或伴潮热盗汗,失眠易怒等

寒证
- 局部肿大淋巴结未见疼痛或仅隐痛,皮色及皮温正常
- 伴畏寒肢冷,口淡不渴,小便清长,大便稀溏

辨正虚

血瘀
- 全身一处或多处淋巴结肿大,肿块刺痛或胀痛,痛处固定,皮色不变或青紫、晦暗
- 伴面色黧黑,肌肤甲错
- 舌质紫暗或有瘀点,脉弦或细涩

辨标实

痰凝
- 全身一处或多处淋巴结肿大,推之不动,不痛或伴隐痛,皮色不变,皮温正常
- 舌苔白腻

毒聚
- 局部淋巴结异常增大,伴局部皮肤红肿热痛,或有溃烂
- 或伴咽喉肿痛,胸中烦热,大便干结,小便短赤

- 全身多处淋巴结肿大,质地坚硬,按之不痛
- 兼见神疲乏力,气短懒言,动则加剧
- 舌淡嫩,脉虚

气虚

- 全身一处或多处淋巴结肿大,不痛或隐痛,皮色不变
- 兼见畏寒肢冷,神疲乏力,大便溏薄
- 舌淡,脉沉迟

阳虚

- 全身多处淋巴结肿大,皮色如常
- 兼见潮热盗汗,五心烦热,咽干口燥
- 舌红少苔,脉细数

阴虚

- 全身多处淋巴结肿大,质地较硬
- 兼见面色无华或萎黄,口唇色淡,头晕心悸
- 脉细

血虚

- 全身多处淋巴结肿大,质地坚硬,推之不移,按之不痛
- 兼见面色淡白,神疲乏力,头晕心悸
- 舌淡,脉无力

气血两虚

分证论治

热毒蕴结	气滞血瘀	阳虚寒凝	阴虚痰结	气血两虚
清热解毒消肿散结	行气活血化瘀散结	温阳益气软坚散结	滋阴降火化痰散结	益气补血兼以软坚
仙方活命饮加减	柴胡疏肝散合血府逐瘀汤加减	阳和汤加减	知柏地黄汤合西黄丸加减	八珍汤加减

(熊绍权)

扫一扫
测一测

复习思考题

1. 恶性淋巴瘤的病因病机有哪些,如何理解?

2. 如何理解恶性淋巴瘤的病理性质总体为全身属虚,局部属实之证?

3. 晚期患者伴有发热、盗汗、消瘦等"B 症状",从中医角度分析?

4. 恶性淋巴瘤应与哪些疾病相鉴别?

5. 恶性淋巴瘤的辅助检查有哪些?

参考文献

1. 李灿东,吴承玉 . 中医诊断学[M]. 北京:中国中医药出版社,2012.

2. 林洪生 . 恶性肿瘤中医诊疗指南[M]. 北京:人民卫生出版社,2014.

3. 陈家旭,邹小娟 . 中医诊断学[M].2 版 . 北京:人民卫生出版社,2012.

第二十三章

多发性骨髓瘤

📖 培训目标

1. 掌握多发性骨髓瘤的诊断标准和常用检查。
2. 掌握多发性骨髓瘤辨证思路及分证论治。
3. 熟悉常用中医综合治疗原则。
4. 了解中医药治疗优势和特色。

多发性骨髓瘤是一种起源于浆细胞的血液系统恶性肿瘤,其特征表现为恶性浆细胞在骨髓内克隆性异常增殖,血清中出现单克隆免疫球蛋白和(或)免疫球蛋白轻链。临床上以溶骨性骨病、贫血、肾损害、高钙血症、感染为其特征。骨髓瘤的中医病因主要是肾虚血瘀,先天禀赋不足,或后天失养如劳欲、情志不节,或邪毒伤肾,或久病失治,或年老体弱,均可致肾虚精亏,肾虚则水不涵木,火不生土,累及肝、脾。肾虚精髓失养,水液不化,血行不畅,日久成痰停饮,瘀血内阻,加之邪毒内侵骨髓,则痰、瘀、毒内搏于骨,则致本病。本病总属本虚标实,病初以邪毒为主,正气尚强。久则正衰,邪毒独盛。因此,本病总的病机可概括为肾虚血瘀。肾气虚弱,骨髓失养,精不生血,水液温化失司。其根本病位在骨髓。

【典型案例】

患者卢某,女,50岁,退休。初诊日期:2016年2月24日。

主诉:全身多处骨痛1个月余。

现病史:患者2016年1月份开始全身骨痛,胸骨处见一大小约3cm肿物,未予重视。2016年2月2日至某军区医院行胸腰椎MR:胸腰椎骨质破坏,考虑骨转移,多处转移灶周边胸膜受侵。遂至某医院就诊,完善相关检查。血常规:白细胞 $5.75 \times 10^9/L$,血红蛋白101g/L,血小板 $119 \times 10^9/L$;乳酸脱氢酶807U/L;免疫固定电泳:IgG-k型,M蛋白血症;β_2-微球蛋白(β_2-MG)18.7mg/L;血清钙、肌酐未见异常。行骨髓穿刺,骨髓涂片:考虑多发性骨髓瘤。胸壁肿物活检病理:考虑浆母细胞性肿瘤,介于浆母细胞淋巴瘤和间变性浆细胞瘤之间。染色体:43-45,X, der(X;17)(p13;q13),add(6)(q27),der(7)t(6;7)(q13;p15),t(10;13)(q26;q12),del(12)(q24.1)[cp12]/46,XX[8]。免疫分型:考虑多发性骨髓瘤(IgG-k)。予减少骨质破坏、护肝及止痛等对症治疗,症状有所缓解后出院。

既往史:否认高血压、糖尿病、冠心病及肾病等其他内科疾病史。否认肺结核、肝炎等传染性疾病史,否认手术外伤史,否认输血史,否认中毒史,否认药物食物过敏史。否认疫水疫区接触史,否认家族遗传病史,否认吸烟史。

刻下:患者神清,精神疲倦,面色少华,全身多处骨痛,腰部为甚,无发热恶寒,少许咳嗽,无咳痰,无胸闷心悸,无腹痛腹泻,双下肢无水肿,纳可,眠差,二便调。

舌脉:舌暗红,苔薄白,脉滑数。

问题一　本患者目前的临床诊断是什么,其诊断依据?

思路

1. 临床诊断　多发性骨髓瘤(IgG-k)。

2. 诊断依据

(1) 临床症状:面色少华,全身多处骨痛,腰部为甚,少许咳嗽。

(2) 辅助检查:①2016 年 2 月 2 日外院胸腰椎 MR:胸腰椎骨质破坏,考虑骨转移,多处转移灶周边胸膜受侵。②2016 年 2 月外院骨髓涂片:考虑多发性骨髓瘤;染色体:43-45,X,der(X;17)(p13;q13),add(6)(q27),der(7)t(6;7)(q13;p15),t(10;13)(q26;q12),del(12)(q24.1)[cp12]/46,XX[8]。③2016 年 2 月外院胸壁肿物病理:考虑浆母细胞性肿瘤,介于浆母细胞淋巴瘤和间变性浆细胞瘤之间。免疫分型:送检标本中可见约 19.36% 的 CD45$^-$、CD38^{++}、CD138$^+$ 异常浆细胞,其免疫表型为强表达 CD38、CD138,部分表达 CD17,胞内免疫球蛋白 Kappa 轻链限制性表达,考虑多发性骨髓瘤(IgG-k)。

问题二　还需要进一步完善哪些检查?

思路　患者下一步可完善全身 PET/CT 检查,继续完善外周血涂片、β_2-MG、血清免疫球蛋白、血清蛋白电泳、血清免疫固定电泳、血清游离轻链、尿蛋白电泳、尿免疫固定电泳、24 小时尿总蛋白及 24 小时尿轻链。

知识点 1

多发性骨髓瘤常用辅助检查

(1) 影像学检查

全身 X 线平片或 CT(头颅、颈椎、胸椎、腰椎、肋骨、骨盆、股骨、肱骨)以了解全身骨骼受肿瘤侵犯的情况。对于怀疑有脊柱压缩性骨折或软组织浆细胞瘤的患者,MRI 是首选的影像学检查方法,可选用 ^{18}F-氟代脱氧葡萄糖(^{18}F-FDG PET/CT)和 ^{99}Tcm-甲氧基异丁基异腈(^{99}Tcm-MIBI)显像。^{18}F-FDG PET/CT 显像在识别髓外病灶方面的敏感性高于其他影像学检查方法。干细胞移植前 FDG 摄取正常是独立的预后良好的参数。^{99}Tcm-MIBI 显像主要反映的是骨髓瘤细胞浸润的情况。

（2）病理学检查

病理诊断是多发性骨髓瘤确诊的金标准，骨髓穿刺是最主要的诊断手段。骨髓中骨髓瘤细胞占 6%~95%，骨髓活检可提高检出率。浆细胞膜表面免疫表型可鉴别正常浆细胞和骨髓瘤细胞。正常浆细胞表达为 $CD38^{+++}$、$CD56^-$、$CD45^+$、$CD20^-$、$CD28^-$、$CD33^-$ 与 $CD117^-$；骨髓瘤细胞 CD38 减少，CD56 过表达，CD19 与 CD45 不表达。骨髓染色体核型或特异性探针 FISH 检查可见异常。$CD138^+$ 磁珠分选和胞质轻链免疫荧光原位杂交法（cIg FISH）筛选出克隆性浆细胞。荧光原位杂交（FISH）：CD138 磁珠分选检测，del(17p)，t(4;14)，t(14;16)。

（3）血清肿瘤标志物

多发性骨髓瘤无敏感性特别高的肿瘤标志物，目前最常检验的是血清蛋白电泳、血轻链、乳酸脱氢酶及 β_2-MG。多发性骨髓瘤患者血清总蛋白超过正常，白蛋白正常或轻度减少，球蛋白增多。血清蛋白电泳发现 M 蛋白，血轻链两项 κ 轻链 /λ 轻链比值异常。血清免疫固定电泳发现单克隆球蛋白。血清乳酸脱氢酶、β_2-MG 增高与疾病活动程度和严重程度相关。尿轻链两项：κ 轻链 /λ 轻链比值异常。24 小时尿蛋白定量常升高。

病史补充

生活质量——PS 评分 1 分。

2016 年 2 月 27 日　全身 PET/CT：①全身多发骨质破坏区伴显著异常代谢活性增高，考虑全身广泛骨转移，多处转移灶周边胸膜受侵；②腹膜后区、盆腔内多个肿大淋巴结伴异常代谢活性增高，考虑多发淋巴结转移灶；③脾大、脾内弥漫性代谢增高，首先考虑脾功能亢进，不除外脾浸润可能性。

问题三　患者目前治疗方案如何？

思路

1. 西医诊断　多发性骨髓瘤（IgG-k，ⅢB 期）。

2. 西医治疗原则　多发性骨髓瘤为全身多发性疾病，大部分患者发现时已无手术指征，结合 PS 评分，参考 NCCN 及国际骨髓瘤工作组（IMWG）指南，考虑以内科药物治疗为主。

3. 中医诊断　多发性骨髓瘤，证属痰瘀互结。

4. 辨证分析　患者诊断明确。老年患者体虚受邪，因毒致瘀，肾虚毒瘀，内伏骨髓乃本病之特点。肾虚生理之髓亏虚，且瘀阻髓海，新血不生，遂致血虚难复之象，毒蕴于髓，骨髓异常，则现病理之髓滋生瘤细胞；年近五旬，脾肺亏虚，水液运化失司，内生痰浊，阻于肺络，肺气上逆，故咳嗽；瘀血阻络，不通则痛，故骨痛；瘀血阻于血脉，则血液瘀滞；故肾虚而血瘀乃多发性骨髓瘤之基本证型。舌暗红，苔薄白，脉滑数均为痰瘀互结之征象。综上所述，本病为邪盛正虚，本虚标实之证。

5. 治法方药

益气涤痰，补肾化瘀。

西洋参 10g	茯苓 15g	法半夏 15g	橘红 10g
补骨脂 20g	当归 15g	川芎 15g	骨碎补 20g
淫羊藿 10g	甘草 6g	延胡索 15g	红花 5g

方中西洋参以益气扶正；茯苓、法半夏及橘红以健脾化湿、化痰止咳；当归、川芎、红花及延胡索以活血补血，行气化瘀；补骨脂及骨碎补以补肾壮骨生髓；淫羊藿以益精气、强筋骨及补肾壮阳；甘草调和诸药。

中成药治疗：再造生血片，一次 5 片，每日 3 次。

艾灸：关元、气海等穴。

耳穴：肾、胸椎、腰骶椎等。

知识点 2

多发性骨髓瘤的中医辨证思路

（1）辨邪正盛衰

肾主骨、藏精、生髓，腰为肾之府，腰背为督脉循行之所；肝主筋，主藏血，肝肾同源。其病因病机多为先天禀赋不足，肾之精气亏虚，督脉虚损；后天失养或久病体虚，脾胃虚弱，运化失司，水停为湿，湿聚为痰，痰阻气机，气滞则血瘀；同时，气虚则血脉不充，瘀血内生；加之本病病程较长，久病入络，久病多瘀；正气不足，气血亏虚，风寒湿毒之邪侵袭机体，导致气血运行不畅，湿、瘀、邪毒相互搏结，痹阻经络，经脉筋骨失于濡养而发病。中医治疗应根据邪正盛衰，正气强弱，辨证论治。正盛邪衰或正盛邪实时应以攻邪为主，正虚邪盛时应以扶正为主，正虚邪轻时即驱邪。

（2）辨虚实

辨虚实：痛而胀多实，不胀多虚。拒按多实，喜按多虚。脉弦气粗多实；脉细气少多虚，舌淡多虚。痛有定处多实，痛无定处多虚，刺痛多实，酸痛窜痛多虚。临证时，必须辨别虚实，理清标本，辨明是以肾虚为主，亦或以邪毒为甚，酌定扶正与祛邪药物的药味多少及剂量大小；其次，辨证时需区分肾之阴虚阳虚及阴阳之多寡，从而决定养阴和温阳之分量；化湿逐瘀药及解毒药有一定的毒性及副作用，当根据患者的体质、承受能力及脾胃的情况选用，必须注意顾护胃气，以养后天之本。

（3）辨寒热、气血及分阶段论治

审寒热：疼痛恶寒喜暖多寒，恶热喜冷多热；隐痛多寒，结痛多热；脉迟多寒，脉数多热。

明气血：无形胀痛，时作时休为气分痛；痛有定处，刺痛不休为血分痛。

根据疾病不同阶段，确立不同原则：病情稳定时以中医治疗为主，标本兼治，以扶正为主，解毒为辅，目的在于增强患者的免疫功能，同时选用抗癌解毒的中药，抑制骨髓细胞的繁殖；病情严重，中药治疗联合化疗，此时中药仍以扶正为主，防止化疗对机体的伤害，减少其不良反应，使化疗顺利进行；化疗间歇期，加用解毒之品，攻补兼施，企图改善化疗后正气的损伤，并抑制瘤细胞的繁殖；病情变化,出现高黏滞综合征、高钙血症、感染、出血、肾功能不全等变证时,当以辨证为主,结合辨病论治,待病情好转后再治其本。

知识点 3

多发性骨髓瘤的中医分证论治

证型	主症特点	舌脉	治法	方药
气血亏虚	头晕乏力,面色白,盗汗,心悸气短,动则加剧,胁痛隐隐	苔薄白腻,舌淡、边有齿印,脉小滑,重按无力	补益气血调治脾肾	八珍汤或归脾汤加减
痰瘀互结	咳嗽痰多,腰胁疼痛,痰核肿大,癥瘕痞块	舌暗红,可有瘀斑,苔腻,脉滑	涤痰化结化瘀抑瘤	涤痰汤合膈下逐瘀汤加减
热毒炽盛	高热,烦渴,头痛,耳鸣,便秘溲赤,肌衄发斑,甚则神昏	舌红有瘀斑,脉大而数	清热凉血解毒抑瘤	犀角地黄汤合清瘟败毒散加减
肝肾阴虚	腰痛,腰酸乏力,头痛,耳鸣,消瘦,盗汗,颧红,尿频数,色深黄	舌质暗红,苔薄黄微腻而干,脉弦大而数,重按无力	滋肾养肝清热解毒	三才封髓丹合二至丸加减
脾肾阳虚	面色㿠白无华,形寒肢冷,头晕乏力,小便清长,大便溏薄,下肢水肿,心悸气短,喘不能卧	舌质淡,苔薄白,脉沉细	温肾健脾散结抑瘤	右归丸加减

知识点 4

多发性骨髓瘤中医外治法

(1) 隔姜艾灸

将生姜切成薄片,置于关元、气海穴施灸,每次 15min,以温补肾阳,提升免疫力。

(2) 中药外敷

1) 如意黄金散(《医宗金鉴》):药物由大黄、黄柏、白芷、姜黄、天花粉、厚朴、生南星、陈皮、苍术、甘草组成,以上药物按原方比例为末,以蜂蜜或凡士林调匀成膏。功能清热解毒、消肿止痛。用于本病邪实日久化热者。

2) 四黄水蜜(广东省中医院特色疗法):大黄、黄连、黄柏、黄芩等份为末,加适量水、蜂蜜调成糊状。功能活血化瘀、消肿止痛。用于局部红、肿、热、痛及瘀血内停者。

问题四　本患者可能出现的并发症有哪些? 预后如何?

　　思路　本患者确诊晚期多发性骨髓瘤。可能并发高钙血症或合并高黏滞综合征,淀粉样变性,出现肾衰竭。甚至可能出现浆细胞白血病,导致死亡。临床需密切观察。

知识点 5

多发性骨髓瘤患者日常调护

（1）生活调理：远离射线，避免电离辐射，对于接触射线的工作，应严格遵守劳动保护措施，避免不必要的照射。不接触石棉、苯及有毒有害物质，采用机器喷洒农药，实验室操作员应做好个人的保护。劳逸结合，尤其中老年人，注意不要过度劳累，保持心情舒畅，勿使房劳过度，保护肾气。多发性骨髓瘤患者易出现病理性骨折，故应注意卧床休息，避免负重等劳动或运动。注意保暖，避免着凉，室内保持空气新鲜，定期空气消毒。

（2）饮食调理：饮食宜清淡，选用能抑制骨髓过度增生的食品，如海带、紫菜、海蛤、杏仁。对症选用抗血栓、补血、壮骨和减轻脾肿大的食品，如杏仁、桃仁、李子、蛤、鲛鱼、韭菜、山楂、海蜇、龟甲、鳖肉、牡蛎、核桃、猪肝、蜂乳、芝麻、花生、甲鱼、泥鳅、海鳗。戒烟禁酒，忌食肥甘厚味以及生冷、辛辣之品，以杜绝生痰之源，可适当饮用牛奶。有肾功能损伤者，还应采用低盐饮食。

（3）精神调理：多发性骨髓瘤为老年患者，应保持精神愉快，避免精神刺激。

【临证要点】

1. 早期局限性多发性骨髓瘤以放疗及手术治疗为主。中晚期肿瘤治疗上以全身治疗为主。

2. 多发性骨髓瘤仍是一种不可治愈的血液肿瘤。年轻患者可通过积极治疗达到长期缓解并获得长期生存的治疗目标，高龄患者的主要治疗目标是缓解症状和提高生存质量。

3. 对于疾病稳定期的患者，采用以中医中药治疗为主的治疗手段。骨髓瘤以肾虚为本，临床采用补肾化瘀的辨证治疗可延长部分患者疾病稳定期。

4. 治疗过程应定期复查血清蛋白电泳、血轻链及胸腰椎 CT 或 MR，以了解肿瘤情况。

5. 骨髓瘤患者易合并贫血、乏力、消瘦、纳差等，影响患者日常生活，中医药治疗可改善患者生存质量。

6. 西医治疗重在"抗瘤"，但大毒治病，十去其六，过则伤正；中医主要起扶助正气、改善身体状况的作用，适时配合解毒。治以扶正祛邪，攻补兼施。治疗当辨明虚实之多寡，或选用攻邪为主，补虚为辅，或选用补虚为主，佐以攻邪，或选用攻补兼施。

【诊疗流程】

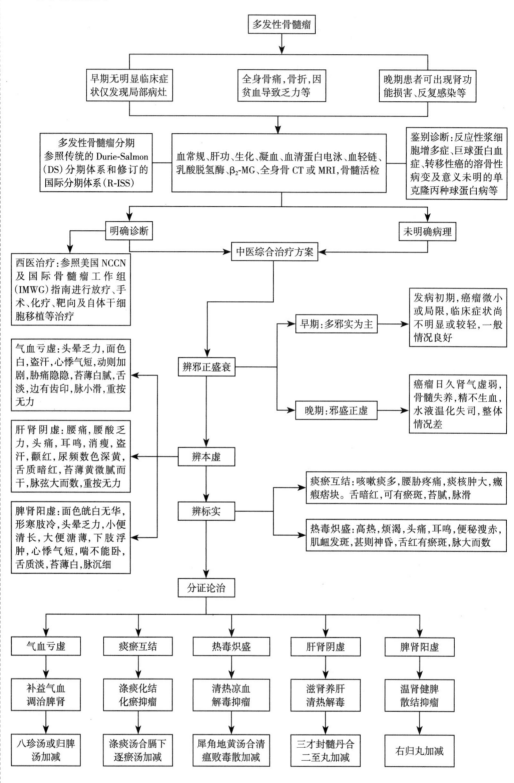

多发性骨髓瘤

早期无明显临床症状仅发现局部病灶

全身骨痛,骨折,因贫血导致乏力等

晚期患者可出现肾功能损害、反复感染等

多发性骨髓瘤分期参照传统的 Durie-Salmon(DS)分期体系和修订的国际分期体系(R-ISS)

血常规、肝功、生化、凝血、血清蛋白电泳、血轻链、乳酸脱氢酶、β₂-MG、全身骨 CT 或 MRI,骨髓活检

鉴别诊断:反应性浆细胞增多症、巨球蛋白血症、转移性癌的溶骨性病变及意义未明的单克隆丙种球蛋白病等

明确诊断

未明确病理

西医治疗:参照美国 NCCN 及国际骨髓瘤工作组(IMWG)指南进行放疗、手术、化疗、靶向及自体干细胞移植等治疗

中医综合治疗方案

早期:多邪实为主

发病初期,癌瘤微小或局限,临床症状尚不明显或较轻,一般情况良好

辨邪正盛衰

气血亏虚:头晕乏力,面色白,盗汗,心悸气短,动则加剧,胁痛隐隐,苔薄白腻,舌淡,边有齿印,脉小滑,重按无力

晚期:邪盛正虚

癌瘤日久肾气虚弱,骨髓失养,精不生血,水液温化失司,整体情况差

肝肾阴虚:腰痛,腰酸乏力,头痛,耳鸣,消瘦,盗汗,颧红,尿频数色深黄,舌质暗红,苔薄黄微腻而干,脉弦大而数,重按无力

辨本虚

痰瘀互结:咳嗽痰多,腰胁疼痛,痰核肿大,癥瘕痞块。舌暗红,可有瘀斑,苔腻,脉滑

脾肾阳虚:面色㿠白无华,形寒肢冷,头晕乏力,小便清长,大便溏薄,下肢浮肿,心悸气短,喘不能卧,舌质淡,苔薄白,脉沉细

辨标实

热毒炽盛:高热,烦渴,头痛,耳鸣,便秘溲赤,肌衄发斑,甚则神昏,舌红有瘀斑,脉大而数

分证论治

气血亏虚	痰瘀互结	热毒炽盛	肝肾阴虚	脾肾阳虚
补益气血调治脾肾	涤痰化结化瘀抑瘤	清热凉血解毒抑瘤	滋肾养肝清热解毒	温肾健脾散结抑瘤
八珍汤或归脾汤加减	涤痰汤合膈下逐瘀汤加减	犀角地黄汤合清瘟败毒散加减	三才封髓丹合二至丸加减	右归丸加减

(吴万垠、杨小兵)

复习思考题

1. 多发性骨髓瘤的特征表现是什么?
2. 简述多发性骨髓瘤的中医病因。
3. 简述多发性骨髓瘤的中医辨证分型及对应方剂。
4. 多发性骨髓瘤有哪些中西医主要治疗手段?

参考文献

1. 周岱翰. 中医肿瘤学[M]. 北京:中国中医药出版社,2011.
2. 葛志红,李达. 血液科专病中医临床诊治[M].3 版. 北京:人民卫生出版社,2013.

第二十四章

骨 肉 瘤

培训目标

1. 掌握骨肉瘤的诊断标准和常用检查。
2. 掌握骨肉瘤辨证思路及分证论治。
3. 了解骨肉瘤的外治法及日常调护。

骨肉瘤是起源于间叶组织的恶性肿瘤,以能产生骨样组织的梭形基质细胞为特征。原发髓腔内的骨肉瘤称为经典型骨肉瘤。骨肉瘤根据发生的部位可分为中心型骨肉瘤和表面型骨肉瘤,根据组织学特点可分为普通型骨肉瘤、毛细血管扩张型骨肉瘤和小细胞型骨肉瘤等。

中医认为本病多系禀赋不足,肾精亏损,劳倦内伤,骨髓空虚。因肾主骨,骨生髓,故肾虚则骨病。若外感寒湿、热毒之邪乘虚而入,蕴于骨骼,致气血凝滞,淫筋蚀骨,日久结毒成瘤,或暴力损伤骨骼,气血凝滞,经络痹阻,日久不化,蕴结成毒,伤筋侵骨,聚结成瘤。本病病位在骨,与肾、肝、脾关系密切;其病理因素主要为"寒""热""瘀";其病理性质为全身属虚,局部属实的本虚标实之证;基本治则以扶正抑瘤,攻补兼施为主。

经典型骨肉瘤的年发病大约为 2~3/100 万,好发于青少年,男性多于女性。该病的病史常为 1~3 个月,以局部疼痛为早期症状。骨端近关节处肿大,硬度不一,有压痛,局部温度高,静脉曲张,有时可触及搏动,可有病理性骨折。该病以肺部为最常见的转移部位。截肢曾是治疗骨肉瘤的经典方法,随着化疗的广泛应用,保肢治疗成为趋势,五年存活率可提高至 50%~75%。

【典型案例】

患者李某,女,19 岁,学生。初诊日期:2018 年 3 月 3 日。

主诉:左侧大腿下端肿物伴疼痛 3 周。

现病史:患者缘于 3 周前无意中发现左侧大腿下端外侧有一直径约 4cm 大小肿物,伴有疼痛,疼痛呈间歇性钝痛,昼轻夜重,伴左下肢活动受限,畏寒,乏力,咳嗽,咳白色黏痰,之后肿物逐渐增大。患者遂于 2018 年 3 月 3 日就诊于当地某医院,肝功能检查回报:碱性磷酸酶 237.0U/L,乳酸脱氢酶 304.0U/L。左下肢 X 线平片示:左侧股骨远端前外侧见含有骨样基质的不规则块状软组织影,骨皮质中断,呈虫噬样溶骨性破坏,病变边界不清,无硬化边缘,上下累及范围约 5cm,可见侵袭性骨膜反应,局部形成 Codman 三角。左下肢 MRI 平扫 + 增强示:左侧股骨远端髓腔内异常信号,T1WI 低信号,T2WI 高信号,脂肪抑制序列 FS-T2WI 呈高信号,信号不均匀,边界不清;病变侵透前外侧骨皮质,形成不规则形软组织肿块;病变轴位最大层面约 4.7cm×5.1cm,冠状位上下径约 5.2cm,增强扫描病变呈明显不均质强化。考虑为"左侧股骨远端骨肿瘤"。2018 年 3 月 7 日行肿物穿刺:镜下见肿瘤由异型细胞以及由这些细胞直接形成的骨样组织和编织骨组成。瘤细胞核大小不一,形状怪异,染色质深染,核仁明显,还可见瘤巨细胞和畸形多核瘤巨细胞,并见较多核分裂象。病理诊断:骨肉瘤。

　　既往史:否认高血压、冠心病等其他内科疾病史。否认肺结核、肝炎等传染性疾病史,否认手术外伤史,否认输血史,否认中毒史,否认药物及食物过敏史,否认疫水及疫区接触史,否认家族遗传病史,无吸烟及饮酒史。

　　专科查体:脊柱呈生理性弯曲,各棘突无压痛及叩击痛,四肢关节发育正常,无畸形。左侧大腿下端外侧肿胀明显,活动受限,皮肤浅静脉充盈,皮温增高,肤色暗红,局部触及一大小约 5.0cm×5.0cm 肿物,界限不清,质地硬韧,不活动,压痛(+),无搏动。双下肢无水肿,无杵状指(趾)。

　　刻下:左大腿下端疼痛,局部肿块,跛行,畏寒,咳嗽,咳白色黏痰,乏力,纳可,眠安,大便溏,小便清长。

　　舌脉:舌淡,苔白,脉沉涩。

问题一　本患者目前的临床诊断是什么,其诊断依据如何?

思路

1. 临床诊断　左股骨下端骨肉瘤。

2. 诊断依据

(1) 临床症状:左侧股骨远端局部肿块,间歇性钝痛,昼轻夜重,伴左下肢活动受限,畏寒,乏力,咳嗽,咳白色黏痰,无咯血、发热、消瘦。

(2) 专科查体:脊柱呈生理性弯曲,各棘突无压痛及叩击痛,四肢关节发育正常,无畸形。左侧大腿下端外侧肿胀明显,活动受限,皮肤浅静脉充盈,皮温增高,肤色暗红,局部触及一大小约 5.0cm×5.0cm 肿物,界限不清,质地硬韧,不活动,压痛(+),无搏动。双下肢无水肿,无杵状指(趾)。

(3) 辅助检查:

1) 左下肢 X 线平片示:左侧股骨远端前外侧见含有骨样基质的不规则块状软组织影,骨皮质中断,呈虫噬样溶骨性破坏,病变边界不清,无硬化边缘,上下累及范围约 5cm,可见侵袭性骨膜反应,局部形成 Codman 三角。

2) 左下肢 MRI 平扫 + 增强示:左侧股骨远端髓腔内异常信号,T1WI 低信号,T2WI 高信号,脂肪抑制序列 FS-T2WI 呈高信号,信号不均匀,边界不清;病变侵透前外侧骨皮质,形成不规则形软组织肿块;病变轴位最大层面约 4.7cm×5.1cm,冠状位上下径约 5.2cm,增强扫描病变呈明显不均质强化。考虑为"左侧股骨远端骨肿瘤"。

3) 病理检查示:镜下见肿瘤由异型细胞以及由这些细胞直接形成的骨样组织和编织骨组成。瘤细胞核大小不一,形状怪异,染色质深染,核仁明显,还可见瘤巨细胞和畸形多核瘤巨细胞,并见较多核分裂象。病理诊断提示:骨肉瘤。

问题二 本患者还需要进一步完善哪些检查?

思路 本患者还需要进一步检查头部 MRI,胸部 CT,肝、胆、脾、胰、双肾、区域淋巴结彩超,全身骨扫描等检查,以明确是否存在远处转移,评估病情。

 知识点 1

骨肉瘤常用辅助检查

(1)影像学表现

原发肿瘤的影像学检查:X 线检查包括病变部位正侧位,一般可表现为骨质破坏、不规则新生骨。增强 CT 检查包括病灶部位骨窗、软组织窗和软组织增强窗,可显示骨破坏状况、显示肿瘤内部矿化程度、强化后可显示肿瘤的血运状况、肿瘤与血管的关系、在骨与软组织中的范围。MRI 对软组织显示清楚,便于术前计划,可显示肿瘤在软组织内侵及范围,清晰显示骨髓腔内侵及范围,发现跳跃病灶,提供计划截骨长度的依据。增强 CT 可以较好地显示皮质破坏的界限以及三维的解剖情况。与 CT 相比,MRI 在显示肿瘤的软组织侵犯方面更具优势,能精确显示肿瘤的反应区范围,与邻近肌肉、皮下脂肪、关节以及主要神经血管束的关系。另外,MRI 可以很好地显示病变远近端的髓腔情况,以及发现有无跳跃转移灶。骨扫描和 PET/CT 作为功能成像检查,可反映肿瘤部位的代谢活跃程度,对于判断化疗效果也有指导意义。

远处转移的影像学检查:肺转移是骨肉瘤最常见的转移部位,因此必须行胸部 CT 检查。全身骨扫描有助于诊断多中心骨肉瘤或跳跃转移病灶。PET/CT 检查可明确全身其他部位病灶情况。区域淋巴结 B 超和 MRI 检查是诊断区域淋巴结转移的可选策略。

(2)实验室检查

骨肉瘤有特殊诊断意义的实验室检查主要包括碱性磷酸酶(ALP)和乳酸脱氢酶(LDH)。

碱性磷酸酶、乳酸脱氢酶与骨肉瘤诊断及预后相关。大约 40%~80% 的骨肉瘤患者碱性磷酸酶水平有升高,伴有转移或多中心骨肉瘤患者的碱性磷酸酶和乳酸脱氢酶水平可有更为显著的升高。需要注意的是,碱性磷酸酶和乳酸脱氢酶的升高可能缺乏特异性,不只见于骨肿瘤。化疗前碱性磷酸酶大幅度增高可能提示多中心骨肉瘤。

实验室检查应在患者接受新辅助化疗前进行,在化疗的过程中应监测碱性磷酸酶和乳酸脱氢酶水平,化疗结束后和随访期间应定期复查。碱性磷酸酶或乳酸脱氢酶水平显著升高往往提示患者预后不良或肿瘤复发。新辅助化疗后碱性磷酸酶和乳酸脱氢酶水平降低,可能提示化疗有效。化疗中或化疗后出现碱性磷酸酶和乳酸脱氢酶大幅度增高,可能提示肿瘤复发或远处转移。

(3) 病理学检查

骨肉瘤病理学定义为镜下可见直接产生骨样基质或成骨的肉瘤。

外科治疗前一定要对可疑病灶进行组织学活检,一般来说,没有遵循适当的活检程序可能引致不良的治疗效果,活检位置选择对以后的保肢手术非常重要,穿刺点必须位于最终手术的切口线部位,以便最终手术时能够切除穿刺道,因此建议在拟行外科治疗的医院,由最终手术医生或其助手进行活检术。当可疑病灶的临床和影像学表现都提示为典型的骨肉瘤时,常用穿刺活检确诊。活检应尽量获得足够肿瘤组织,以便病理科进行常规的病理检查,还可对新鲜标本进行分子生物学分析。

病史补充

生活质量——PS 评分 1 分。

2018 年 3 月 25 日　胸部 CT:双肺多发转移瘤。

2018 年 3 月 25 日　头部 MRI:未见异常。

2018 年 3 月 25 日　肝、胆、脾、胰、双肾、区域淋巴结彩超:未见异常。

2018 年 3 月 25 日　全身骨扫描:左股骨远端见放射性异常浓聚灶,余处未见异常。

问题三　患者目前治疗方案如何?

思路

1. 西医诊断　左股骨下端骨肉瘤,双肺转移。$T_2N_0M_{1a}$ ⅣA 期。

2. 西医治疗原则　无手术指征,结合 PS 评分,参考《NCCN 临床实践指南:骨肉瘤》,选择以化疗为主的综合治疗。

3. 中医诊断　骨瘤病,证属阴寒凝滞。

4. 辨证分析　肾阳为诸阳之根本,肾主骨,藏精生髓。人体元阳虚衰,正气不足,受阴寒邪气侵袭,凝滞于骨。阳虚精亏,髓虚不能生血,血脉受寒,凝滞成瘀。阳气虚衰,水液不运,聚而为痰。阳虚与阴寒相合,瘀血与痰湿并生,流注骨骼,日久成块。舌淡,苔白,脉沉涩,均为阴寒凝滞之证。

5. 治法方药

温阳散寒,通络行滞。阳和汤加减。

熟地黄 15g	肉桂 3g	麻黄 2g	鹿角胶 6g
白芥子 6g	炮姜 3g	生甘草 3g	牛膝 9g
威灵仙 9g	制天南星 9g	浙贝母 10g	

方中肉桂、炮姜味辛性热,既可温经通脉,又能散寒祛邪,从而解散寒凝以治标,共为君药。熟地黄温补营血,伍以血肉有情的鹿角胶,则温肾助阳,填精补髓,强壮筋骨之功尤著,两药相伍,补血助阳以治本,同为臣药。麻黄辛温达卫,以驱散在表之寒

邪;寒凝痰结,以白芥子散寒开结,除皮里膜外之痰,两味合用,既能使气血宣通,又可使熟地黄、鹿角胶补而不滞,为方中佐药。甘草解毒,调和诸药,为使药。另配伍牛膝逐瘀通经,补肝肾,强筋骨;威灵仙以通经络;制天南星以燥湿化痰,散结消肿;浙贝母以化痰止咳,软坚散结。诸药合用,化阴凝,布阳和,共达温阳补血、散寒通滞之功。

中成药治疗:复方斑蝥胶囊,每次3粒,每日2次,口服。华蟾素胶囊,每次2粒,每日3~4次,口服。

艾灸:关元、气海、肾俞等穴。

耳穴:肾、心、肾上腺等。

知识点2

骨肉瘤的辨证思路

(1) 辨邪正盛衰

骨肉瘤的发生与发展,是一个邪正相争的过程。患者整体多表现为正虚,而病灶局部则多表现为邪实。各种外因在人体正虚的情况下,侵袭机体而发病,故而在辨证之时,应首先考虑邪正的盛衰态势。疾病初起邪气实,主要应用攻邪之法;随着疾病的发展,正气渐虚,主要运用扶正培本之法。

(2) 辨正虚所属于脏腑

根据骨肉瘤患者的临床症状、体征等情况,首先辨别正虚是属于阴虚、阳虚、气虚、血虚、还是几种虚证兼见。其次,辨明虚在何脏,在肾、在脾、还是在肝,或者是数脏俱虚。然后将两方面的内容综合起来,辨明正虚的性质和所属脏腑。一般而言,肝肾虚损兼火郁患者的表现多为:皮色暗红,疼痛难忍,朝轻暮重,身热口干,咳嗽,贫血消瘦。舌暗唇淡,苔少或干黑,脉细数。脾肾两虚患者的表现多为:大肉尽脱,四肢不温,畏寒神疲,腰膝冷痛,心悸气短,颜面水肿或肢肿尿少,纳呆便溏。舌淡苔白,脉沉细无力。

(3) 辨标实

骨肉瘤的标实有"阴寒凝滞""毒热蕴结""瘀血内阻"的不同。根据骨肉瘤患者临床症状、体征等情况可有助于辨别标实属于三种病机表现的哪一种,或是几种病机兼见并存。阴寒凝滞患者的表现多为:患肢包块,皮色如常,不红少热,肢体酸痛,遇寒加重,得温稍减,舌淡或淡胖,苔薄白,脉沉细弱。毒热蕴结患者的表现多为:骨瘤迅速增大,疼痛加重,刺痛灼痛,皮色变紫暗红瘀,肢体活动障碍,有时伴有发热,大便干,舌暗红有瘀点、苔薄黄、脉弦数。瘀血内阻患者的表现多为:患处持续疼痛,肿块固定不移,质地坚硬,表面肤色紫暗,触痛明显,面色晦暗,口干唇紫,舌紫暗或有瘀斑,脉弦细或涩。

(4) 结合辅助检查

对于符合骨肉瘤的临床表现时,需要及时进行影像学检查,如X线、CT、MRI等,同时进行实验室检查,如血常规、肝肾功能(碱性磷酸酶和乳酸脱氢酶)等。当临床表现和影像学表现都提示为比较典型的骨肉瘤时,常用穿刺活检确诊。

知识点 3

骨肉瘤的中医分证论治

证型	主症特点	舌脉	治法	方药
阴寒凝滞	患肢包块,皮色如常,不红少热,肢体酸痛,遇寒加重,得温稍减	舌淡或淡胖,苔薄白,脉沉细弱	温阳散寒通络行滞	阳和汤加减
毒热蕴结	骨瘤迅速增大,疼痛加重,刺疼灼痛,皮色变紫暗红瘀,肢体活动障碍,有时伴有发热,大便干	舌暗红,有瘀点,苔薄黄,脉弦数	清热凉血化瘀散结	五味消毒饮合仙方活命饮加减
瘀血内阻	患处持续疼痛,肿块固定不移,质地坚硬,表面肤色紫暗,触痛明显,面色晦暗,口干唇紫	舌紫暗或有瘀斑,脉涩或弦细	活血化瘀通络止痛	身痛逐瘀汤加减
肾虚火郁	皮色暗红,疼痛难忍,朝轻暮重,身热口干,咳嗽,贫血消瘦	舌暗,苔少或干黑,脉细数	滋肾填髓降火解毒	知柏地黄丸加减
脾肾阳虚	大肉尽脱,四肢不温,畏寒神疲,腰膝冷痛,心悸气短,颜面水肿或肢肿尿少,纳呆便溏	舌淡苔白,脉沉细无力	温肾健脾利湿消肿	右归饮合人参养荣汤加减

知识点 4

骨肉瘤的中医外治法

骨肉瘤病变部位接近体表,又多见于四肢长骨,有利于外治。通过药物外敷后,能起到一定的治疗作用,具有方法简便、没有痛苦、副作用小等优点。由于骨肉瘤是多种原因引起的全身性疾病,局部的外治一般只作为一种辅助治疗。

(1)镇痛消肿膏敷贴:蟾酥、马钱子、生川乌、生南星、生白芷、姜黄、冰片等。功能活血化瘀,抗癌消瘤。根据肿瘤大小决定敷贴面积,一般敷贴12小时后揭去,间隔12小时后再贴,以防皮肤过敏。如有皮肤破溃应停止使用。

(2)回阳散外敷:麝香、牙皂、高良姜、乳香、没药、阿魏、丁香、肉桂、白胡椒、轻粉、雄黄、川乌、穿山甲等。功能温散活血,化瘀解毒。上药熬膏外敷。

(3)骨瘤粉外敷:三棱、莪术、生半夏、土鳖虫、生川乌、商陆、桃仁、乳香、没药、红花、雄黄、木鳖子、斑蝥等。功能活血止痛,抗癌消肿。上药共研细末,制成散剂。撒敷于肿瘤处,或用蜜糖调和后涂敷,隔日 1 次。用药后偶有局部瘙痒、起发水疱,一般停药数日即可自愈。

问题四 本患者可能出现的并发症有哪些?预后如何?

思路 本患者确诊左股骨下端骨肉瘤,成骨型,双肺转移。可能出现疼痛加重、骨折、呼吸困难、咯血、感染等并发症。若多学科综合治疗有效,病情可望控制,带瘤生存,否则预后不佳。

知识点 5

骨肉瘤患者的日常调护

(1) 适当锻炼:术后患肢功能未完全恢复者继续进行功能锻炼,注意预防跌倒。根据具体情况按照住院时的锻炼方法进行肢体肌肉和关节的功能锻炼。截肢者进行残肢训练,指导安装义肢及其锻炼方法。髋关节置换术后早期避免做髋关节内收、外旋及髋关节过度屈曲等动作,术后 6 个月日常生活中应注意不坐矮的凳子或软的沙发,不跷"二郎腿",不弯腰抬物,以免发生关节脱位。

(2) 加强营养:保持均衡饮食,鼓励患者增加优质高蛋白质、丰富维生素、高钙的食物。少量多餐,并注重色、香、味,以增进食欲。

(3) 保持情绪稳定:指导患者多与人沟通,分享自己的想法,减轻内心的压力。适当运动,锻炼耐力,有助于缓解自身压力,保持心情舒畅。

(4) 自我护理:注意感染的预防,残肢的护理等。

【临证要点】

1. 对于早期无症状局部肿物,要及早诊治,明确病理,以防误诊漏诊。

2. 本病有手术指征者,优先考虑手术治疗。发生远处转移者,考虑以化疗为主的综合治疗。

3. 中医治则应辨证论治,确定扶正和祛邪的主次。放疗、化疗期间以减毒增效为主,晚期患者以扶正抑瘤为主。

4. 骨肉瘤可引起避痛性跛行,关节活动受限和肌肉萎缩、病理性骨折及肺栓塞等并发症,应积极预防。长期卧床患者预防压疮及肺部感染,截肢患者注意残肢护理。

5. 根据患者病情变化,定期复查血常规,肝、肾功能以及胸部影像学检查等。

【诊疗流程】

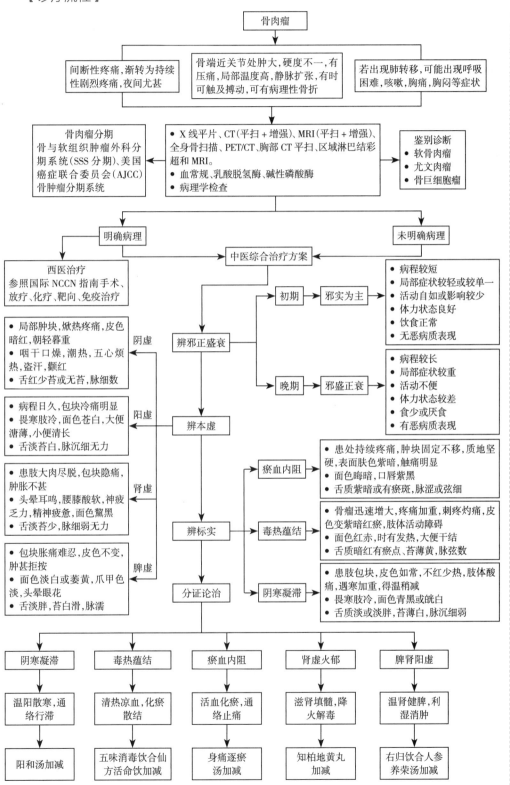

(张 越)

？复习思考题

1. 骨肉瘤的中医病因病机有哪些？

2. 骨肉瘤应与哪些疾病相鉴别？

3. 骨肉瘤的辅助检查有哪些？

4. 骨肉瘤的中医治则应该注意什么？

参考文献

1. 刘嘉湘 . 实用中医肿瘤手册［M］. 上海：上海科技教育出版社,1996.

2. 中国临床肿瘤学会指南工作委员会 . 中国临床肿瘤学会（CSCO）经典型骨肉瘤诊疗指南［M］. 北京：人民卫生出版社,2018.

3. 郁仁存 . 郁仁存中西医结合肿瘤学［M］. 北京：中国协和医科大学出版社,2008.

4. 周岱翰 . 临床中医肿瘤学［M］. 北京：人民卫生出版社,2003.

5. 孙燕 . 内科肿瘤学［M］. 北京：人民卫生出版社,2001.

6. 孙燕 . 临床肿瘤学高级教程［M］. 北京：人民军医出版社,2014.

7. 汤钊猷 . 现代肿瘤学［M］.3 版 . 上海：复旦大学出版社,2011.

8. 陈锐深 . 现代中医肿瘤学［M］. 北京：人民卫生出版社,2003.

9. 陈熠 . 肿瘤中医证治精要［M］. 上海：上海科学技术出版社,2007.

10. 徐振晔 . 中医治疗恶性肿瘤［M］. 北京：人民卫生出版社,2007.

11. 黄金昶 . 黄金昶肿瘤专科二十年心得［M］. 北京：人民卫生出版社,2012.

12. 周际昌 . 实用肿瘤内科治疗［M］.2 版 . 北京：北京科学技术出版社,2016.

13. 郭卫 . 骨肿瘤［M］. 北京：中国医药科技出版社,2013.

14. IARC.WHO Classification of Tumours of Soft Tissue and Bone ［M］.4 版 .World Health Org,2013.

15. 李飞 . 方剂学［M］.2 版 . 北京：人民卫生出版社,2011.

16. （美）JohnE.Niederhuber. 临床肿瘤学［M］.5 版 . 孙燕主译 . 北京：人民军医出版社,2014.

17. 邹艳辉,周硕艳,李艳群 . 实用肿瘤疾病护理手册［M］. 北京：化学工业出版社,2018.

第二十五章

皮 肤 癌

PPT 课件
25章PPT

培训目标

1. 掌握皮肤癌的定义、分类及病因。
2. 掌握皮肤癌的诊断要点及鉴别诊断。
3. 熟悉皮肤癌的中医辨证论治与转归。
4. 了解中医药治疗优势和特色。

皮肤癌是皮肤及附件恶性肿瘤,常见类型有基底细胞癌、鳞状细胞癌、皮肤蕈样肉芽肿、汗腺癌、皮脂腺癌、毛囊癌等,其中以基底细胞癌最为多见,其次为鳞状细胞癌。男性多于女性,好发于皮肤暴露部分,以头、颈、四肢多见。其病因与过度阳光暴晒、电离辐射、化学致癌物长期接触、人乳头瘤病毒感染、慢性炎症刺激等有关。早期发现早期治疗预后较好。本病初起症状常无特异性,鳞状细胞癌发展较快,可通过区域淋巴结转移至远处组织器官,出现相应的临床症状;基底细胞癌发展缓慢,一般不发生区域淋巴结转移。中医认为本病属"反花疮""石疽"范畴。其病因病机主要为正气亏虚,脏腑功能失调,气血虚弱;或外感风火热毒;或情志不舒,肝气郁结,气滞血凝;或饮食不节,嗜食肥甘厚腻,损伤脾胃,湿热痰浊内生,阻滞经络。热毒、痰浊、瘀血相互搏结皮肤而成。病位在皮肤,与肺、肝、脾、肾有关,是全身疾病的一个局部表现。其病理因素主要为"痰""瘀""毒""湿"。其病机特点总体为全身属虚,局部属实的本虚标实之证。以扶正祛邪,攻补兼施为治疗关键。

【典型案例】

患者陈某,男,65 岁,工人。初诊日期:2016 年 6 月 18 日。

主诉:发现左耳前皮肤红色皮损 1 年,明显增大 2 个月。

现病史:患者于 1 年前开始出现左耳前皮肤红色皮损,未予注意。近 2 个月因过度劳累后出现左耳前皮损范围明显变大,伴有鳞状脱屑,逐渐增大并突出于皮面,表面破溃,呈菜花样,并向周围浸润,边缘隆起,界限不清,渗流污秽血水,恶臭味,质稍硬,轻微闷痛。伴乏力、头晕、纳差、身重、小便正常,无恶寒、发热、无恶心、呕吐,无头痛,无腹痛,在福建某医院门诊行肿物穿刺活检,提示为鳞状细胞癌。未予特殊诊治。

　　既往史:否认高血压、冠心病等其他内科疾病史。否认肺结核、肝炎等传染性疾病史,否认手术外伤史,否认输血史,否认中毒史,否认药物食物过敏史。否认疫水疫区接触史。长期从事户外劳动,长时间大量接受紫外线照射。否认家族性肿瘤病史及其他遗传病史。既往吸烟史 30 年,20 支 / 日。

　　刻下:左耳前肿物 1.8cm×1.5cm,表面破溃,呈菜花样外翻,有少量渗液渗血,边界不清楚,乏力,头晕,胸脘痞闷、纳少,大便一日一行,不成形,小便正常,夜寐安。

　　舌脉:舌淡暗,苔黄腻,脉细数。

　　问题一　本患者目前的临床诊断是什么,其诊断依据?
　　思路
　　1. 临床诊断　左耳前皮肤鳞状细胞癌。
　　2. 诊断依据
　　(1) 临床症状:左耳前肿物 1.8cm×1.5cm,表面破溃,呈菜花样外翻,有少量渗液渗血,边界不清楚,伴乏力、头晕、身重、胸脘痞闷、纳少。既往有吸烟史、长期从事户外劳动,长时间大量接受紫外线照射。
　　(2) 辅助检查:肿物穿刺组织病理提示为鳞状细胞癌。
　　问题二　还需要进一步完善哪些检查?
　　思路　为明确分期,本患者还需要进一步检查,如头颅、腹部 MRI 或 CT、浅表淋巴结彩超检查、胸部 CT、骨扫描或 PET/CT 等检查,同时完善血液常规、凝血功能、肿瘤标志物检查。

📖 **知识点 1**

皮肤癌常用辅助检查

　　(1) 影像学检查
　　为明确肿瘤有无局部浸润及远处转移,通常进行颅脑、胸腹部影像学检查,如 MRI 或 CT、浅表淋巴结彩超、骨扫描或 PET/CT 等检查,不同的影像学检查方法可以协助了解皮肤肿物大小、局部淋巴结的转移情况,有无远处转移及骨转移,有助于皮肤癌的诊断和分期。
　　(2) 病理学检查
　　病理学检查是诊断皮肤癌的金标准,对体表皮肤结节、肿物;颈部或锁骨上等部位淋巴结肿大时,可行局部穿刺或活检。
　　(3) 皮肤癌的基因诊断
　　皮肤癌靶向治疗及免疫治疗已成为临床治疗的重要组成部分,而基因诊断检测是靶向和免疫治疗的前提,尤其是晚期皮肤癌出现远处转移患者。若基因检测显示靶向或免疫药物有效,则可选择应用。目前针对皮肤癌常见基因如

MC1R、IRF4、PD-L1、BRAF、RAS1 等进行基因检测,为皮肤癌的分子靶向及免疫治疗提供依据。

(4) 血清肿瘤标志物

SCC 对于皮肤癌的早期诊断、疗效评价和判断预后有一定的参考价值,但缺乏特异性。

病史补充

生活质量——KPS 评分 80 分。

患者行肿物穿刺活检提示为鳞状细胞癌,未行特殊治疗。患者近 2 个月因过度劳累后出现左耳前皮损范围明显变大。平时喜食肥肉、甜食。

2016 年 6 月 23 日　胸部 CT:左肺上叶小结节。

2016 年 6 月 24 日　头颅 MRI:老年脑改变。

2016 年 6 月 24 日　腹部 MRI:未见明显异常

2016 年 6 月 25 日　骨扫描:未见明显异常。

问题三　患者目前治疗方案如何?

思路

1. 西医诊断　左耳前皮肤鳞状细胞癌,C-$T_1N_0M_0$I 期。

2. 西医治疗原则　患者为 I 期皮肤鳞状细胞癌,结合 KPS 评分、肿瘤部位,考虑以手术治疗为主。

3. 中医诊断　皮肤癌病,证属湿热阻滞。

4. 辨证分析　患者诊断明确,发病时间虽然不久,但长期从事户外劳动,长时间大量接受紫外线照射,外感风火热毒,复因饮食不节,嗜食肥甘厚腻,损伤脾胃,湿热痰浊内生,阻滞经络,湿、热、毒相互搏结皮肤而成。湿热阻滞中焦,脾胃运化失常,肢体失养,故出现纳少、乏力;湿性重着,脾为湿困,清阳不展,故见头晕、身重;湿热蕴脾,交阻下迫,故出现大便不成形;湿热阻滞气机,故胸脘痞闷,舌淡暗苔黄腻,脉细数为湿热阻滞之征象。综上所述,本病为邪盛标实之证,属“湿热阻滞”。

5. 治法方药

清热利湿、消肿。

黄芩 9g	黄连 6g	苍术 10g	厚朴 9g
陈皮 6g	金银花 15g	蝉蜕 6g	僵蚕 8g
夏枯草 15g	蒲公英 15g	甘草 6g	浙贝母 10g
连翘 15g	麦芽 15g		

方中黄芩、黄连、苍术、厚朴、陈皮、甘草清热化湿;蝉蜕、僵蚕升清降浊,调理气机。金银花、蒲公英清热解毒;夏枯草、连翘、浙贝母具有软坚散结作用;麦芽健脾。

中成药治疗:鸦胆子油口服液 10ml,每日 3 次。

刺血拔罐:在肿块周围刺络放血,或火针围刺以缩小肿瘤及提高局部免疫功能。

艾灸:艾灸神阙、关元,提升免疫力。

知识点 2

皮肤癌的中医辨证思路

（1）辨邪正盛衰

皮肤癌一旦明确诊断，辨明邪正盛衰，有利于把握病情轻重，权衡扶正与祛邪的主次，合理遣方用药。病程初期，临床症状尚不十分明显或症状较轻，生活起居、体力和饮食状况均未受到影响，此时以邪实为主，虽正气尚未大亏，但需顾扶之。病情进一步发展，邪气日盛，则进入邪正斗争相持阶段。如皮肤癌病程较长，肿瘤发生全身广泛转移，患者一般情况差，消瘦、乏力、肢软、食少，表明邪毒内盛且正气已衰，为邪盛正衰之象。

（2）辨正虚及所属脏腑

根据患者的临床症状、体征等情况，首先辨别正虚是属于气虚、阴虚，还是气血两虚。其次，辨明虚在何脏，在肺、在脾，还是在肾，或者是数脏俱虚。然后将两方面的内容综合起来，辨明正虚的性质和所属脏腑。一般而言，肺脾气虚证见气短乏力、懒言、自汗、纳少便溏，舌质淡，有齿印，舌苔薄白，脉弱无力等；阴虚内热证见肿块渗液较少，伴口干、眼干涩、低热、面色潮红、心烦失眠、五心潮热，舌质红，少苔，脉细数；气血两虚证见乏力，肿块较软，伴头晕眼花、心悸失眠、多梦、面色苍白，舌淡红、苔薄白、脉细弱。

（3）辨标实

皮肤癌的标实有"痰""瘀""毒""湿"的不同，根据皮肤肿块的性质、伴随症状、舌脉情况可有助于辨别标实属于哪一种，或是几种病机兼见并存。如气滞痰凝证见肿块质中，伴闷闷不乐、急躁易怒、胸肋闷胀、喜叹息，舌红、苔白腻、脉弦；瘀血阻滞证见肿块质硬、刺痛、固定不移，颈部及胸壁青筋显露，唇甲紫暗，大便干结，舌淡暗苔薄、脉涩；风火热毒证见肿块生长迅速、质硬伴口干舌燥、头面肿胀疼痛、大便干结、舌红、苔薄、脉滑数；湿热阻滞证见肿块质中，伴胸脘痞闷、头晕身重、纳少，舌红、苔黄腻、脉细数。

知识点 3

皮肤癌的中医分证论治

证型	主症特点	舌脉	治法	方药
肺脾气虚	肿块破溃不易收口，伴气短乏力、懒言、自汗、纳少便溏	舌淡有齿痕，苔薄白，脉弱	益气健脾软坚散结	补中益气汤加减
阴虚内热	肿块渗液较少，伴口干、眼干涩、低热、面色潮红、心烦失眠、五心潮热	舌质红或红绛，少苔，脉细数	滋阴清热解毒软坚	沙参麦冬汤加减
气血两虚	乏力，肿块较软，伴头晕眼花、心悸失眠、多梦、面色苍白	舌淡红，苔薄白，脉细弱	益气养血活血散结	黄芪当归汤加减

续表

证型	主症特点	舌脉	治法	方药
风火热毒	肿块生长迅速、质硬,伴口舌燥、头面肿胀疼痛、大便干结	舌红,苔薄,脉滑数	散风清火清热解毒	升降散合五味消毒饮加减
气滞痰凝	肿块质中,伴闷闷不乐、急躁易怒、胸肋闷胀、喜叹息	舌红,苔白腻,脉弦	疏肝理气化痰散结	柴胡疏肝汤合温胆汤加减
瘀血阻滞	肿块质硬、疼痛、呈刺痛,伴面色晦暗	舌淡暗,苔薄,脉涩	活血化瘀软坚散结	血府逐瘀汤加减
湿热阻滞	肿块质中,伴胸脘痞闷、头晕身重、纳少	舌红,苔黄腻,脉细数	清热利湿消肿散结	苓连平胃散加减

知识点 4

皮肤癌中医外治法

(1) 中药外涂

千金散(制乳香 15g,制没药 15g,轻粉 15g,朱砂 15g,煅砒霜 6g,赤石脂 15g,五倍子 15g,雄黄 15g,研末涂于结节溃疡面上,外用金黄膏覆盖)每日 1 次,直至瘤体蚀尽脱落。

(2) 中药外敷

姜黄 30g,山慈菇 20g,红花 10g,紫草 10g,土鳖虫 10g,水煎浓缩,用无菌纱布浸泡后外敷患处。

(3) 刺血拔罐:在肿块周围刺络放血,或以火针围刺以缩小肿瘤及提高局部免疫功能。

问题四 本患者可能出现的并发症有哪些? 预后如何?

思路 本患者确诊为左耳前皮肤鳞状细胞癌。可能出现耳前、耳后、颈部淋巴结转移,骨转移,还可能出现肿物并发感染、溃疡,甚至出现骨髓炎、骨膜炎等。皮肤鳞状细胞癌对放疗敏感,放疗后可形成放射性皮肤毛细血管扩张、色素沉着等并发症。配合中医药扶正祛邪,清热利湿及中医药特色治疗预后较好。若治疗有效,病情可以控制;若出现远处转移,预后不佳。

知识点 5

皮肤癌患者日常调护

(1) 减少紫外线照射、禁烟忌酒。
(2) 避免电离辐射,避免与化学致癌物如沥青、焦油接触。
(3) 体育锻炼:适当运动,如太极拳、八段锦等。
(4) 精神调护:清心寡欲,恬淡虚无,精神内守,积极乐观,树立信心。

（5）生活调护：起居有常，饮食有节，以清淡、易消化的食物为主。避其毒气（劳逸结合，减少暴晒，防止感受外邪加重病情）。适当地锻炼，以增强体质。

【临证要点】

1. 与银屑病、湿疹、日光性角化病、角化棘皮瘤等鉴别，明确病理，以防误诊漏诊。

2. 手术仍然是本病的主要根治手段，尽可能地多学科综合治疗。控制瘤灶，同时维护人体内在的抗病能力是延长生存期的关键。

3. 不同阶段，根据正虚与兼夹湿、毒、瘀等病理因素的关系，运用中医扶正祛邪、辨证论治原则灵活加减治疗。放、化疗期间注重减毒增效，如化疗时以和胃降逆、健脾补气血为主；放疗期间以清热解毒、益气养阴为主。

4. 定期随访血常规、血生化、胸腹部影像学检查，以了解病情变化。

5. 本病属于本虚标实之证，临床常见虚实夹杂、标本互见，当辨证论治为主，确定扶正和祛邪的主次。

【诊疗流程】

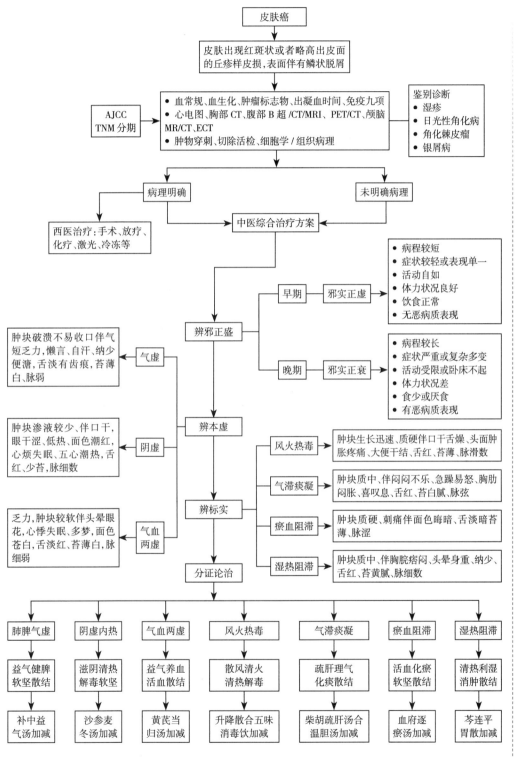

（陈乃杰）

❓ 复习思考题

1. 皮肤癌的病因病机有哪些？如何理解？
2. 如何理解皮肤癌的病理性质总体为全身属虚,局部属实的本虚标实之证？
3. 皮肤癌应与哪些疾病相鉴别？
4. 皮肤癌的辅助检查有哪些？

参考文献

1. 李济仁. 中医名家肿瘤主治精析[M]. 北京:人民军医出版社,2011.
2. 汤钊猷. 现代肿瘤医学[M]. 上海:复旦大学出版社,2006.
3. 单书健,陈子华. 古今名医临证金鉴肿瘤卷[M]. 北京:中国中医药出版社,2011.
4. 赵建成,段凤舞. 肿瘤积验方[M]. 北京:中国中医出版社,2013.
5. 贾立群,李佩文. 肿瘤中医外治法[M]. 北京:中国中医出版社,2015.

第二十六章

常见癌因性症状

第一节　癌因性疲乏

 培训目标

1. 掌握癌因性疲乏的诊断标准和常用检查。
2. 掌握癌因性疲乏辨证思路及分证论治。
3. 熟悉常用中医综合治疗原则。
4. 了解中医药治疗优势和特色。

癌因性疲乏是肿瘤患者最常见、最痛苦的相关症状之一,进行治疗前即可出现,手术及放、化疗期间症状显著,通常在治疗完成后仍持续存在数月甚至数年。据《NCCN临床实践指南》(后简称《指南》)中定义:癌因性疲乏是指一种痛苦的、持续的、主观的,有关躯体、情感或认知方面的疲乏感或疲惫感,与近期的活动量不符,与癌症或癌症的治疗有关,并且妨碍日常生活。癌因性疲乏为多种因素相互作用所致的肿瘤常见症状,贯穿肿瘤发生、发展、治疗和预后等全过程。中医认为本病符合"虚劳"的表现。虚劳是以脏腑亏损、气血阴阳虚衰、久虚不复成劳为主要病机,以五脏虚证为主要临床表现的多种慢性虚弱证候的总称。本病病机主要为气血阴阳亏虚或湿邪内阻,治疗上以补益为根本大法,根据临床症状特点侧重于补气、补血、滋阴或温阳等。

【典型案例】

患者王某,女,60岁,退休。初诊日期:2018年7月12日。

主诉:右上腹隐痛伴乏力3个月余,加重1个月。

现病史:患者无明显诱因于2018年4月上旬出现右上腹隐痛,部位固定,伴体重下降,未予重视。2018年6月2日就诊于湖北某医院,查腹部CT提示:升结肠局部管壁增厚,考虑占位性病变可能,肝内多发转移灶,转移可能性大。2018年6月20日于北京某医院行结肠镜检查,病理:(结肠迂曲)中-低分化腺癌。

249

2018 年 6 月 23 日行 XELOX 方案化疗 1 周期,Ⅱ度骨髓抑制,Ⅱ度消化道反应。近一个月来乏力等症状较前加重,为求进一步中西医结合治疗收入我科。

既往史:否认高血压、冠心病等其他内科疾病史。否认肺结核、肝炎等传染性疾病史,否认手术外伤史,否认输血史,否认中毒史,否认药物、食物过敏史,否认疫水疫区接触史,否认家族遗传病史,否认吸烟史及饮酒史。

刻下:疲乏,纳呆,腹胀满,大便干稀不调,面色萎黄。

舌脉:舌质淡,边有齿印,苔薄白,脉沉细。

问题一　本患者目前癌因性疲乏的原因?

思路

1. 临床诊断　结肠恶性肿瘤,肝转移。化疗期间出现治疗相关癌因性疲乏。

2. 诊断依据

(1) 临床症状:疲乏,纳呆,腹胀满,大便干稀不调,面色萎黄。

(2) 患者目前病理诊断明确,处于化疗期间,出现白细胞减少及消化道反应。

问题二　放疗、化疗期间患者出现疲乏病因? 有哪些可检测指标?

思路　为明确患者疲乏病因,还需要进一步检查如血常规、生化检查、体能测试、心理状态评估。

案例补充

全血细胞分析:白细胞 $2.53×10^9$/L,血红蛋白 85g/L,中性粒细胞 $1.21×10^9$/L,血小板 $137×10^9$/L。血生化:血清钾 4.26mmol/L,血清钠 142.1mmol/L,血清氯 109.5mmol/L。总蛋白 61.5g/L,白蛋白 29.35g/L。

病情分析:①化疗后Ⅱ度骨髓抑制,白细胞减少,中度贫血。②全身营养状态不良,低白蛋白血症。以上均为癌性疲乏相关因素,应当根据病因予以积极纠正。

知识点 1

癌因性疲乏

(1) 流行病学

接受化疗的患者其疲乏的程度在化疗的几天之内可达到高峰,然后在化疗下一个周期以前往往会逐渐减轻。接受放疗的患者其疲乏的程度呈累积性,其严重程度可在放疗几周后达到高峰。目前认为 75%~96% 接受化疗的患者,75%~100% 接受放疗的患者,33%~89% 的晚期癌症患者伴有癌因性疲乏。

(2) 发病机制

虽然癌因性疲乏的病因及发病机制尚不明确,对于其病理机制的研究现时仍在探索的阶段,但是其依旧被评为是癌症患者"最重要却无法治疗的症状"之一。目前被普遍接受的疲乏诱因有五个方面:①肿瘤的直接影响;②肿瘤治疗(化疗、放疗、手术等);③肿瘤或肿瘤治疗合并症(贫血、营养不良等);④慢性合并症(疼痛、睡眠紊乱、低免疫力等);⑤心理社会因素(抑郁、焦虑等)。

（3）评估方法

《NCCN 临床实践指南》对于此类疾病的筛查方法包括对于年龄 >12 岁的患者采用 0~10 评分工具（0：无疲乏，10：你能想象的最严重的疲乏程度），7~12 岁的患者采用 0~5 评分工具，5~6 岁的患儿采用询问其是否疲劳（"tired"/"not tired"）进行诊断筛查。在《指南》的附录部分给出了目前儿童、青少年和成人肿瘤患者常见的癌因性疲乏评估工具。在该列表的楣栏部分，将每个工具标注为"筛查／评估工具"。而目前国际上常采用国际疾病分类标准第 10 版（ICD-10）中的癌因性疲乏诊断标准作为癌因性疲乏的诊断筛查工具。对于肿瘤患者先用 ICD-10 进行诊断筛查，确定患者存在癌因性疲乏，再用癌症治疗功能评定：癌因性疲乏量表（FACT-F）、癌症疲乏量表（CFS）、简易疲乏量表（BFI）等工具进行疲乏程度的评估。

（4）治疗手段

癌因性疲乏的干预措施包括药物治疗和非药物治疗。

多个随机临床试验对癌因性疲乏的药物疗法进行了评估，普遍报告呈阴性结果。目前证实可用的治疗包括：

1）改善睡眠类药物。

2）中枢兴奋剂。其仅对重度疲乏患者有效，代表性药物包括哌甲酯和莫达非尼。老年患者使用时应谨慎，因其所需剂量要低于年轻患者。

3）保健食品。《指南》同时指出尽管抑郁患者易经受更高水平的疲乏，但应用抗抑郁药帕罗西汀（选择性 5- 羟色胺再摄取抑制剂），并不能缓解该类患者的疲乏水平。晚期患者可考虑使用皮质醇激素来缓解癌因性疲乏，或者使用黄体酮来缓解患者厌食症，但仍存争议。

非药物干预措施方面，有体育锻炼、心理干预及综合干预措施等。2007 年，美国肿瘤护理学会循证医学小组研究人员指出，"活动锻炼"是经一级证据证实唯一有效的癌因性疲乏干预措施。此外，系统性护理干预（包括个体化健康教育、心理疏导、社会家庭情感支持、饮食护理、团体互动等综合性措施）及心理疗法也是比较合适的选择，但到目前为止，医学界还没有一个"金标准"方案。而中医药治疗作为其中一种癌症辅助治疗，在癌因性疲乏的治疗中因其特有的疗效而受到广泛的关注和应用。临床常用的中医药干预手段包括：口服汤药、中成药、中药注射液、针灸、推拿按摩等，在临床治疗中均具有一定的疗效。

问题三　患者目前治疗方案如何？

思路

1. 西医诊断　结肠癌肝转移，中低分化腺癌，Ⅳ期，化疗期间出现癌因性疲乏。

2. 西医治疗原则　积极纠正化疗骨髓抑制，如改善贫血，防治化疗药物所带来的消化道反应，增加患者食欲。

3. 中医诊断　虚劳，证属脾虚湿困。

4. 辨证分析　患者大病久病，失于调理，邪盛正衰，脏气损伤，正气难复，日久而成虚劳。而化疗导致的消化道反应则更伤脾胃，属于因病因治而致虚。

本病病位在脾胃,病性属正虚邪实。久病耗气,加之化疗药损伤,脾气虚衰,脾胃运化失司,故见纳差;气虚气机不畅,故见腹胀;气虚则乏力,脾虚不能运化水湿,则见腹泻。患者面色萎黄,黄乃脾之主色,萎黄为脾虚之象,舌质淡有齿印,苔薄白,脉沉细,亦为脾气虚衰,气血衰败,寒湿内蕴之象。综上所述,当属虚劳范畴,证属脾虚湿困。

5. 治则方药

益气健脾,渗湿止泻。

人参 12g	焦白术 15g	茯苓 20g	山药 15g
白扁豆 10g	砂仁 6g	薏苡仁 30g	莲子肉 12g
木香 6g	鸡内金 15g	陈皮 6g	炙甘草 9g

本方中,人参大补元气,具有益气健脾的功效;山药补脾止泻,白术健脾燥湿,助脾运化,此三味为本方的君药。茯苓具有渗湿健脾之效,白扁豆能健脾化湿,与白术同用,健脾助运,加强除湿止泻的功效;莲子肉健脾止泻,与山药同用,健脾涩肠止泻的功效更强。这三味同助君药益气健脾,加强祛湿止泻的力度,为本方的臣药。薏苡仁能利水渗湿,还具有健脾的功效,与茯苓同用,可加强渗湿健脾的功效;木香、砂仁芳香化湿,理气和胃,醒脾利气,既能助脾运化,还能助茯苓、白术加强除湿之效,鸡内金健脾消食,能克服诸药呆滞,使其补而不滞;以上几味,除湿、行气、健脾同时进行,均为本方佐药。炙甘草益气和中,调和诸药,为本方使药。全方配伍,使脾胃健运,湿滞得化,水谷精微生化恢复,诸症得以消除。

中成药治疗:贞芪扶正颗粒,每次 5g,每日 2 次。

艾灸:关元、足三里等穴。

耳穴:胃、神门、交感等。

📋 **知识点 2**

癌因性疲乏的中医辨证思路

(1) 辨正虚及所属脏腑

　　根据患者的临床症状、体征等情况,首先辨别正虚是属于气虚、血虚、阴虚、阳虚还是阴阳两虚。其次,辨明虚在何脏,在肺、在脾,还是在肾,或者是数脏俱虚。然后将两方面的内容综合起来,辨明正虚的性质和所属脏腑。一般而言,虚劳的证候虽多,但总不离乎五脏,而五脏之伤,又不外乎气、血、阴、阳。故对虚的辨证,应以气、血、阴、阳为纲,五脏虚候为目。正如《杂病源流犀烛·虚损劳瘵源流》说:"虽分五脏,而五脏所藏无非精气。其所以致损者有四:曰气虚、曰血虚、曰阳虚、曰阴虚""气血阴阳各有专之,认得真确,方可施治。"一般说来,病情单纯者,病变比较局限,容易辨清其气、血、阴、阳亏虚的属性和病及脏腑的所在。但由于气血同源,阴阳互根,五脏相关,所以各种原因所致的虚损往往互相影响,由一虚而渐致多虚,由一脏而累及他脏,使病情趋于复杂和严重,辨证时应加注意。因此,治疗当以扶正培本为方向,以脏腑辨证为纲领,以精、气、血、津、液为经纬,辨证施治,以平为期。

（2）辨兼夹病证的有无

虚劳一般均有较长的病程,辨证施治时还应注意有无兼夹病证,尤其应注意下述三种情况:①有无因虚致实的表现。如因气虚运血无力,形成瘀血;脾气虚不能运化水湿,以致水湿内停等。②是否兼夹外邪。虚劳之人由于卫外不固,易感外邪为患,且感邪之后不易恢复;③治疗用药也与常人感邪有所不同。若有以上兼夹病证,在治疗时应分别轻重缓急,予以兼顾。

知识点 3

癌因性疲乏的中医分证论治

证型	主症特点	舌脉	治法	方药
脾气亏虚	面色㿠白,语声低微,气短乏力,食少便溏	舌淡苔白,脉虚弱	益气健脾	四君子汤加减
脾虚湿困	疲乏,伴有食少纳呆、纳差,脘腹胀满,大便溏薄,面色萎黄	舌淡苔薄白,脉沉弱	益气健脾,渗湿止泻	参苓白术散加减
脾肾阳虚	倦怠乏力,畏寒肢冷,少气懒言	舌淡,脉结或代	温补元气	保元汤加减
气血两虚	面色苍白或萎黄,头晕目眩,四肢倦怠,气短懒言,心悸怔忡,饮食减少	舌淡苔薄白,脉细弱或虚大无力	补气益血	八珍汤加减

知识点 4

癌因性疲乏的中医外治法

（1）隔姜艾灸

将生姜切成薄片,中间针刺数孔置关元穴施灸,每次 15min,以温补肾阳,提升免疫力。

（2）穴位敷贴

健脾补肾,益气宣肺:取穴肺俞、肾俞、膻中、足三里、列缺等。

健脾和胃,降逆止呕:取穴中脘、内关、足三里;耳穴:胃、交感、神门。

问题四　本患者可能出现的并发症有哪些? 预后如何?

思路　本患者确诊恶性肿瘤晚期,配合化疗,出现了治疗相关的乏力症状。随着治疗及病情进展可能出现精神萎软进一步加重,长期食欲不振、卧床等情况会造成营养不良、肌肉瘦弱甚至导致全身脏腑功能衰竭等肿瘤恶病质情况。若予以积极对症治疗,如升高白细胞,支持治疗如运用中药益气扶正、人血白蛋白增加营养等,同时密切观察病情,预防并发感染、出血等并发症。鼓励患者进行适当的康复锻炼,保持积极乐观的心态有助于本病的恢复。

知识点 5

患者日常调护

(1) 精神调护:帮助患者克服紧张、沮丧、焦虑甚至恐惧情绪,使其保持乐观向上的态度,树立战胜疾病的信心,提高肺癌患者的生存质量。

(2) 体育锻炼:太极拳、八段锦等。

(3) 生活调护:日常生活起居有规律。手术、放疗、化疗期间机体免疫功能低下,应注意休息,减少与外界的接触,防止感受外邪加重病情。饮食以清淡、易消化的食物为主,但要注意增加营养的摄入,也可选择一些具有提高免疫力、抗癌作用的食物进行食补。康复期患者可进行适当锻炼,以增强体质。

【临证要点】

1. 癌因性疲乏的病因复杂,常采用多学科综合治疗,改善患者乏力状态,提高患者对治疗的依从性。

2. 当辨气血阴阳不足,采用不同方法治疗,同时结合患者所处西医治疗阶段。治则灵活加减,放疗、化疗期间注重减毒增效,如化疗时以和胃降逆、健脾补气血为主;化疗间歇期以益气健脾、化痰解毒为主。

3. 注重治未病思想在癌因性疲乏防治治疗中的作用,在术前和放疗、化疗前先安未受邪之地。

4. 本病临床常见虚实夹杂、标本互见,当辨证论治为主,合理确定扶正和祛邪的主次,发挥中药的最佳治疗效果。

【诊疗流程】

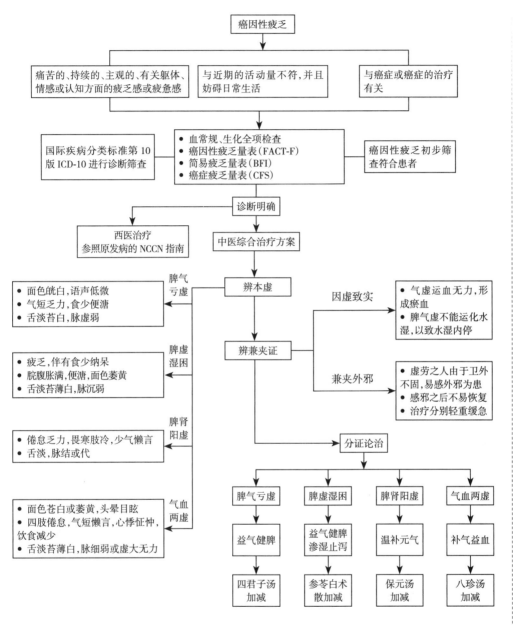

(李 杰)

 复习思考题

1. 癌因性疲乏定义?
2. 癌因性疲乏主要中医治疗原则?
3. 癌因性疲乏的病因病机有哪些? 如何理解?
4. 癌因性疲乏的辅助检查有哪些?

参考文献

1. 陈湘君,张伯礼.中医内科学:案例版[M].北京:科学出版社,2007.
2. 黄仰模.金匮要略讲义[M].北京:人民卫生出版社,2003.
3. 林洪生.恶性肿瘤中医诊疗指南[M].北京:人民卫生出版社,2014.

PPT 课件

第二节　癌因性疼痛

培训目标

1. 熟悉癌性疼痛的病因病机。
2. 熟悉癌性疼痛的辨证论治。
3. 掌握癌性疼痛的处理原则。

　　癌因性疼痛是指因肿瘤直接引起的、治疗过程引起的或间接引起的疼痛。疼痛部位需要修复或调节的信息传到神经中枢后引起的感觉,是造成癌症晚期患者主要痛苦的原因之一。癌痛以骨转移癌痛、化疗致周围神经毒性疼痛、化疗致手足综合征疼痛常见。癌因性疼痛属中医学"疼痛"范畴,中医认为,癌因性疼痛主要的病机包括"不通则痛""不荣则痛"两方面,其特点在于虚实夹杂。虚主要为正气损伤、阳气亏虚、阴血不足,实分为气滞、血瘀、痰结、毒聚、寒凝等。基本治则是虚则补之、实则泻之、扶正与祛邪兼顾。症状特点:可发生于不同部位,可隐隐作痛,缠绵不休,也可呈剧烈疼痛,如刺痛、冷痛、胀痛等,可伴有纳差、夜寐欠佳等。

【典型案例】

　　患者张某,男,58 岁,职员。初诊日期:2018 年 12 月 15 日。

　　主诉:发现左侧颈部肿大包块 8 个月,肩背部疼痛 3 个月。

　　现病史:患者 8 月前发现左侧颈部肿大包块,约 6cm×4cm,局部有压痛,伴左侧胸部隐痛、咳嗽、咳痰,为白色泡沫痰,偶有低热,无咯血、潮热、盗汗等不适,于当地医院行颈部彩超提示:左侧颈部见 6.3cm×5.6cm×3.6cm 稍低回声包块,性质待定,周围可见低回声结节(淋巴结可能)。后患者到上级医院就诊,行胸部增强 CT 提示:①右肺上叶后段及左肺上叶前段软组织结节及团块(较大者位于左肺上叶前段,直径约 3.3cm),左侧颈根部及纵隔多发肿大淋巴结(最大者位于左侧颈根部,约 7.0cm×4.7cm),以上病灶考虑恶性肿瘤性病变,伴多发淋巴结转移。②右肺下叶背段厚壁囊腔(3.5cm×2.7cm),考虑肿瘤性病变可能。行颈部包块穿刺活检示:(左颈部)恶性肿瘤,考虑转移性癌。结合免疫组化结果,符合转移性低分化腺癌。肺癌驱动基因检测均阴性。诊断:左肺腺癌伴淋巴结转移。无手术治疗指征,给予全身化疗＋颈部淋巴结放射治疗。治疗后患者颈部淋巴结较前明显缩小。2018 年 9 月,患者因肩背部疼痛明显,夜间加重,影响睡眠而就诊于某医院,检查全身骨显像示:左侧第 5、第 6、第 7 后肋,骨盆多处,左侧股骨显像剂浓聚,考虑骨转移。不规律服用止痛药。近半月疼痛加重,辗转难眠,精神焦虑,食欲差。

既往史：有"原发性高血压"病史 10 年，最高血压 160/94mmHg，长期口服苯磺酸氨氯地平片降压治疗，每次 5mg，每日 1 次，血压控制在 110~136/70~90mmHg 之间。否认其他内科疾病史，否认传染病史；否认食物、药物过敏史；否认输血史，预防接种史不详。否认家族遗传史。既往吸烟史 30 年，每日 20 支，已戒烟 1 年。

刻下：肩背部呈针刺样疼痛，拒按，坐立不宁，痛处固定，夜间疼痛加重，影响睡眠及食欲，大便干结。NRS 疼痛评分 7 分。

舌脉：舌暗有瘀斑，舌底脉络迂曲，苔白腻，脉涩。

问题一　本患者目前的临床诊断是什么，其诊断依据？

思路

1. 临床诊断　左肺腺癌伴骨转移，癌因性疼痛。

2. 诊断依据

（1）临床症状

左侧颈部肿大包块，局部有压痛，伴左侧胸部隐痛、咳嗽、咳痰；肩背部疼痛，影响睡眠。既往吸烟史 30 年，每日 20 支，已戒烟 1 年。

（2）辅助检查

胸部增强 CT 提示：右肺上叶后段及左肺上叶前段软组织结节及团块（较大者位于左肺上叶前段，直径约 3.3cm），左侧颈根部及纵隔多发肿大淋巴结（最大者位于左侧颈根部，约 7.0cm×4.7cm），以上病灶考虑恶性肿瘤性病变，肺癌伴多发淋巴结转移。

颈部包块穿刺活检示：（左颈部）恶性肿瘤，考虑转移性癌。结合免疫组化结果，符合转移性低分化腺癌。

全身骨显像示：见左侧第 5、第 6、第 7 后肋，骨盆多处，左侧股骨显像剂浓聚，考虑骨转移。

> **📋 知识点 1**
>
> **疼痛的分级标准及常用的疼痛评分或分级方法**
>
> （1）疼痛的分级标准
>
> 世界卫生组织（WHO）将疼痛程度划分为：0 度~Ⅳ度。0 度：不痛；Ⅰ度：轻度疼痛，为间歇痛，可不用药；Ⅱ度痛：中度痛，为持续痛，影响休息，需要止痛药；Ⅲ度：重度痛，为持续痛，不用药不能缓解疼痛；Ⅳ度：严重痛，为持续剧痛伴血压、脉搏等变化。
>
> （2）常用的疼痛评分或分级方法
>
> 疼痛的评分或分级方法有多种，常用的有数字分级法（NRS）、根据主诉疼痛的程度分级法（VRS 法）、视觉模拟法（VAS 划线法）、Wong-Baker 脸法等。
>
> 1）数字分级法（NRS）：用 0~10 分代表不痛程度的疼痛，0 为无痛，10 为剧痛。

疼痛程度分级标准为:0 为无痛;1~3 为轻度疼痛;4~6 为中度疼痛;7~10 为重度疼痛。

2) 根据主诉疼痛的程度分级法(VRS 法):用 0~Ⅲ级代表不同程度的疼痛。0 级为无疼痛。Ⅰ级(轻度)为有疼痛但能忍受,生活正常,睡眠无干扰。Ⅱ级(中度)为疼痛明显,不能忍受,要求服用镇痛药物,睡眠干扰。Ⅲ级(重度)为疼痛剧烈,不能忍受,需用镇痛药物,睡眠干扰严重可伴自主神经紊乱或被动体位。

3) 视觉模拟法(VAS 划线法):在无痛 / 剧痛之间划一条长线(一般长为100mm),线上不做标记、数字或词语,以免影响评估结果。一端代表无痛,另一端代表剧痛,让患者在线上最能反应自身疼痛程度之处划一交叉线。

4) Wong-Baker 脸法:针对婴儿或无法交流的患者用前述方法进行评估比较困难时,可通过画有不同面部表情的图画评分来评估:无痛、有点痛、稍痛、更痛、最痛。

病史补充

疼痛分级——NRS 评分 7 分,根据 WHO 疼痛程度划分为Ⅲ度:重度痛。

2019 年 4 月 20 日　腰部疼痛,完善腰椎 MRI 示:L1、L2 椎体见骨质破坏,考虑转移性骨损害。

问题二　该患者下一步止痛药物如何选择?

思路　针对肿瘤导致的疼痛,积极治疗原发肿瘤是关键,其次需对症止痛治疗。患者既往曾口服非甾体抗炎药,止痛效果不佳,根据癌因性疼痛的三阶梯给药原则,选用弱阿片类第二阶梯止痛药。

知识点 2

癌因性疼痛的处理原则

根据 WHO 三阶梯止痛原则,强调口服给药,按时给药,按阶梯用药,注意具体细节,个体化用药。

第一阶梯为以阿司匹林为代表的非甾体抗炎药,常用药物包括对乙酰氨基酚、阿司匹林、布洛芬、右酮洛芬等。

第二阶梯为以可待因为代表的弱阿片类药物。常用药物有可待因、氨酚待因、盐酸布桂嗪、曲马多等。

第三阶梯为以吗啡为代表的强阿片类药物。此阶梯常用药物有吗啡、羟考酮、芬太尼等。非阿片类药物可增强阿片类药物的效果,又可减少阿片类药物用量,降低药物的成瘾性。

注意患者止痛疗效的评估,积极处理爆发痛,24 小时滴定药物剂量。

问题三　患者目前治疗方案如何?

思路　中西医结合,内治与外治兼施。

1. 西医诊断　左肺腺癌,骨转移,癌因性疼痛。

2. 西医治疗原则　以内科药物治疗为主,必要时可考虑肺部及骨转移处姑息性放疗。骨转移可选择双磷酸盐类等药物,止痛药物可调整为弱阿片类药物＋非甾体抗炎药物。

3. 中医诊断　癌因性疼痛,证属气滞血瘀。

4. 辨证分析　患者诊断较明确,目前肩背部、腰部疼痛,拒按,属实证;疼痛呈针刺样,痛处固定,夜间疼痛加重,是为瘀血阻络、不通则痛。结合患者舌暗有瘀斑,舌底脉络迂曲,脉涩,为血瘀之舌象。故辨证为气滞血瘀证。

5. 治则方药

活血化瘀、理气止痛。

生川芎 15g	桃仁 10g	红花 15g	羌活 9g
当归 15g	地龙 10g	香附 10g	延胡索 30g
甘草 9g	柴胡 10g	佛手 15g	川楝子 9g

方中生川芎、桃仁、红花、当归等活血化瘀;柴胡、香附、佛手、川楝子理气;延胡索行血中之气滞、气中之血滞,现代药理研究证实其所含延胡索乙素有镇痛、镇静作用;甘草缓急止痛、调和诸药。

中药外治:青黛、乳香、没药、川芎、冰片等打粉制作药膏外敷痛处。

中成药治疗:华蟾素片,每次 0.9g,每日 3 次。

针刺:阿是穴、血海、肾俞、腰阳关、委中等。

知识点 3

癌因性疼痛的中医辨证思路

（1）辨正虚

肿瘤患者正气不足,气血津液亏虚,脏腑经络失养而致"不荣则痛""因虚致痛"是癌痛发生的主要病机之一,其贯穿了癌性疼痛发展的始终,尤以肿瘤晚期更为突出。根据虚在气、在血、在阴、在阳、在脏、在腑的不同,治法不同。如:气虚者常用黄芪、党参、白术等;血虚者常用当归、鸡血藤、白芍、何首乌等;阳虚者常用补骨脂、杜仲、续断等;阴虚者选用沙参、麦冬、黄精、女贞子、龟甲等。在辨别气血阴阳时,也要注重脏腑辨证。一般认为癌痛的发生与脾、肾关系密切,有研究表明:健脾益气药物能增加肿瘤患者的抗痛能力,应用补肾药物有助于疼痛的控制。另一方面可佐以固涩法,收敛正气的耗散,防止因虚脱而致的正气衰竭,加剧疼痛,常用补中益气汤、四神丸等加减。

（2）辨邪实

中医学认为肿瘤患者全身属虚,局部属实,气滞、血瘀、痰凝既是癌瘤发生的病机之一,又是肿瘤病变过程中的病理产物。"不通则痛"是患者癌性疼痛发生的另一大原因。根据疼痛的性质、特点以及伴随症状进行辨证。气郁疼痛多在主证基础上加用理气止痛法,如金铃子散、半夏厚朴汤等加减。瘀血疼痛以五逐瘀汤为基础方,进行辨证加减。痰浊内阻,诸症多变,以化痰通络、散结止痛为主,选半夏、南星、贝母、昆布、僵蚕、皂荚、甘遂、山慈菇、瓜蒌、天竺黄等。

可根据不同经络辨证选用不同的引经药物,如足少阴肾经选独活、桂枝,足太阳膀胱经选羌活,手阳明大肠经选白芷、升麻,足厥阴肝经选青皮、吴茱萸、川芎、柴胡等。

(3) 辨寒热

中医学认为肿瘤为阴寒证,其本质在于"阴成形"。癌瘤是产生癌性疼痛的病理基础,故癌痛的发生亦多与阴寒之邪有关。患者除了疼痛之外,伴有典型的脾肾阳虚症状,临床用药常以温阳散寒、调畅气血为治疗原则,常用药物有附子、肉桂、细辛、干姜、丁香、乌药、桂枝、川椒、荜茇、小茴香、吴茱萸、川乌等药。寒性凝滞,故佐以少量理气行血的药物可以加强疗效,如:延胡索、川楝子、木香等。

热毒内蕴而致的癌性疼痛多见于中、晚期肿瘤患者,尤其是当肿瘤体积迅速增长、伴有坏死或继发感染时,更易发生。治疗以疏散热邪,清热解毒为主,常用药物半枝莲、黄连、黄柏、金银花、连翘、蒲公英、石膏、山栀、白花蛇舌草、野菊花、败酱草、龙胆草、山豆根、重楼、苦参、大黄、牛黄、青黛等。但清热药多苦寒,可伤阴、伤胃气,需注意护阴、顾胃。

(4) 内外合治

针对肿瘤疼痛的部位、性质,进行综合辨证,可内外合治,争取更好的疗效。中医外治法治疗癌性疼痛,主要包括中药外敷、涂擦、熏洗、针灸、中药灌肠等。外敷包括患处穴位贴敷及局部敷贴,起到整体调节及局部治疗的作用,多采用散结止痛、活血化瘀为主的中药。常用外用药物有延胡索、罂粟壳、川乌、草乌、马钱子、青黛、血竭、乳香、没药、土鳖虫、蟾蜍等,可根据气滞、血瘀、寒凝等不同的病机加用三棱、莪术、川芎、红花、赤芍、丁香、天南星、细辛等相应的药物配伍。针灸包括体针、耳穴、穴位埋线、艾灸等,常用穴位有阿是穴、合谷、支沟、内关等。根据不同经络辨证,可加用相应穴位:如肝经可加用太冲、丘墟,胃经可加用足三里、三阴交。根据原发病变或疼痛部位,可配合相应的背俞穴。根据患者辨证虚实定补泻手法。

知识点4

癌因性疼痛的中医分证论治

证型	主症特点	舌脉	治法	方药
气血亏虚	痛势隐隐,绵绵不休,形体消瘦,面色无华,神疲懒言	舌淡苔薄白,脉细弱	益气养血和营通络	黄芪桂枝五物汤加减

续表

证型	主症特点	舌脉	治法	方药
中气下陷	内脏下垂,便意频数,或久泄不止等	舌淡,苔薄白,脉虚无力	补中益气升阳举陷	补中益气汤加减
心神不安	心烦,失眠健忘,多梦焦虑	舌淡,苔白,脉弦细	宁心安神	安神定志丸合归脾汤加减
血瘀	痛如针刺,痛有定处,夜间痛甚	舌瘀暗或有瘀斑,脉涩	活血化瘀通络止痛	身痛逐瘀汤或血府逐瘀汤等加减
气滞	胀痛,痛无定处,伴嗳气、善太息	舌淡苔薄白,脉弦	理气行滞	金铃子散加减
寒凝	冷痛,得温痛减,遇寒加剧。兼四肢不温、小便清长等	舌淡胖大,苔白,脉沉细	散寒止痛	乌头汤加减
热结	热痛,较剧烈,得冷稍减,或见局部红肿,高热等	舌质红绛,苔薄黄,脉数	清热止痛	白虎加桂枝汤加减
痰聚	疼痛重着,多为钝痛、胀痛等,伴头晕、痰涎壅盛	舌苔厚腻,脉滑	化痰通络	双合汤加减

问题四　本患者可能出现的并发症有哪些? 预后如何?

思路　该患者目前肺癌及骨转移诊断明确,出现肺癌大咯血、胸腔积液、阻塞性肺炎、病理性骨折等并发症。因疼痛,且服用止痛药,可出现睡眠障碍、营养不良、消化道出血、便秘等。如多学科综合治疗有效,病情可望控制,延长生存时间,否则预后不佳。

📑 知识点5

癌因性疼痛的音乐疗法及心理疗法

音乐疗法的历史可追溯到春秋战国时期。《黄帝内经》中提出五音为"宫、商、角、徵、羽"。五音调节五脏,肝属木,在音为角,在志为怒;心属火,在音为徵,在志为喜;脾属土,在音为宫,在志为思;肺属金,在音为商,在志为忧;肾属水,在音为羽,在志为恐。如病位在肝,可聆听《江南好》;病位在脾脏,可聆听《春江花月夜》等。音乐疗法是一种非药物性辅助疗法,是一个系统的干预过程,是通过生理和心理两个方面的途径来缓解疼痛,具有低风险、易施行、痛苦小、费用低等优点。选择适宜的、患者喜好的音乐是治疗的关键,让患者全身心感受音乐带来的舒适,用积极正面的态度对待疼痛。

心理疗法:止痛药物加心理疗法,可提高止痛效果。疏导安慰患者,使其消除恐惧感、惧怕"药物成瘾性"的心理等,可采用暗示疗法、节律性深呼吸等,必要时可使用药物治疗。

知识点 6

癌因性疼痛的日常护理

（1）环境：保持室内安静、空气新鲜、光线柔和，可摆放患者喜欢的饰品。

（2）饮食：可根据患者喜好，饮食结构多样化、营养均衡，易消化。可多食抗癌食物。

（3）心理：医护人员与患者家属共同给予患者心理支持，帮助患者克服恐惧、焦虑情绪，使患者树立治疗信心，提高生存质量。

（4）生活：规律作息，定时服药，应注意休息。康复期患者可进行适当的锻炼，以增强体质，避免剧烈运动。

【临证要点】

1. 根据患者疼痛的程度、评分，选用不同的止痛药，按照三阶梯给药原则进行止痛治疗，减轻患者痛苦。

2. 充分评估能控制患者疼痛的剂量，在前一次药效消失之前给予下次剂量药物，保持疼痛连续缓解。

3. 如患者因突发剧痛，可按需给药，根据患者不同病情，给药方式可选用口服、透皮贴、肌内注射等。

4. 癌痛的病机常虚实夹杂，中医治疗需辨清虚实、兼证等，适当加减药物，治则治法应随证变化。不可一味补益，也不可一味祛邪。

5. 外治法及非药物治疗可帮助缓解疼痛，根据患者疼痛情况及不同需求，灵活运用。

【诊疗流程】

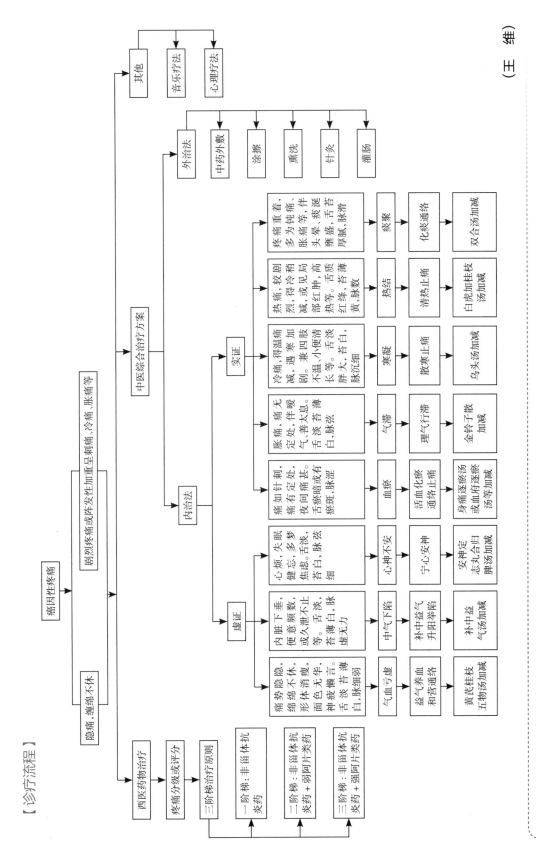

癌因性疼痛

- 剧烈疼痛或阵发性加重呈刺痛、冷痛、胀痛等
- 隐痛，缠绵不休

西医药物治疗 → 疼痛分级或评分 → 三阶梯治疗原则
- 一阶梯：非甾体抗炎药
- 二阶梯：非甾体抗炎药+弱阿片类药
- 三阶梯：非甾体抗炎药+强阿片类药

中医综合治疗方案 → 内治法、外治法、其他

外治法：中药外敷、涂擦、熏洗、针灸、灌肠

其他：音乐疗法、心理疗法

内治法 → 实证、虚证

实证：
- 疼痛重着，多为钝痛、胀痛等，伴头晕，痰盛，舌苔厚腻，脉滑 → 痰聚 → 化痰通络 → 双合汤加减
- 热痛，较剧烈，得冷稍减，或见局部红肿，高热等。舌质红绛，苔薄黄，脉数 → 热结 → 清热止痛 → 白虎加桂枝汤加减
- 冷痛，得温痛减，遇寒痛剧，兼四肢不温，小便清长等。舌苔白，脉沉细 → 寒凝 → 散寒止痛 → 乌头汤加减
- 胀痛，痛无定处，伴嗳气，善太息。舌苔薄白，脉弦 → 气滞 → 理气行滞 → 金铃子散加减
- 痛如针刺，痛有定处，夜间痛甚。舌质暗或有瘀斑，脉涩 → 血瘀 → 活血化瘀通络止痛 → 身痛逐瘀汤或血府逐瘀汤等加减

虚证：
- 心烦，失眠，多梦，健忘，焦虑。舌淡，苔白，脉弦细 → 心神不安 → 宁心安神 → 安神定志丸合归脾汤加减
- 内脏下垂，便意频数，或久泄不止等。舌淡，苔薄白，脉虚无力 → 中气下陷 → 补中益气升阳举陷 → 补中益气汤加减
- 痛势隐隐，绵绵不休，形体消瘦，面色无华，精神疲惫懒言。舌淡，苔薄白，脉细弱 → 气血亏虚 → 益气养血和营通络 → 黄芪桂枝五物汤加减

（王　维）

？ 复习思考题

1. 杜冷丁属强效阿片类镇痛剂,为什么不推荐用于控制慢性疼痛?
2. 中药外敷止痛有哪些禁忌?
3. 疼痛的中医治疗原则?

参考文献

1. 李忠,王沛.浅述癌性疼痛的中医论治八大法[J].中国临床医生,2000,28(9):40-42.
2. 刘彬,陈喆.中药外用治疗癌性疼痛的研究进展[J].按摩与康复医学,2016,7(1):1-3.
3. 谈步梅.音乐治疗在改善癌症患者疼痛中的应用[J].中外健康文摘,2013,(25):246-247.

第三节　癌因性发热

培训目标

1. 了解癌性发热的诊断标准。
2. 掌握癌性发热辨证思路及分证论治。

　　癌因性发热是指癌症患者在排除感染、抗生素治疗无效的情况下出现的直接与癌症有关的非感染性发热和患者在肿瘤发展过程中因治疗而引起的发热。中医认为本病的病因病机主要为:气机郁结、瘀血阻滞、内湿停聚、中气不足、血虚失养、阴精亏耗、阳气虚衰。病位在脏腑经络。病理因素为"气""瘀""湿"。病理性质可分实证、虚证两类,以虚证居多,也有正虚邪实或虚实夹杂者。基本治则以扶正祛邪为关键。属实者,宜以解郁、活血、除湿为主,适当配伍清热;属虚者,则应益气、养血、滋阴、温阳;对虚实夹杂者,则宜兼顾之。本病以发热为主要症状,热势多为低热,少数患者也有高热,一般发热不恶寒,或虽有冷感,但得衣被可减轻或消失;发热或持续或时作时止,或发有定时;多伴有头晕、乏力、自汗、盗汗等症。根据证候的不同,分别有阴虚、阳虚、气虚、血虚、气郁、湿郁、血瘀等不同的证候特征,同时伴有原发肿瘤的相应临床症状。

【典型案例】

　　患者马某,男,67岁,退休。初诊日期:2014年11月8日。

　　主诉:间断发热半个月。

　　现病史:2014年11月8日,患者无明显诱因出现发热,遂于当地医院就诊,行肺部CT示:右肺门占位实变影,大小约8.9cm×6.2cm,考虑恶性可能性大。遂行支气管镜下活检示:右肺鳞癌。此后患者反复出现发热,体温波动在37.5~38.8℃之间,白天轻,下午和夜间尤甚,夜间明显,无畏寒。每日服用尼美舒利退热,同时配合滋阴清热、甘温除热中药治疗,病情未见缓解,且日益加重,发热更甚,伴有间歇性右背部疼痛,呈针刺样痛,痛处固定不移。现为求进一步治疗于我院门诊就诊,行血常规示:白细胞 $9.0 \times 10^9/L$,中性粒细胞百分比 62.1%,红细胞 $3.2 \times 10^{12}/L$,血红蛋白 96g/L,血小板 $225 \times 10^9/L$。大便常规:黄色软便,潜血阴性。肝功能、肾功能示:未见明显异常。尿常规:未见明显异常。呼吸道病毒:阴性。支原体、衣原体检测:阴性。结核抗体:阴性。血电解质、空腹血糖及二氧化碳结合力均正常。乙肝五项:阴性。丙肝抗体:阴性。

　　既往史:否认高血压、冠心病、糖尿病等其他内科疾病史,否认肺结核、肝炎等传染性疾病史,否认手术外伤史,否认输血史,否认中毒史,否认药物食物过敏史,否认疫水疫区接触史,否认家族遗传病史。既往吸烟史 35 年,每日 25 支,已戒烟 3 年。

　　刻下:午后或夜晚发热,口燥咽干,但不多饮,面色晦暗。

　　舌脉:舌质青紫,苔薄白,脉细涩。

问题一　本患者目前的临床诊断是什么,其诊断依据?

思路

1. 临床诊断　癌因性发热,原发性支气管肺癌,中央型。

2. 诊断依据

(1) 临床症状

午后或夜晚发热,体温波动在 37.5~38.8℃之间,口燥咽干,但不多饮,面色晦暗。既往吸烟史 35 年,每日 25 支,已戒烟 3 年。

(2) 辅助检查

肺部 CT 示:右肺门占位实变影,大小约 8.9cm×6.2cm,考虑恶性可能性大。

支气管镜下活检示:右肺鳞癌。

血常规示:白细胞:$9.0 \times 10^9/L$,中性粒细胞百分比:62.1%,红细胞:$3.2 \times 10^{12}/L$,血红蛋白:96g/L,血小板:$225 \times 10^9/L$。

呼吸道病毒:阴性。

支原体、衣原体检测:阴性。

结核抗体:阴性。

大便常规:黄色软便,潜血阴性。

问题二　还需要进一步完善哪些检查?

思路　为明确诊断,还需要进一步检查,如痰培养、头颅 MRI 或 CT、全腹 MRI 或 CT、骨扫描或 PET/CT 等检查,同时完善血液肿瘤标志物检查。

 知识点 1

癌因性发热常用辅助检查

(1) 影像学检查

为明确原发癌肿的情况,通常进行相关影像学检查,如头部或腹部 MRI 或

CT,胸部 CT、胃肠镜等检查。不同的影像学检查方法可以协助了解病灶的大小和局部淋巴结的转移情况,有助于原发癌肿的诊断和分期。骨扫描、全身 PET/CT、全身 PET/MRI 等检查可以进一步排除远处脏器受肿瘤侵犯的情况。

　　(2) 病理学检查

　　根据原发癌肿部位不同,行活检术,明确其病理分型。病理诊断是恶性肿瘤确诊的金标准。

　　(3) 实验室检查

　　痰涂片或培养,血、尿、便、骨髓、脑脊液和局部病变的分泌物检测。

病史补充

　　生活质量——PS 评分 1 分。

　　2014 年 11 月 10 日　头颅 MRI:多发性腔隙性脑梗死。

　　2014 年 11 月 10 日　全腹 CT:未见明显异常。

　　2014 年 11 月 11 日　骨扫描:全身未见放射性异常浓聚,考虑暂无转移性病变。

　　2014 年 11 月 13 日　痰培养:未培养出致病菌。

　　问题三　患者目前治疗方案如何?

　　思路

　　1. 西医诊断　癌因性发热,原发性支气管肺癌,中央型。

　　2. 西医治疗原则　无手术指征,结合 PS 评分,考虑以内科药物治疗为主,必要时可考虑姑息性放化疗。

　　3. 中医诊断　癌因性发热,证属血瘀发热。

　　4. 辨证分析　患者诊断明确,发病时间虽然不久,但长期吸烟,瘀血内停,阻滞经络,使气血不畅,营卫壅遏,引起发热。临床表现以午后或夜晚发热,体温波动在37.5~38.8℃之间,口燥咽干,但不多饮,面色晦暗等为主症的症状,舌质青紫,苔薄白,脉细涩均为血瘀之征象。综上所述,本病为邪盛所致。

　　本病病位在血分,诸症乃生。血属阴,瘀在血分,故多在午间或夜间发热;瘀血在内,则口干咽燥;由于热郁于营血中,故又饮水不多;新血不生,血气不能濡养头面肌肤,故见面色晦暗。舌质青紫,苔薄白,脉细涩亦可为佐证。综上所述,本病为邪盛所致。

　　5. 治法方药

　　活血化瘀。

桃仁 12g　　　红花 9g　　　当归 9g　　　生地黄 9g

牛膝 9g　　　川芎 4.5g　　桔梗 4.5g　　赤芍 6g

枳壳 6g　　　甘草 6g　　　柴胡 3g

　　方中桃仁破血行滞而润燥;红花活血祛瘀以止痛;赤芍、川芎活血祛瘀;牛膝活血通经,祛瘀止痛,引血下行;生地黄、当归养血益阴,清热活血;桔梗、枳壳,一升一降,宽胸行气;柴胡疏肝解郁,升达清阳,与桔梗、枳壳同用,尤善理气行滞,使气行则血行;桔梗并能载药上行;甘草调和诸药。合而用之,使血活瘀化气行,则诸症可愈。

中成药治疗:大黄䗪虫丸,每次 2 丸,每日 2 次。

针刺:针刺大椎、曲池、合谷、十二井、十宣、内关、血海等。

知识点 2

癌因性发热的中医辨证思路

（1）辨证候之虚实

辨别癌因性发热证候的虚实,对治疗原则确定具有重要意义。癌因性发热虽然虚证者多,但亦有属于实证,或正虚邪实、虚实夹杂者。若属正虚,应进一步辨识是阴虚、血虚,还是气虚、阳虚;若属邪实,应辨识是气郁、瘀血,还是湿热。因虚致实及实邪伤正者,则可以既有正虚又有邪实的表现,而成为正虚邪实、虚实夹杂的证候。

（2）辨病情之轻重

可以结合病程长短、发热情况、兼见症状、舌脉表现等,辨识癌因性发热病情之轻重。一般病程长、热势亢盛、持续发热、兼见症状多、舌象脉象差者,病情较重。若发热不止、四肢厥冷、饮食不入、下利不止、脉疾数无力等,均是病情严重的表现。

知识点 3

癌因性发热的中医分证论治

证型	主症特点	舌脉	治法	方药
气郁发热	发热多为低热或潮热,热势常随情绪波动而起伏,精神抑郁,胸胁胀满,烦躁易怒,口干而苦,纳食减少	舌红,苔黄,脉弦数	疏肝理气解郁泻热	丹栀逍遥散加减
血瘀发热	午后或夜晚发热,或自觉身体某些部位发热,口燥咽干,但不多饮,肢体或躯干有固定痛处或肿块,面色萎黄或晦暗	舌质青紫或有瘀点、瘀斑,苔薄白,脉弦而涩。	活血化瘀	血府逐瘀汤加减
湿郁发热	低热,午后热甚,胸闷脘痞,全身重着,不思饮食,渴不欲饮,呕恶,大便稀薄或黏滞不爽	舌质红,苔白腻或黄腻,脉濡数	利湿清热	三仁汤加减
气虚发热	发热,热势或低或高,常在劳累后发作或加剧,倦怠乏力,气短懒言,自汗,易于感冒,食少便溏	舌质淡,苔薄白,脉细弱	益气健脾甘温除热	补中益气汤加减
血虚发热	发热,热势多为低热,头晕眼花,身倦乏力,心悸不宁,面白少华,唇甲色淡	舌质淡,苔薄白,脉细弱	益气养血	归脾汤加减

续表

证型	主症特点	舌脉	治法	方药
阴虚发热	午后潮热,或夜间发热,不欲近衣,手足心热,烦躁,少寐多梦,盗汗,口干咽燥	舌质红,或有裂纹,苔少甚至无苔,脉细数	滋阴清热	清骨散加减
阳虚发热	发热而欲近衣,形寒怯冷,四肢不温,少气懒言,头晕嗜卧,腰膝酸软,纳少便溏,面色㿠白	舌质淡胖,或有齿痕,苔白润,脉沉细无力	温补阳气引火归原	金匮肾气丸加减

知识点 4

癌因性发热中医外治法

(1) 针刺

益气健脾,甘温除热:取穴大椎、内关、间使等。

疏肝解郁,清肝泻热:取穴期门、行间、三阴交等。

(2) 艾灸

取穴气海、关元、百会、神阙、足三里等,以益气健脾,甘温除热。

(3) 耳针

取穴耳尖、耳背静脉、肾上腺、神门等。

(4) 刮痧

选脊柱两侧和背俞穴,刮至皮肤红紫色为度。

问题四 本患者可能出现的并发症有哪些? 预后如何?

思路 本患者确诊癌因性发热。病情可能迁延不愈,病程缠绵,不容易在短时间内治愈,可并发惊厥等症状。若多学科综合治疗原发病,若有效,病情可望控制,带瘤生存,否则预后不佳。

知识点 5

癌因性发热患者日常调护

(1) 保持心情舒畅,怡养情操,利于康复。

(2) 注意病愈初期的修养,避免过劳,适当活动。注意保暖,慎风寒,以免复感外邪。

(3) 饮食宜清淡,少油腻,易消化,多食蔬菜、水果,忌食辛辣、油腻之品,忌烟酒。

(4) 根据身体条件进行适当的体育锻炼,以增强机体抗病能力。

(5) 积极治疗原发病。

【临证要点】

1. 根治原发肿瘤仍然是癌因性发热的主要治疗手段,尽可能地多学科综合治疗,控制原发肿瘤进展。

2. 中医治则灵活加减,分清寒热虚实,若属正虚,应进一步辨识是阴虚、血虚,还是气虚、阳虚;若属邪实,应辨识是气郁、瘀血,还是湿热。因虚致实及实邪伤正者,则可以既有正虚又有邪实的表现,而成为正虚邪实、虚实夹杂的证候。

3. 定期进行影像学及实验室检查,以了解原发病进展情况及发热性质变化情况。

4. 预防并发症及危急重症的出现。并发高热惊厥者,需降温同时积极控制惊厥。

【诊疗流程】

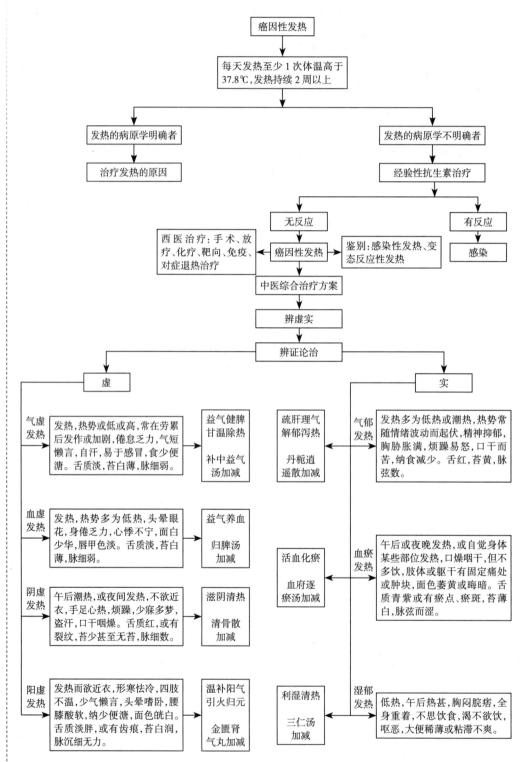

癌因性发热

每天发热至少1次体温高于37.8℃,发热持续2周以上

发热的病原学明确者 → 治疗发热的原因

发热的病原学不明确者 → 经验性抗生素治疗

无反应　　有反应

西医治疗:手术、放疗、化疗、靶向、免疫、对症退热治疗　癌因性发热　鉴别:感染性发热、变态反应性发热

感染

中医综合治疗方案

辨虚实

辨证论治

虚　　实

气虚发热：发热,热势或低或高,常在劳累后发作或加剧,倦怠乏力,气短懒言,自汗,易于感冒,食少便溏。舌质淡,苔白薄,脉细弱。　益气健脾甘温除热　补中益气汤加减

气郁发热：疏肝理气解郁泻热　丹栀逍遥散加减　发热多为低热或潮热,热势常随情绪波动而起伏,精神抑郁,胸胁胀满,烦躁易怒,口干而苦,纳食减少。舌红,苔黄,脉弦数。

血虚发热：发热,热势多为低热,头晕眼花,身倦乏力,心悸不宁,面白少华,唇甲色淡。舌质淡,苔白薄,脉细弱。　益气养血　归脾汤加减

阴虚发热：午后潮热,或夜间发热,不欲近衣,手足心热,烦躁,少寐多梦,盗汗,口干咽燥。舌质红,或有裂纹,苔少甚至无苔,脉细数。　滋阴清热　清骨散加减

血瘀发热：活血化瘀　血府逐瘀汤加减　午后或夜晚发热,或自觉身体某些部位发热,口燥咽干,但不多饮,肢体或躯干有固定痛处或肿块,面色萎黄或晦暗。舌质青紫或有瘀点、瘀斑,苔薄白,脉弦而涩。

阳虚发热：发热而欲近衣,形寒怯冷,四肢不温,少气懒言,头晕嗜卧,腰膝酸软,纳少便溏,面色㿠白。舌质淡胖,或有齿痕,苔白润,脉沉细无力。　温补阳气引火归元　金匮肾气丸加减

湿郁发热：利湿清热　三仁汤加减　低热,午后热甚,胸闷脘痞,全身重着,不思饮食,渴不欲饮,呕恶,大便稀薄或粘滞不爽。

复习思考题

1. 癌性发热的病因病机有哪些？如何理解？
2. 如何理解癌性发热的基本治疗原则？
3. 癌性发热应与哪些疾病相鉴别？
4. 癌性发热的辅助检查有哪些？

参考文献

1. 吴万垠,肿瘤专科病中医临床诊治[M].3 版.北京:人民卫生出版社,2013.
2. 王永炎,严世芸.实用中医内科学[M].上海:上海科学技术出版社,2009.
3. 周岱翰.中医肿瘤学[M].北京:中国中医药出版社,2013.
4. 余小萍,方祝元.中医内科学[M].上海:上海科学技术出版社,2018.
5. 林洪生.恶性肿瘤中医诊疗指南[M].北京:人民卫生出版社,2016.

第二十七章

肿瘤常见并发症

 培训目标

1. 掌握肿瘤常见并发症的中医辨证论治。
2. 熟悉常用中医外治法。
3. 了解中医药治疗优势和特色。

　　肿瘤并发症是指由于肿瘤疾病本身或在肿瘤诊断、治疗过程中所引起的一个、多个甚至是一系列的症状、体征以及其他疾病的总称。例如,肿瘤患者会出现出血的症状(咯血、尿血、便血、呕血及皮下出血等),会出现恶性胸腹腔积液。中医药是肿瘤综合治疗的重要组成部分,在肿瘤并发症中起到一定的治疗作用。本章以此两种常见并发症为主,阐述中医药在肿瘤常见并发症中的治疗作用。

第一节　出　　血

　　出血是以口鼻诸窍、前后二阴出血,或肌肤紫斑为主要临床特征的一类病证。根据出血部位的不同分为:咯血、呕血、便血、尿血、皮下出血。中医认为,本病的病因主要为外感六淫、酒食不节、情志过极、劳倦内伤、久病热病,病机主要为热伤血络、气不摄血、瘀血阻络,病理因素主要为"热""瘀",病理性质可分为虚、实之证。其基本治则为治火、治气、治血。其临床表现以各部位出血为主,同时伴有原发肿瘤的相关临床症状。

一、咯血

（一）临床诊断依据

　　1. **临床症状**　咯血是指从肺或气管而来,随咳嗽从口而出者。常表现为咯血,血色鲜红或夹泡沫,或痰血相兼,痰中带血;同时伴有原发肿瘤的相关临床症状。

　　2. **既往疾病史**　患者有原发性支气管肺癌或肺转移癌等疾病史。

（二）中医辨证论治

　　1. **辨证论治**　参照主病章节的中医分证论治,进行加减治疗。

2. 临床表现　分型特点及中药加减。

(1) 兼夹热邪犯肺者:临床表现为喉痒咳嗽,痰中带血,口干鼻燥,或有身热。舌红少津,苔薄黄,脉数。中药酌情加用桑叶、杏仁、象贝母、栀子、淡豆豉、沙参、藕节、仙鹤草、白茅根等清热润肺、凉血止血之品。

(2) 兼夹肝火犯肺者:临床表现为咳嗽阵作,痰中带血或纯血鲜红,胸胁胀满疼痛,烦躁易怒,口苦。舌质红,苔薄黄,脉弦数。中药酌情加用青黛、地骨皮、桑白皮、海蛤壳、甘草、大蓟、小蓟、侧柏叶等清肝泻肺、凉血止血之品。

(3) 兼夹阴虚肺热者:临床表现为咳嗽,痰少,痰中带血或反复咯血,血色鲜红,口干咽燥,颧红,潮热盗汗。舌质红,苔少,脉细数。中药酌情加用百合、麦冬、生地黄、熟地黄、玄参、当归、白芍、贝母、甘草、白及、白茅根、侧柏叶等滋阴润肺、凉血止血之品。

(三) 中医外治法

(1) 穴位注射:双孔最穴注射鱼腥草注射液。

(2) 针刺:取穴尺泽、孔最、鱼际、肺俞、足三里、太溪等穴。肝火犯肺加行间、劳宫。阴虚火旺加然谷。

(3) 耳针疗法:取下屏尖、脑及出血相应部位和器官等,中等刺激。

二、呕血

(一) 临床诊断依据

1. 临床症状　呕血是指血从胃或食管而来,从口中吐出者。常表现为吐血,血色多为咖啡色或紫暗色或大便色黑如漆,或呈暗红色,也可为鲜红色,且吐血前多有恶心、胃脘不适、头晕等症;同时伴有原发肿瘤的相关临床症状。

2. 既往疾病史　患者有胃癌、肝癌或胃转移癌、肝转移癌等疾病史。

(二) 中医辨证论治

1. 辨证论治　参照主病章节的中医分证论治,进行加减治疗。

2. 临床表现　分型特点及中药加减。

(1) 兼夹胃热壅盛者:临床表现为脘腹胀闷,甚则作痛,吐血色红或紫暗,常夹有食物残渣,口臭,便秘,大便色黑。舌质红,苔黄腻,脉滑数。中药酌情加用大黄、黄芩、黄连、大蓟、小蓟、侧柏叶、荷叶、白茅根、牡丹皮、棕榈炭等清胃泻热、凉血止血之品。

(2) 兼夹肝火犯胃者:临床表现为吐血色红或紫暗,口苦胁痛,心烦易怒,寐少梦多。舌质红绛,苔黄,脉弦数。中药酌情加用龙胆草、栀子、黄芩、柴胡、生地黄、车前子、泽泻、通草、当归、侧柏叶、藕节、白茅根等清肝泻火、凉血止血之品。

(3) 兼夹气虚血溢者:临床表现为吐血缠绵不止,时轻时重,血色暗淡,神疲乏力,心悸气短,面色苍白。舌质淡,苔白,脉细弱。中药酌情加用党参、白术、黄芪、当归、炙甘草、茯神、远志、酸枣仁、木香、龙眼肉、生姜、大枣、仙鹤草、茜草、阿胶等益气摄血之品。

(三) 中医外治法

针刺:取穴上脘、大陵、郄门、神门、鱼际等穴,并用梅花针叩刺人迎及其上下。胃中积热加内庭;肝火犯胃加太冲;气虚血溢加隐白、足三里。

三、便血

(一) 临床诊断依据

1. 临床症状 便血是指血从肛门而下者。常表现为大便色鲜红、暗红或紫暗,甚至黑如柏油样,次数增多;同时伴有原发肿瘤的相关临床症状。

2. 既往疾病史 患者有胃癌、肝癌、大肠癌,或胃转移癌、肝转移癌等疾病史。

(二) 中医辨证论治

1. 辨证论治 参照主病章节的中医分证论治,进行加减治疗。

2. 临床表现 分型特点及中药加减。

(1) 兼夹肠道湿热者:临床表现为便血鲜红,大便不畅或稀溏,或有腹痛,口苦。舌质红,苔黄腻,脉滑数。中药酌情加用地榆、茜草、黄芩、黄连、栀子、槐角等清热化湿、凉血止血之品。

(2) 兼夹气虚不摄者:临床表现为便血色红或紫暗,食少,体倦,面色萎黄,心悸,少寐。舌质淡,苔薄白,脉细。中药酌情加用党参、白术、黄芪、当归、炙甘草、茯神、远志、酸枣仁、木香、龙眼肉、生姜、大枣、仙鹤草、茜草、阿胶等益气摄血之品。

(3) 兼夹脾胃虚寒者:临床表现为便血紫暗,甚则黑色,腹部隐痛,喜热饮,面色不华,神倦懒言,便溏。舌质淡,苔薄白润,脉细。中药酌情加用黄芩、熟地黄、阿胶、白术、甘草、附子、炮姜炭、艾叶、鹿角霜等温阳健脾、养血止血之品。

(三) 中医外治法

针刺:取穴上脘、大陵、郄门、神门、鱼际等穴,并用梅花针叩刺人迎及其上下。胃中积热加内庭;肝火犯胃加太冲;气虚血溢加隐白、足三里。

四、尿血

(一) 临床诊断依据

1. 临床症状 尿血是指血从尿道出者。常表现为尿中混有血液或夹有血丝,排尿时多无疼痛、涩滞感;同时伴有原发肿瘤的相关临床症状。

2. 既往疾病史 患者有肾癌、膀胱癌,或肾转移癌、膀胱转移癌等疾病史。

(二) 中医辨证论治

1. 辨证论治 参照主病章节的中医分证论治,进行加减治疗。

2. 临床表现 分型特点及中药加减。

(1) 兼夹下焦热盛者:临床表现为小便黄赤灼热,尿血鲜红,心烦口渴,面赤口疮,夜寐不安。舌红,苔黄,脉数。中药酌情加用小蓟、竹叶、通草、生地黄、蒲黄、藕节、栀子、当归、甘草等清热泻火、凉血止血之品。

(2) 兼夹脾不统血者:临床表现为久病尿血,面色不华,体倦乏力,气短声低,或兼齿衄、肌衄。舌淡,苔薄白,脉细弱。中药酌情加用党参、白术、黄芪、当归、炙甘草、茯神、远志、酸枣仁、木香、龙眼肉、生姜、大枣、仙鹤草、茜草、阿胶等益气摄血之品。

(3) 兼夹肾气不固者:临床表现为久病尿血,色淡红,头晕耳鸣,精神困惫,腰脊酸痛。舌淡,苔薄白,脉沉弱。中药酌情加用熟地黄、山药、山萸肉、怀牛膝、菟丝子、肉苁蓉、巴戟天、杜仲、五味子、茯苓、泽泻、仙鹤草、蒲黄炭、大蓟、小蓟、槐花等补益肾气、固摄止血之品。

（三）中医外治法

（1）针刺配合穴位注射：取穴三阴交、昆仑、足三里，复方丹参注射液稀释后注入上穴。

（2）推拿疗法：取穴曲池、合谷、肾俞、三阴交等。

五、皮下出血

（一）临床诊断依据

1. 临床症状　皮下出血是指血从肌肤而出者，常表现为肌肤出现青紫斑点，小如针尖，大者融合成片，压之不褪色，好发于四肢，尤以下肢为甚，常反复发作；同时伴有原发肿瘤的相关临床症状。

2. 既往疾病史　患者有骨转移癌或骨髓抑制等疾病史。

（二）中医辨证论治

1. 辨证论治　参照主病章节的中医分证论治，进行加减治疗。

2. 临床表现　分型特点及中药加减。

（1）兼夹血热妄行者：临床表现为皮肤出现青紫斑点或斑块，或伴有鼻衄、齿衄、便血、尿血，或有发热，口渴，便秘。舌红，苔黄，脉弦数。中药酌情加用水牛角、玄参、生地黄、麦冬、金银花、连翘、黄连、竹叶、丹参、紫草、茜草等清热解毒、凉血止血之品。

（2）兼夹阴虚火旺者：临床表现为皮肤出现青紫斑点或斑块，时发时止，常伴鼻衄、齿衄或月经过多，颧红，心烦，口渴，手足心热，或有潮热、盗汗。舌质红，少苔，脉细数。中药酌情加用茜草根、生地黄、阿胶、侧柏叶、黄芩、甘草、牡丹皮、紫草等滋阴降火、宁络止血之品。

（3）兼夹气不摄血者：临床表现为反复发生肌衄，久病不愈，神疲乏力，头晕目眩，面色苍白或萎黄，食欲不振。舌质淡，苔白，脉细弱。中药酌情加用党参、白术、黄芪、当归、炙甘草、茯神、远志、酸枣仁、木香、龙眼肉、生姜、大枣、仙鹤草、茜草、阿胶等益气摄血之品。

附：出血的日常调护

1. 注意饮食有节，起居有常。劳逸适度，避免情志过极。对出血患者要注意精神调摄，消除其紧张、恐惧、忧虑等不良情绪。注意休息，病重者应卧床休息。

2. 严密观察病情的发展和变化，若出现头昏、心慌、汗出、面色苍白、四肢湿冷、脉芤或细数等，应及时救治，以防产生厥脱之证。

3. 宜进食清淡、易于消化、富有营养的食物，如新鲜蔬菜、水果、瘦肉、蛋等，忌食辛辣香燥、油腻之品，戒除烟酒。吐血量大或频频吐血者，应暂予禁食，并应积极治疗引起出血的原发疾病。

（旋　静）

第二节　恶性胸腹腔积液

　　恶性胸腹腔积液,又称癌性胸腹水,是指恶性肿瘤引起的液体积聚在胸膜腔内,是中晚期癌症常见的并发症之一。病因多由于肿瘤细胞浸润胸膜表面,使毛细血管通透性增加,或由于淋巴管、静脉阻塞引起静脉压增高而形成。量少时无明显症状,往往增加迅速,不易控制。中到大量的胸腹水,会产生明显的临床压迫症状,如气急、胸闷、心悸、腹胀等,严重影响了患者的生活,消耗患者的营养和体力精神状态,严重的胸、腹水甚至可危及生命。恶性胸水常见于肺癌、乳腺癌,其次为恶性淋巴瘤、卵巢癌、恶性胸膜间皮瘤、食管癌及病因不明的恶性肿瘤。恶性腹水见于多种恶性肿瘤,最常见的肿瘤为卵巢癌和消化道肿瘤,如结肠癌、胃癌、肝癌、胰腺癌,约占所有恶性腹水的80%,其次为子宫内膜癌、腹腔间皮瘤、乳腺癌、恶性淋巴瘤、恶性黑色素瘤,以及各种癌症的腹膜转移。

一、恶性胸腔积液

　　恶性胸腔积液属于中医"胸痹""胸痛""痰饮""悬饮""支饮"等病证范围。本病是由于正气不足,气血失和,肺热内蕴,气滞痰阻,血瘀毒聚,久病不愈,进而导致肺、脾、肾三脏功能失调,三焦气化不利,以致水饮停聚而成。恶性胸腔积液病机复杂,虚实夹杂、本虚标实。

　　(一)临床诊断依据

　　1. 临床症状　不同程度的呼吸困难,甚至不能平卧、胸闷胸痛、咳嗽,或伴有痰血、体重下降等,少数患者起初无症状。

　　2. 体格检查　局部呼吸音消失,叩诊呈浊音。

　　3. 既往疾病史　多数患者有原发性肿瘤病史,部分患者以胸腔积液为初发症状。

　　4. 辅助检查

　　(1)影像学检查:胸部 X 线摄片、胸部 CT、B 超等均可明确胸腔积液的量。

　　(2)胸腔积液生化及细胞学检查:半数以上的恶性胸腔积液为肉眼血性,大多数为渗出液。胸腔积液细胞学检查可明确病理但阳性率不高,需多次送检。

　　(3)胸膜活检术:未得到细胞学证实的患者可以考虑胸膜活检术,行病理组织学检查。

　　(二)中医辨证论治

　　1. 辨证论治　有明确原发病灶的参照主病章节的中医分证论治,进行加减治疗。总体辨证治疗以扶正祛邪为原则,扶正重在健补脾肾,以及益气、养血;祛邪重在利水化痰,以及清热、利湿、行气、化瘀等治法。

　　2. 临床表现　分型特点及中药加减。

　　(1)兼有肺热气滞者:临床表现为胸部胀闷,持续疼痛,呼吸气促,咳嗽痰多,发热口苦,腹胀纳呆。舌质红,舌苔黄腻,脉滑数。中医以清化痰热为治则,酌加清气化痰丸、半夏甘遂汤加减。

　　(2)以肺脾两虚表现为主者:临床表现为面色淡白,身乏无力,胸闷气急,咳嗽频频,痰白量多,饮食减少,食后胀满,或伴四肢水肿,或面部轻浮,或大便稀薄,或小便量少。舌苔白腻,脉虚、数、濡。中医以益气健脾,解毒逐水为治则,酌加椒目瓜蒌汤、十枣汤加减。

(3) 兼夹痰瘀毒聚,水道不利者:临床表现咳嗽频频,痰白量多,伴有血迹,胸闷气急,呼吸不畅,胸胁隐痛,或肩背疼痛。舌苔白腻,质暗淡或有瘀斑,脉细、涩。中医以化痰逐瘀、泻肺利水为治则,酌加控涎丹、三子养亲汤加减。

(4) 以脾肾两虚为主者:咳嗽频频,痰涎壅盛,胸闷心慌,动则喘甚,面色少华,形寒怕冷,小便量少。舌苔白或腻,舌质淡白,脉细无力。中医以温补脾肾,利水逐饮为治则,酌加保元汤、苓桂术甘汤加减。

(三) 中医外治法

中药外敷

逐水膏:生大黄 3g,大戟 3g,冰片 5g,三七 3g,血竭 3g,山慈菇 5g,硼砂 3g,莪术 3g,麝香 0.3g,黑膏药肉 50g。

将黑膏药肉溶化。余药研成细末,混匀,调入黑膏药内,均匀摊涂在 15 丝厚无毒塑料薄膜上,厚约 0.5cm,将膏药贴在肿瘤所在部位的体表,在膏药上用热水袋加温,每日 2 小时左右,以助药力迅速透入。7 日换药 1 次。当贴敷部位的皮肤出现米粒样小水疱时,可揭掉膏药,1~2 日即自愈,可继续贴敷。适用于肺癌有胸腔积液者。

二、恶性腹腔积液

恶性腹腔积液属于中医"蛊胀""水蛊""蜘蛛蛊""鼓胀"等范畴,其发病机制为积聚日久,正气不足,气血失和,痰饮内聚,瘀毒聚积,损伤肺脾肾三脏之气,以致功能失职,津液不化、水湿停滞而成腹水。虽病机复杂,但不外虚实两端,其虚是肺脾虚弱,肝肾亏损,气血不足,是为本虚;其实是气滞血瘀,水饮停聚是为邪实,成为虚实相杂之证。

(一) 临床诊断依据

1. 临床症状　腹部膨隆,气短乏力,腹胀,形体消瘦,甚者下肢水肿,尿少,大便溏薄。

2. 体格检查　叩诊移动性浊音(+),大量腹水可见腹部膨隆。

3. 既往疾病史　多数患者有原发性肿瘤病史,部分患者以腹腔积液为初发症状。

4. 辅助检查

(1) 影像学检查:腹部彩超检查、CT、MRI 等均可以提示腹腔积液的量。

(2) 腹腔积液检查:恶性腹腔积液多为血性或浆液血性。CEA 或 CA125 升高提示为肿瘤性。腹水细胞学检查可明确病理,但阳性率为 40%,有时需多次送检方可检出。

(二) 中医辨证论治

1. 辨证论治

早期多实证,晚期多虚证,或虚实夹杂。辨证治疗以扶持正气为主,同时跟进祛邪。扶正以健补脾肾为要,祛邪多以行气利水,消瘀化积为法。有明确原发病灶的参照主病章节的中医分证论治,进行加减治疗。在治疗中需审察虚实之轻重,分清攻补之主次。

2. 临床表现　分型特点及中药加减。

(1) 偏于中焦气滞者:临床表现腹大胀满,胀而不坚,胁下痞胀,食后作胀,或觉胀痛,或伴嗳气,大便溏薄,小便短少。舌质淡白,舌苔腻,脉细或濡。治以理气祛湿法,酌加以柴胡疏肝饮、平胃散加减。

(2) 偏于肝脾失和、湿热蕴结者:临床表现腹大坚满,脘腹拒按,胁下痞胀,烦热口苦,渴而不欲饮,食后作胀,或伴嗳气,面目皮肤发黄,小便黄赤,大便溏垢或秘结。舌质淡白,舌苔腻,脉细或濡。治以清热利湿,酌加中满分消丸、茵陈蒿汤加减。

(3) 偏于中气亏损、瘀毒水停者:临床表现脘腹作胀,腹大有水,青筋暴怒,饮食减少,食后胀满,甚则气急心慌,或伴腹痛,四肢水肿,小便量少。舌苔薄白腻,舌质淡暗,舌背色暗,脉细、弦、涩、濡。治以健脾行水、化瘀散结,酌加草薢渗湿汤、疏凿饮子加减。

(4) 偏于脾肾阳虚、水湿停聚者:临床表现面色淡白,形寒怕冷,四肢发凉,心慌气急,动则气喘,饮食减少,恶心呕吐,食后胀急,四肢水肿,面部亦肿,小便量少。舌苔白或腻,舌质淡白,脉沉细、数。治以温补脾肾、化气利水,酌加济生肾气丸、五苓散加减。

(5) 偏于肝肾阴虚、毒瘀水聚者:临床表现面色紫黑,形体消瘦,或有潮热低热,胸闷心慌,动则气喘,腹大有水,腹筋怒张,胁下痞块,或脘腹包块,或伴腹痛,四肢水肿,小便量少。舌苔薄或少苔,舌质暗红,脉细数。治以滋补肝肾、化瘀利水。中药以调营饮、金水六君煎加减。

(三) 中医外治法

(1) 大黄芒硝粉外敷:大黄10g,芒硝150g,研粉装入透气纱布带中,均匀外敷于腹部,待水液析出,药物结块即可,每日1~2次。

(2) 治疗恶性腹腔积液外敷方:生黄芪、莪术各40g,薏苡仁30g,牵牛子、桃仁、红花各50g。热证者,加黄芩、防己各40g;寒证者,加桂枝、猪苓各40g。将上药水煎浓缩呈稀粥状约150ml。洗净腹壁,将浓缩药液敷于肋弓下缘至脐下2寸处,上盖纱布,干后即可穿衣。2日更换1次。一般敷3~5次。

(3) 神阙穴外敷方:生水蛭5g,蜈蚣(带头足)5条,牵牛子、甘遂各10g,枳实30g,薏苡仁20g。将上药共研细末,黄酒调成糊状,以神阙穴为中心,平敷于腹上,厚2mm,4日内换药1次,1剂用2次,4剂为1个疗程。

【临证要点】

1. 对于早期无症状患者,必要时可行诊断性抽液,积极明确病理,以防误诊漏诊。

2. 胸腹腔积液治疗需要兼顾原发病灶的治疗和局部对症治疗,中医治则需随正邪盛衰,攻补有度。

3. 胸腹腔穿刺注意无菌操作,预防局部感染,定期随访血常规、影像学检查。

4. 腹腔放液过程中注意检测血压、维持水电解质平衡。

(程海波　舒鹏　周蕾)

复习思考题

1. 出血的病因病机有哪些？如何理解？
2. 出血部位不同有哪些临床表现？
3. 出血应与哪些疾病相鉴别？
4. 出血的辅助检查有哪些？
5. 恶性胸腹腔积液的主要病机与什么脏腑关系密切？
6. 胸腹腔积液的良恶性如何鉴别？

参考文献

1. 胡成平.2014 恶性胸腔积液诊断和治疗专家共识要点解读[J].中国实用内科杂志,2014,34(08):765-766.

2. 宋宁,张卫国.恶性胸腔积液的控制:英国胸科协会胸膜疾病指南(2010)解读[J].临床荟萃,2011,26(07):557-563.

3. 中华中医药学会.恶性胸腔积液的中医诊疗指南(草案)[A].2007 国际中医药肿瘤大会会刊.2007:3.

4. 张小田.胃癌腹膜转移防治中国专家共识[J].中华普通外科学文献(电子版)[J],2017,11(05):289-297.

5. 李进.肿瘤内科诊治策略[M].3 版.上海:上海科学技术出版社,2017.

6. 王居祥,邹玺.肿瘤内科综合治疗学[M].南昌:江西高校出版社,2013.

PPT 课件

第二十八章

肿瘤治疗相关毒副反应

培训目标

1. 掌握肿瘤相关毒副反应的中医辨证论治。
2. 熟悉常用中医外治法。
3. 熟悉相关毒副反应的临床表现和发生机制。
4. 了解相关症状的日常调护。

手术、放疗、化疗、靶向治疗及免疫治疗是目前晚期恶性肿瘤的常用治疗手段。大部分晚期恶性肿瘤患者会接受放疗、化疗或靶向治疗等综合治疗,放疗、化疗或靶向治疗在治疗肿瘤的同时会对机体造成一定伤害,出现各种毒副反应。例如,化疗会引起恶心呕吐、腹泻、便秘、手足综合征及骨髓抑制等。靶向治疗会出现皮疹、腹泻及手足综合征等。中医药是肿瘤综合治疗的重要组成部分,起替代和补充作用。放疗、化疗或靶向治疗期间,中医药治疗能减轻放疗、化疗或靶向治疗的不良反应,起补充作用。放、化疗结束后,中医扶正抑瘤能防止肿瘤复发、稳定瘤体及提高生活质量,起替代作用。本章就中医药在放疗、化疗或靶向治疗时出现的毒副反应做一阐述。

第一节　消化道反应

消化道反应是在肿瘤综合治疗中或治疗后发生的与药物相关的一系列症状,包括食欲减退、恶心呕吐、腹泻、便秘、黏膜炎、肝损害等,是抗肿瘤药物最常见的毒副反应之一。本小节简要介绍中医药在恶心呕吐、腹泻及便秘的治疗中发挥的作用。

一、恶心呕吐

患者出现的药物相关性恶心、呕吐症状,临床可以单独出现,也可相互兼见。中医认为,本症与药物伤胃、忧思气郁伤及肝脾相关,其病因病机主要为胃失和降、胃气上逆,病位在胃,还与肝、脾有密切的关系。其病理表现不外虚、实两类。总体治则为健脾和胃,降逆止呕。辨证首先要分清虚实,实者重在祛邪,分别施以理气、解郁、消食、化痰等法,辅以和胃降逆之品,以求邪祛胃安之效;虚者重在扶正,分别施以健脾、益气、温阳、养阴等法,辅以降逆止呕之药,以求正复胃和之功;虚实兼夹者当审其标本缓急主次而治之。本病初起呕吐量多,呕吐物多有酸腐气味,久病呕吐,时作时止,呕吐物不多,酸臭气味不甚。大部分患者治疗停止后 3~7 天症状可以逐渐减轻,少数患者呕吐较重,顽固日久,多伤津损液耗气,引起气随津脱等变证。

(一) 临床诊断依据

1. 临床症状　上腹部不适,紧迫欲吐,呕吐胃或部分小肠内容物。

2. 药物应用史　患者有明确静脉或口服化疗药物、靶向药物等抗肿瘤治疗史,且恶心呕吐出现在用药后,与药物相关。

(二) 中医辨证论治

1. 辨证论治　参照主病章节的中医分证论治,进行加减治疗。

2. 临床表现　分型特点及中药加减。

(1) 兼夹寒湿者:临床表现为呕吐食物,吐出有力,突然发生,起病较急,常伴有恶寒发热,胸脘满闷,不思饮食。舌苔白腻,脉濡缓。中药酌情加用藿香、紫苏、白芷等芳香化浊、散寒解表之品。

(2) 兼夹食积者:临床表现为呕吐物酸腐,脘腹胀满拒按,嗳气厌食,得食更甚,吐后反快,大便或溏或结,气味臭秽。舌苔厚腻,脉滑实。中药酌情加用山楂、神曲、莱菔子等消食和胃之品。

(3) 兼夹痰饮者:临床表现为呕吐物多为清水痰涎,胸脘满闷,不思饮食,头眩心悸,或呕而肠鸣。舌苔白腻,脉滑。中药酌情加用半夏、桔梗、白术、茯苓等健脾祛痰化饮之品。

(4) 兼夹肝气郁结者:临床表现为呕吐吞酸,嗳气频作,胸胁胀满,烦闷不舒,每因情志不遂而呕吐吞酸更甚。舌边红,苔薄白,脉弦。中药酌情加紫苏叶、厚朴、郁金、香附、柴胡等理气宽中、疏肝解郁之品。

(5) 兼夹脾胃气虚者:临床表现为食欲不振,食入难化,恶心呕吐,脘部痞闷,大便不畅。舌苔白滑,脉象虚弦。中药酌情加党参、茯苓、白术、陈皮、木香、砂仁等健脾益气、理气降逆之品。

(6) 兼夹脾胃阳虚者:临床表现为饮食稍多即吐,时作时止,面色㿠白,倦怠乏力,喜暖恶寒,四肢不温,口干而不欲饮,大便溏薄。舌质淡,脉濡弱。中药酌情加人参、白术、干姜、甘草等健脾和胃、甘温和中之品。

(7) 兼夹胃阴不足者:临床表现为呕吐反复发作,但呕吐量不多,或仅吐唾涎沫,时作干呕,口燥咽干,胃中嘈杂,似饥而不欲食。舌红少津,脉细数。中药酌情加人参、麦冬、粳米、甘草等滋养胃阴之品。

(三) 中医外治法

1. 针刺疗法——毫针法

循经辨证取穴:取手厥阴、足阳明经穴及相应募穴为主。主穴取内关、足三里、中脘,寒湿型加上脘、胃俞;食滞型加梁门、天枢;痰饮型加膻中、丰隆;肝气犯胃型加阳陵泉、太冲;脾胃虚寒型加脾俞、胃俞。

方法:内关、中脘用泻法,足三里平补泻法,其余各穴均按虚补实泻操作,化疗前

30min 进行,留针 20min,每日 2 次,至化疗结束后 3 天。

2. 穴位注射

取穴:内关、足三里。

药物:甲氧氯普胺、地塞米松、维生素 B_1、维生素 B_6。

方法:每穴 2ml,每日 1 次,化疗前 30min 进行,至化疗结束后 3 天。

3. 耳针

取穴:胃、肝、贲门、神门、交感、食管。

方法:每次取 2~3 穴,捻转强刺激,每日 3~4 次,化疗前 30min 进行,至化疗结束后 3 天。

4. 灸法

适用于恶心呕吐偏于虚寒者。

取穴:中脘、内关、神阙、足三里。

方法:艾炷灸三七壮,化疗前 30min 进行,至化疗结束后 3 天。

5. 穴位贴敷

取穴:神阙。

药物:半夏、生姜。

方法:每日换药 1 次,化疗前 30min 进行,至化疗结束后 3 天。

6. 全息按摩法

(1) 耳部

取穴:耳部取双耳胃穴、脾穴、皮质下、内分泌、交感、大肠穴。

药物:王不留行籽。

方法:胶布粘贴王不留行籽准穴贴压,每穴每次用对压法压迫药籽 60 次。每天 4 次,分别于化疗前、化疗中、化疗后及化疗后 6 小时各 1 次。

(2) 四肢

取穴:双侧内关穴、手三里、足三里、公孙穴、第二掌骨桡侧胃、肝区。

方法:施术者首先按摩整个手部、足部的胃肠、肝脾全息穴,使其完全放松并产生热感,然后施拿法于上述取穴,每穴 100 次。每天 4 次,分别于化疗前、化疗中、化疗后及化疗后 6 小时各 1 次。

(3) 胸腹部

取穴:全息穴位及鸠尾、中脘、天枢穴。

方法:患者平卧,施术者站右侧,持续指压法按揉胃 1~5min,腹 1~4min,全息穴位及鸠尾、中脘、天枢穴每穴 100 次。每天 4 次,分别于化疗前、化疗中、化疗后及化疗后 6 小时各 1 次。

(四) 日常调护

1. 生活调护　注意休息,保存精力,避免风寒暑湿秽浊之邪入侵。

2. 精神调护　放松心态,避免精神刺激,对肝气犯胃者,尤当注意。

3. 饮食调护　饮食宜清淡,适当增加营养,优质低蛋白饮食,忌食肥甘厚腻,勿食生冷瓜果等,禁服寒凉药物。

4. 合理治疗　对呕吐不止的患者,应卧床休息,密切观察病情变化。服药时,尽量选择刺激性气味小的,否则随服随吐,更伤胃气。

5. 服药方法　少量频服为佳,以减少胃的负担。根据患者情况,以温热饮食为宜,并可加入少量生姜或姜汁,以免格拒难下,逆而复出。

二、腹泻

肿瘤治疗相关腹泻是一个复杂的、多因素的临床症状,以排便稀薄及排便次数异常增多为主要表现。其主要机制为化疗药物导致肠黏膜损伤,肠壁细胞炎症、坏死;药物代谢产物积聚,导致肠道功能失衡;肠道免疫屏障破坏;刺激肠蠕动增加等。中医归属"泄泻"范畴。中医认为,药毒因素亦属外邪,易伤胃肠,患者多素体脾虚,不能耐受药邪戕伐,正气耗损,伤脾败胃,肠道分清泌浊、传导功能失司,泄泻乃作。脾虚湿盛是导致本病发生的关键因素。病位在肠,主病之脏属脾,亦与肝、肾有关。治疗应以健脾祛湿为基本原则。急性泄泻以湿盛为主,重用化湿,辅以健脾,辨其寒热,分别采用温化寒湿与清化湿热之法;慢性泄泻以脾虚为主,当予运脾补虚,辅以祛湿,并根据不同证候,分别施以益气健脾升提,温肾健脾,抑肝扶脾之法,久泻不止者,尚宜固涩。

(一)临床诊断依据

1. 临床症状　排便次数多于平时,粪质稀薄,含水量增加,有时脂肪增多,带有不消化食物,或含有黏液脓血,甚至出现血性腹泻等。

2. 药物应用史　患者有明确静脉或口服靶向药物、化疗药物史,其中以氟尿嘧啶类、伊立替康多见,且腹泻症状在用药后出现,与药物相关。

(二)中医辨证论治

1. 辨证论治　参照主病章节的中医分证论治,进行加减治疗。

2. 临床表现　分型特点及中药加减。

(1)兼夹寒湿者:临床表现为泄泻清稀,甚则如水样,腹痛肠鸣,脘闷食少,苔白腻,脉濡缓。若兼外感风寒,则恶寒发热头痛,肢体酸痛,苔薄白,脉浮。中药酌情加用藿香、紫苏、香薷等疏风散邪之品。

(2)兼夹湿热者:临床表现为泄泻腹痛,泻下急迫,或泻而不爽,粪色黄褐,气味臭秽,肛门灼热,或身热口渴,小便短黄,苔黄腻,脉滑数或濡数。中药酌情加用黄芩、黄连、滑石等清热祛湿之品。

(3)兼夹食滞者:临床表现为泻下稀便,臭如败卵,伴有不消化食物,脘腹胀满,腹痛肠鸣,泻后痛减,嗳腐酸臭,不思饮食,苔垢浊或厚腻,脉滑。中药酌情加用神曲、山楂、陈皮、茯苓、半夏等消食导滞之品。

(4)兼夹脾虚者:临床表现为因稍进油腻食物或饮食稍多,大便次数即明显增多而发生泄泻,伴有不消化食物,大便时泻时溏,迁延反复,饮食减少,食后脘闷不舒,面色萎黄,神疲倦怠,舌淡苔白,脉细弱。中药酌情加用党参、茯苓、白术、山药等益气健脾之品。

(5)兼夹肾虚者:临床表现为黎明之前脐腹作痛,肠鸣即泻,泻下完谷,泻后即安,小腹冷痛,形寒肢冷,腰膝酸软,舌淡苔白,脉细弱。中药酌情加用补骨脂、吴茱萸、肉豆蔻等温补肾气之品。

（6）兼夹肝郁者：临床表现为每逢抑郁恼怒，或情绪紧张之时，即发生腹痛泄泻，腹中雷鸣，攻窜作痛，腹痛即泻，泻后痛减，矢气频作，胸胁胀闷，嗳气食少，舌淡，苔薄白，脉弦。中药酌情加用白芍、白术、陈皮、柴胡等疏肝理气之品。

（三）中医外治法

1. 针刺疗法——毫针法

（1）急性腹泻

取穴：中脘、天枢、上巨虚、阴陵泉。

（2）慢性腹泻

取穴：脾俞、章门、中脘、天枢、足三里。

方法：针刺，留针 30min，化疗前 30min 进行，每日 1~2 次，至化疗结束后 3 天。

2. 灸法

取穴：百会、脾俞、中脘、关元、肾俞、大肠俞、神阙。

方法：艾炷灸 30min，化疗前 30min 进行，每日 1~2 次，至化疗结束后 3 天。

3. 穴位敷贴

（1）健脾补肾，涩肠止泻：取穴大肠俞、肾俞、胃俞、脾俞、足三里等。

（2）利水渗湿：取穴三阴交、足三里、神阙、中脘等。

方法：每日换药 1 次，连用 3~7 天，化疗前 30min 进行，至化疗结束后 3 天。

（四）日常调护

1. 注意饮食卫生　饭前便后洗手；隔夜食物要充分加热煮沸后再吃；不吃生冷、不易消化的食物；不吃刺激性大的食物，如辣椒、大蒜等；不吃腐败变质的食物；不吃病死的牲畜和家禽；不喝生水；应食用煮烧熟烂的饭菜。

2. 腹部保暖　要注重腹部保暖，避免着凉，夏季也不宜袒露腹部。

3. 体育锻炼　太极拳、八段锦等。

4. 精神调护　精神紧张，情绪激动，可影响胃肠道功能。培养良好的心理状态，开阔心胸，调节情志是十分必要的，尤其是在就餐的时候，切忌恼怒生气。

5. 及时治疗　及时就诊，并留置粪便标本送医院化验检查，以查明腹泻原因。如果腹泻伴有发热、重度失水的，应及时补充水分，住院进行治疗。

三、便秘

便秘是指使用抗肿瘤药物后出现大便秘结不通，或排便周期延长、排泄不畅的病证。中医认为本病由于药毒伤正，脾胃受损，饮食不节，情志失调所致肠道传导失司。病机多见虚实夹杂，病位在大肠，同时与肺、脾、胃、肝、肾等脏腑的功能失调相关。其病性可概括为寒、热、虚、实四个方面，分为热秘、冷秘、气秘、气虚秘、血虚秘、阳虚秘、阴虚秘。便秘的治疗应以通下为主，但决不可单纯用泻下药，应针对不同的病因采取相应的治法。实秘为邪滞肠胃、壅塞不通所致，故以祛邪为主，给予泻热、温散、通导之法，使邪祛便通；虚秘为肠失润养、推动无力而致，故以扶正为先，给予益气温阳、滋阴养血之法，使正盛便通。肠癌合并便秘一般预后不佳，根据患者不同的症状，辨证施治，部分患者症状可以得到改善。

（一）临床诊断依据

1. 临床症状　大便秘结不通,排便周期延长,或周期不长,但粪质干结,排出艰难,或粪质不硬,虽有便意,但便而不畅。

2. 药物应用史　患者有明确的静脉或口服靶向药物、化疗药物史,且便秘症状在用药后出现,与药物相关。

（二）中医辨证论治

1. 辨证论治　参照主病章节的中医分证论治,进行加减治疗。

2. 临床表现　分型特点及中药加减。

（1）实秘

1）兼夹热邪:临床表现为大便干结,腹胀腹痛,口干口臭,面热心烦,或有身热,小便短赤,舌红,苔黄燥,脉滑数。中药酌情加用大黄、枳实、厚朴、麻子仁、杏仁等泻热导滞、润肠通便之品。

2）兼夹气滞:临床表现为大便干结,或不甚干结,欲便不得出,或便而不爽,肠鸣矢气,腹中胀痛,嗳气频作,纳食减少,胸胁痞满,舌苔薄腻,脉弦。中药酌情加用木香、乌药、沉香、大黄、槟榔、枳实等顺气导滞之品。

3）兼夹寒邪:临床表现为大便艰涩,腹痛拘急,腹胀拒按,胁下偏痛,手足不温,呃逆呕吐,舌苔白腻,脉弦紧。中药酌情加用附子、大黄、党参、干姜、甘草、当归、肉苁蓉、乌药等温里散寒、通便止痛之品。

（2）虚秘

1）兼夹气虚:临床表现大便并不干硬,虽有便意,但排便困难,用力努挣则汗出短气,便后乏力,面白神疲,肢倦懒言,舌淡苔白,脉弱。中药酌情加用黄芪、火麻仁、白蜜、陈皮等益气润肠之品。

2）兼夹血虚:临床表现大便干结,面色无华,头晕目眩,心悸气短,健忘,口唇色淡,舌淡苔白,脉细。中药酌情加用当归、生地黄、火麻仁、桃仁、枳壳等养血润燥之品。

3）兼夹阴虚:临床表现大便干结,如羊屎状,形体消瘦,头晕耳鸣,两颧红赤,心烦少眠,潮热盗汗,腰膝酸软,舌红少苔,脉细数。中药酌情加用玄参、麦冬、生地黄、石斛、沙参等滋阴通便之品。

4）兼夹阳虚:临床表现大便干或不干,排出困难,小便清长,面色㿠白,四肢不温,腹中冷痛,或腰膝酸冷,舌淡苔白,脉沉迟。中药酌情加用肉苁蓉、牛膝、附子、火麻仁等温阳通便之品。

（三）中医外治法

1. 中药保留灌肠　大承气汤保留灌肠。

2. 针刺疗法——毫针法

（1）循经取穴:取天枢、中脘配大肠经腧穴、募穴及下合穴为主。

（2）耳穴:取直肠、大肠、腹、神门,配交感、皮质下。

（3）辨证取穴:实秘用泻法,虚秘针用补法,寒秘可用灸法。

处方:大肠俞、天枢、支沟、上巨虚。热结加合谷、曲池;气滞加中脘、行间;气血虚弱加脾俞、肾俞;寒秘灸气海、神阙。

3. 敷贴法　大黄粉敷神阙。

（四）日常调护

1. 饮食调护　合理膳食，以清淡为主，多吃粗纤维的食物及香蕉、西瓜等水果，勿过食辛辣厚味或饮酒无度。可采用食饵疗法，如黑芝麻、胡桃肉、松子仁等分，研细，稍加白蜜冲服，对阴血不足之便秘，颇有功效。

2. 生活调护　生活起居有规律，不熬夜。养成定时大便的习惯。

3. 精神调护　保持心情舒畅，加强锻炼，特别是腹肌训练，有利于胃肠功能的改善。

（舒　鹏　程海波）

第二节　骨髓抑制

骨髓抑制是指骨髓中的血细胞前体的活性下降，抑制了正常造血细胞的运行，导致血细胞前体的干细胞分裂速度得到抑制。化学治疗、放射治疗以及许多其他抗肿瘤治疗方法，均可不同程度地导致正常骨髓造血干细胞功能受抑制及血细胞损害。骨髓抑制在早期可表现为白细胞尤其是粒细胞减少，严重时血小板、红细胞、血红蛋白均可降低。不同的治疗手段对骨髓作用的强弱、快慢和长短不同，所以反应程度也不同，同时患者还可有疲乏无力、抵抗力下降、易感染、发热、出血等表现，直接影响抗肿瘤治疗指数的提高，也是很多肿瘤患者中断治疗的重要原因。传统中医理论中无骨髓抑制概念，但根据骨髓抑制所出现的不同症状，大多归为中医的"血虚""虚劳""血证"等病症范畴。中医认为骨髓抑制的病机主要是抗肿瘤药物或者放射线作为外邪之毒损伤机体，导致脏腑功能受损、气血虚损。临床主要表现为脾肾不足、气血两虚等。治疗的基本原则是：健脾补肾、益气生血。临床治疗过程中，通过应用健脾补肾、益气生血的中药进行治疗，可起到减轻骨髓抑制、促进气血恢复的作用。

（一）临床诊断依据

1. 临床症状　神疲乏力，体虚易感，发热、头昏、出血、持续性心动过速等。

2. 血液学证据　血常规等提示白细胞、血小板、红细胞及血红蛋白等指标下降。

3. 药物应用史　患者有明确抗肿瘤治疗静脉或口服化疗药物、靶向药物史等，且骨髓抑制的血液学证据及相关症状在用药后出现。

（二）中医辨证论治

1. 辨证论治　参照主病章节的中医分证论治，进行加减治疗。

2. 临床表现　分型特点及中药加减。

（1）兼夹气血两虚者：临床表现为面色苍白，贫血外貌，全身无力，饮食减少，头晕，或易出汗，或伴水肿。舌苔薄，舌质淡白，脉细，重按无力。中药酌情加用太子参、黄芪、当归、熟地黄、白芍、阿胶等补益气血之品。

（2）兼夹肾虚血亏者：临床表现为身体虚弱，形寒怕冷，四肢欠温，腰膝酸软，面色无华，头晕，食欲不振，或易自汗。舌苔薄，舌质淡，脉细、数、软。中药酌情加用鹿角胶、锁阳、补骨脂、肉苁蓉、菟丝子、当归、熟地黄、紫河车等益精补血之品。

（3）兼夹阴虚血亏者：临床表现为贫血貌，神疲乏力，五心烦热，自汗盗汗，或有低热口干，眩晕耳鸣、腰膝酸软、小便短赤。舌苔少，舌质红，脉细数。中药酌情加用麦冬、玄参、熟地黄、阿胶、龟甲胶、地榆、鳖甲等养阴生血之品。

(4) 兼夹脾肾阳虚者:临床表现为面色淡白,畏寒怕冷、身倦乏力,胃纳减少,大便溏薄,腰膝酸软,心慌气短。舌胖,苔白或腻,质淡白,脉细、软、数,重按无力。中药酌情加用肉桂、附子、黄芪、当归、熟地黄、阿胶、白芍等温补养血之品。

(三) 中医外治法

1. 针刺疗法——毫针法

取穴:三阴交、血海、大椎、关元、神阙、脾俞、肾俞等。

方法:化疗前 30min 进行,留针 20min,每日 1 次,至化疗结束后 3 天。

2. 灸法

取穴:督脉。

方法:可选取督脉背部穴位艾灸。化疗开始每日 1 次,至化疗结束后 3 天。

3. 穴位贴敷

取穴:神阙、关元、大椎、双侧足三里、脾俞、肾俞。

药物:红参、肉桂、当归、丁香、补骨脂。

方法:以姜汁调成药饼,加热后贴敷于所选穴位,每日换药 1 次,化疗前 30min 进行,至化疗结束后 3 天。

4. 穴位注射治疗

(1) 黄芪注射液穴位注射:选穴足三里,每次注射 2ml,每日 1 次,注射一穴,两侧穴位隔日交替注射。可用于粒细胞减少和血小板减少的治疗。

(2) 地塞米松注射液穴位注射:选穴足三里,每次注射 3mg,每日 1 次,注射一穴,两侧穴位隔日交替注射。可用于粒细胞减少和血小板减少的治疗。

(四) 日常调护

1. 防护继发感染 化疗期间加强保护,环境消毒,减少病原菌接触,防止感染。

2. 积极治疗原发肿瘤病。

3. 生活调护 生活规律,不熬夜;注意营养,饮食宜清淡,多食高蛋白、高维生素食物,可选择含铁质较多的食品以纠正肿瘤患者的缺铁性贫血。适度锻炼,增强体质。

(舒 鹏 程海波)

第三节 皮 肤 毒 性

皮肤毒性是指在使用抗肿瘤药物后出现的皮肤和黏膜的变态反应或炎症反应,是抗肿瘤药物常见的不良反应之一。中医认为,本病的病因病机由机体禀赋不耐,药毒内侵所致。病位主要在肌肤,与心、肝、肺、脾等脏器相关。其病理因素主要为"湿热""毒""虚"。病理性质在早期多以实证为主,病程后期常出现虚证。基本治则以祛邪解毒为关键,重视养护气、阴。抗肿瘤药物导致的皮肤毒性主要表现为各种皮疹、手足综合征、皮肤干燥、瘙痒、色素沉着、脱皮、脱屑、皲裂、肢端感觉异常等临床症状。临床中以痤疮样皮疹和手足综合征最常见。

（一）临床诊断依据

1. 临床症状　各种皮疹、手足综合征、皮肤干燥、瘙痒、色素沉着、脱皮、脱屑、皲裂、肢端感觉异常等。

2. 药物应用史　患者有明确静脉或口服靶向药物、化疗药物史，且皮肤症状在用药后出现，与药物相关。

（二）中医辨证论治

1. 辨证论治　参照主病章节的中医分证论治，进行加减治疗。

2. 临床表现　分型特点及中药加减。

（1）兼夹风热者：临床表现为皮疹，有丘疹、红斑、风团，发展快，散布或密集出现，瘙痒、潮红，可伴恶寒、发热，口干，小便黄，大便干。舌质红，苔薄黄，脉浮数有力。中药酌情加用金银花、连翘、防风、蝉蜕、知母或苦参等疏风清热之品。

（2）兼夹湿毒者：临床表现为皮疹呈紫红斑、水疱，甚至出现糜烂、渗出、表皮剥脱，瘙痒明显，口干喜饮，小便黄赤，大便干结。舌质红，苔黄腻，脉弦滑。中药酌情加用苍术、薏苡仁、白鲜皮、地肤子或苦参等清热祛湿解毒之品。

（3）兼夹毒入营血者：临床表现为皮疹分布广泛，颜色呈鲜红或紫红，甚则紫斑或血疱，伴高热，神昏，口唇焦燥，尿黄赤，便干燥结。舌红绛，苔少，脉洪数。中药酌情加用黄芩、生地黄、知母、赤芍、紫草、连翘、牡丹皮或石膏等清热凉血解毒之品。

（4）兼夹气阴两虚者：临床表现为皮疹呈暗红斑，瘙痒，干燥、脱屑，口干，乏力，气短，小便黄，大便干结。舌红，少苔，脉细数。中药酌情加用西洋参、沙参、麦冬、生地黄、女贞子或墨旱莲等益气养阴之品。

（三）中医外治法

1. 中药熏洗治疗

阳证：皮疹以丘疹、红斑为主，可选用三黄洗剂、苦参洗剂等类似方，三石水、九华粉剂外搽；皮疹以丘疱疹、水疱、渗出、糜烂为主，选用马齿苋水剂外洗，或用龙胆草、地榆各30g煎水湿敷。广东省中医院熏洗经验方（阳证）：黄柏30g，赤芍30g，蛇床子30g，白鲜皮30g，苦参30g，牡丹皮30g，生地黄30g。

阴证：皮损干燥、脱屑，局部皮肤色黑，局部麻木，选用黄连皮炎膏、青黛膏外搽。广东省中医院熏洗经验方（阴证）：桂枝30g，生川乌30g，忍冬藤30g，生姜30g，何首乌30g，络石藤30g，红花10g，当归30g，黄芪30g。

2. 针灸疗法——毫针法

（1）循经取穴：主穴取内关、血海、曲池、足三里。配穴取合谷、尺泽、曲泽、三阴交、委中。

方法：内关用补法，三阴交、足三里先泻后补法，其余各穴均施泻法，每日1次。

（2）辨证取穴：风热型取风池、大椎、曲池、合谷、血海。湿热型取膈俞、心俞、足三里、血海、曲池。热入营血型取百会、三阴交、人中、血海、风池、十宣，采用泻法，每日1次。

（四）日常调护

1. 防护　避免在太阳下曝晒，不穿紧而不适脚的鞋，避免手和足部的摩擦和挤压，保持皮肤暴露在空气中，保持手足皮肤湿润，有助于预防和促进病灶愈合。

2. 积极治疗原发肿瘤病。

3. 体育锻炼　太极拳、五禽戏、八段锦等。

4. 精神调护　保持乐观、积极向上的生活态度,树立战胜疾病的信心,提高患者的生存质量。

5. 生活调护　生活起居有规律,不熬夜;避免饮酒,忌食辛辣油腻、刺激性食物;饮食宜清淡,多食高蛋白、高维生素食物。适度锻炼,增强体质。

(王　维)

 复习思考题

扫一扫
测一测

1. 泄泻的病因病机有哪些? 如何理解?

2. 便秘的病因病机有哪些? 如何理解?

3. 骨髓抑制常用的西医治疗有哪些?

4. 消化道反应之恶心呕吐的中医病因病机是什么? 主要治则是什么?

5. 皮肤毒性的病因病机有哪些?

6. 皮肤毒性的病理性质有哪些?

7. 皮肤毒性应与哪些疾病相鉴别?

技能与操作

第二十九章

胸腔穿刺、引流术

一、适应证

1. 获取胸腔积液标本,检查性质,协助诊断。

2. 大量胸腔积液或经保守治疗不吸收者。

3. 脓胸时抽出脓液及灌洗治疗。

4. 胸腔内注射药品治疗胸腔积液。

5. 排气以治疗气胸。

二、禁忌证

胸腔穿刺术无绝对禁忌证。其相对禁忌证主要有:

1. 出血性疾病及接受抗凝治疗的患者。必要时对这些患者可用细针进行穿刺。

2. 有精神疾病或不合作的患者,因无法选择正确的体位和控制操作,不宜进行胸腔穿刺。

3. 疑诊为胸腔包虫病的患者,因可引起感染扩散,亦不宜进行胸腔穿刺。

4. 穿刺局部皮肤感染的患者,可更换穿刺部位,否则不应进行胸腔穿刺。

5. 气胸或胸腔积液量过少的患者,一般认为卧位时 X 线检查,胸腔积液厚度小于10mm 者不宜进行胸腔穿刺。

三、术前准备

1. 手术环境及检查用品的准备

手术环境:必须无菌,最好在固定的、消毒的检查室内进行。有时因病情所限,胸腔穿刺亦可在床旁进行。此时应严格注意无菌操作,限制室内人员数量,尽量减少室内人员的走动。

实验器械:胸腔穿刺包 1 个(12 号或 16 号胸腔穿刺针、50ml 注射器及针头、血管钳、洞巾、纱布、橡胶管、治疗碗)、无菌手套、消毒盘、2% 利多卡因、胶布,以及按医嘱准备的其他药物或物品。

2. 患者的准备及术前检查

（1）进行全面、仔细的体格检查，有出血倾向的患者应查血小板计数、出凝血时间等。

（2）对胸腔积液量较小或考虑存在胸膜粘连、胸腔内包裹性积液或存在分隔时，应在穿刺前进行胸部 B 超或 X 线检查，以确定最佳的穿刺部位。

（3）精神过度紧张的患者，可于术前半小时给予地西泮 10mg 或苯巴比妥钠 30mg，或可待因 15mg 肌内注射。

四、操作步骤

1. 患者取坐位，面向椅背，两上肢平放椅背上缘，头伏于前臂上；不能起床者可取半侧卧位，病侧手上举，枕于头下，或伸过头顶，以扩大肋间隙。

2. 穿刺点定位。如为积液，穿刺部位可取叩诊最实音处，结合 X 线、超声波定位，一般可选肩胛线第 7~9 肋间，腋中线第 6~7 肋间或腋前线第 5 肋间。如为积气，患者取半坐位，于第 2 肋间锁骨中线处穿刺。

3. 手术者须戴口罩及无菌手套。穿刺部位按常规消毒，铺洞巾，用 2% 利多卡因局部麻醉至胸膜壁层。

4. 手术者先将穿刺针后胶管用血管钳夹住，然后以左手食指与中指固定穿刺部位皮肤，右手持穿刺针，沿麻醉处肋骨上缘缓慢刺入，当针尖阻力突然消失，则表明针头已入胸腔。助手用血管钳固定穿刺针，接上 50ml 注射器，放开夹住胶管的血管钳，即可抽液或抽气（抽气者也可以与人工气胸箱连接）。吸满针管后，用血管钳夹住胶管，取下注射器，将积液排入碗中，抽气者则排后再抽，如此反复进行。抽吸胸腔积液应记录液体量并送检。一次抽出总量不得超过 1 000ml。液体如为脓性，尚需用生理盐水反复灌洗，最后注射 10~20ml 稀释的抗生素溶液于胸腔内。

5. 排液完毕，拔出针头，压紧针眼片刻，以防出血，盖以无菌纱布，用胶布固定。

6. 嘱患者取健侧卧位，卧床休息，观察患者有无不适。

五、注意事项

1. 做好解释工作，消除患者顾虑，精神紧张者，术前可给予地西泮。

2. 操作中密切观察患者反应，如有头晕、心慌、出汗、面色苍白、胸痛或连续咳嗽，应停止抽液，并做相应处理。

3. 操作轻巧，麻醉要深达壁层胸膜，麻醉后要等候 1~2min 再开始抽液。进针在肋骨上缘，要缓慢，防止损伤肺、心脏及腹腔内脏。

4. 一次抽液不可过多过快，减压性抽液首次不超过 600ml，以后每次不超过 1 000ml。诊断性抽液为 50~200ml 即可。

5. 穿刺与抽液时，应严格注意无菌操作并防止空气进入胸腔。

六、并发症

1. 气胸或血胸。

2. 胸膜反应性休克。

3. 横膈或腹腔脏器损伤。

4. 术后感染。

5. 复张性肺水肿。

（舒 鹏）

第三十章

腹腔穿刺、引流术

一、适应证

1. 腹水原因不明,或疑有内脏出血者。

2. 获取腹腔积液标本,检查性质,协助诊断。

3. 大量腹水引起难以忍受的呼吸困难及腹胀者。

4. 需腹腔内注药者。

二、禁忌证

腹腔穿刺术无绝对禁忌证。其相对禁忌证主要有:

1. 出血性疾病及接受抗凝治疗的患者。必要时对这些患者可用细针进行穿刺。

2. 有精神疾病或不合作的患者,因无法选择正确的体位和控制操作,不宜进行胸腔穿刺。

3. 穿刺局部皮肤感染的患者,可更换穿刺部位,否则不应进行腹腔穿刺。

4. 有肝昏迷前驱症状者。

5. 疑有粘连性结核性腹膜炎、包虫病等。

三、术前准备

1. 手术环境及检查用品的准备

手术环境:必须无菌,最好在固定的、消毒的检查室内进行。有时因病情所限,腹腔穿刺亦可在床旁进行。此时应严格注意无菌操作,限制室内人员数量,尽量减少室内人员的走动。

操作器械:腹腔穿刺包1个(12号或16号腹腔穿刺针、50ml注射器及针头、血管钳、洞巾、纱布、橡胶管、治疗碗)、无菌手套、消毒盘、2%利多卡因、胶布以及按医嘱准备的其他药物或物品。

2. 术前检查

(1) 进行全面、仔细的体格检查,有出血倾向的患者应查血小板计数,出、凝血时间等。

(2) 术前测血压、脉搏、腹围,并嘱患者排空小便。

四、操作步骤

1. 患者取坐位、半卧位、平卧位或侧卧位。对疑有腹腔内出血或腹水量少者行诊断性穿刺时,最好取侧卧位。

2. 一般穿刺点选择在左下腹脐与髂前上棘连线的中 1/3 与外 1/3 的交接处,此处不易伤及腹壁动脉,肠管较游离,也不易损伤。也可选脐与耻骨联合连线中点的上方 1.0cm,偏左或偏右 1.5cm 处,因此处无重要器官。侧卧位穿刺点选在脐水平与腋前线或腋中线相交处,此处常用于诊断性穿刺。如仅有少量积液,尤其有包裹性分隔时,需在 B 超引导下穿刺。

3. 手术者需戴口罩及无菌手套。穿刺部位按常规消毒,铺洞巾,用 2% 利多卡因逐层麻醉至腹膜壁层。

4. 检查腹腔穿刺针是否通畅,连接乳胶管,以血管钳夹紧,从穿刺点进针,有落空感时即达腹腔(一般仅 1.5~2.0cm),放开血管钳,腹水即可流出。若系诊断性穿刺,抽出少量腹水做检查之用即可拔出;若为治疗性放液,一般放液量最多不超过 5 000ml,放液速度不可过快。

5. 放液完毕,拔出针头,覆盖无菌纱布,测腹围。

6. 嘱患者仰卧休息,复查血压、脉搏,测定腹水量,观察患者有无不适。

五、注意事项

1. 做好解释工作,消除患者顾虑,取得配合。

2. 操作时动作要轻巧,麻醉要深达腹膜壁层,麻醉后要等候 1~2min 再开始抽液。

3. 腹水量多者,穿刺针应自穿点附近斜行刺入皮下,然后再垂直刺入腹腔,以防止腹水自穿刺点漏出。

4. 初次放腹水者,速度不宜过快,放液中逐渐拉紧腹部的多头腹带,以防腹压骤减。

5. 如抽出液为血性腹水时,留标本后应停止放液。

六、并发症

1. 腹膜反应性休克。
2. 腹腔脏器损伤。
3. 术后感染。

(舒　鹏)

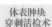

第三十一章

体表肿块穿刺取样活检术

一、适应证

体表可扪及的任何异常肿块,都可穿刺活检。例如乳腺肿块、体表淋巴结等,均可穿刺。

二、禁忌证

1. 凝血机制障碍。
2. 非炎性肿块局部有感染。
3. 穿刺有可能损伤重要结构。

三、术前准备

1. 手术环境及检查用品的准备

手术环境:必须无菌,最好在固定的、消毒的检查室内进行。有时因病情所限,体表肿物穿刺亦可在床旁进行。此时应严格注意无菌操作,限制室内人员数量,尽量减少室内人员的走动。

操作器械:无菌穿刺包(包括洞巾、纱布、镊子、手术刀),穿刺针,5ml 及 10ml 注射器,无菌手套,消毒盘,2%利多卡因,胶布以及按医嘱准备的其他药物或物品。准备好标本处理器皿。

2. 术前检查

(1) 根据患者病史、影像资料,确定操作适应证以及排查禁忌证。

(2) 再次确认凝血时间、血小板计数及凝血酶原时间。

(3) 测血压、心率。

(4) 签署手术知情同意书。

四、操作步骤

1. 患者取易于暴露穿刺部位的体位。
2. 必要时,部分肿块可在 B 超下定穿刺点、方向及深度。

3. 手术者需戴口罩及无菌手套。穿刺部位按常规消毒,铺洞巾,用2%利多卡因做局部浸润麻醉。

4. 检查穿刺针,查看穿刺针是否通畅,针尖是否平整。

5. 穿刺针刺入达肿块表面,将切割针芯刺入肿块1.5~2cm,然后推进套管针使之达到或超过切割针尖端,两针一起反复旋转后拔出。

6. 除去套管针,将切割针前端叶片间或取物槽内的肿块组织取出,放进标本处理器皿,用10%福尔马林液浸泡,送组织学检查。

7. 术后穿刺部位盖无菌纱布,用胶布固定。

8. 嘱患者休息,复查血压、脉搏,观察患者有无不适。

五、注意事项

1. 做好解释工作,消除患者顾虑,取得配合。

2. 操作时动作要轻巧,麻醉后要等候1~2min再开始操作。

3. 肿块靠近血管或神经时,穿刺针不宜大幅度调整针尖方向,避免损伤。

六、并发症

1. 术后感染。

2. 局部神经血管损伤。

3. 反应性休克。

（吴万垠　龙顺钦　杨小兵）

附录　英文缩写名词对照表

缩写名词	英文全称	中文译名
AFP	Alpha-fetoprotein	甲胎蛋白
AFU	α-L-fucosidase	α-L- 岩藻苷酶
ALK	Anaplastic Lymphoma Kinase	间变性淋巴瘤激酶
ASCO	American Society of Clinical Oncology	美国临床肿瘤学会
ATRA	all-trans-retinoicacid	全反式维甲酸
Bcl-2	B-cell lymphoma-2	B 淋巴细胞瘤 -2 基因
bFGF	basic fibroblast growth factor	碱性成纤维细胞生长因子
BFI	Brief Fatigue Inventory	简易疲乏量表
BRAF	V-raf murine sarcoma viral oncogene homolog B1	鼠类肉瘤滤过性毒菌癌基因同源体 B
BTA	Human Bladder tumor antigen	膀胱肿瘤抗原
CA125	Carbohydrate Atigen 125	糖类抗原 125
CA153	Carbohydrate Atigen153	糖类抗原 153
CA19-9	Carbohydrate Atigen 19-9	糖类抗原 19-9
CA242	Carbohydrate Atigen242	糖类抗原 242
CA724	Carbohydrate Atigen724	糖类抗原 724
CEA	Carcino-embryonic Antigen	癌胚抗原
CFS	Cancer Fatigue Scale	癌症疲乏量表
CIN	Cervical Intraepithelial Neoplasia	宫颈上皮内瘤变
CRF	Cancer Related Fatigue	癌因性疲乏
CSCO	Chinese Society of Clinical Oncology	中国临床肿瘤学会
CT	Computed Tomography	电子计算机断层扫描
CTLA-4	Cytotoxic T-lymphocyte- Associated protein 4	细胞毒性 T 淋巴细胞相关抗原 4
CYFRA21-1	Cytokeratin Fragment 21-1	细胞角蛋白 19 片段
DCP	Des-γ-carboxyl Prothrombin	异常凝血酶原

缩写名词	英文全称	中文译名
DIC	Disseminated Intravascular Coagulation	弥散性血管内凝血
DNA	Deoxyribo Nucleic Acid	脱氧核糖核酸
DWI	Diffusion Weighted Imaging	磁共振弥散加权成像
TBNA	Transbronchial Needle Aspiration	经支气管细针穿刺
EBV	Epstein-Barr virus	EB 病毒
ECT	Emission Computed Tomography	同位素发射计算机断层显像
EGFR	Epidermal Growth Factor Receptor	表皮生长因子受体
ER	Estrogen Receptor	雌激素受体
EBUS	Endobroncheal Ultrasonography	支气管内超声波检查法
EUS	Endoscopic Ultrasonography	超声内镜
FACT-F	Functional Assessment of Cancer Therapy : Fatigue	癌因性疲乏量表
FIGO	International Federation of Gynecology and Obstetrics	国际妇产科联盟
FISH	Fluorescence in situ hybridization	荧光原位杂交
FPSA	Free Prostate Specific Antigen	游离性前列腺特异性抗原
HE-4	Human epididymis protein 4	人附睾蛋白 4
HER2	Human Epidermal growth ractor Receptor-2	原癌基因人类表皮生长因子受体 2
HE 染色	Hematoxylin-eosin staining	苏木精 - 伊红染色法
HPV	Human papilloma virus	人乳头瘤病毒
IL-2	Interleukin-2	白介素 -2
IRF-4	Interferon Regulatory Factor4	干扰素调节因子 4
KPS	Karnofsky Performance Status	Karnofsky 功能状态评分标准
KRAS	Kristen rat sarcoma oncogene homolog	大鼠 Kristen 肉瘤病毒癌基因同源基因
MC1R	Melanocortin 1 Receptor	黑素皮质素 1 型受体
MDT	Multiple Disciplinary Team	多学科诊疗模式
MM	Multiple Myeloma	多发性骨髓瘤
MMP-2/9	Matrix metalloproteinase-2/9	基质金属蛋白酶 -2/9
MMR	Mismatch Repair gene	错配修复基因
MRCP	Magnetic Resonance Cholangiopancreatography	磁共振胆胰管造影

续表

缩写名词	英文全称	中文译名
MRI	Magnetic Resonance Imaging	核磁共振断层扫描
MSI	Microsatellite instability	微卫星不稳定性
NCCN	National Comprehensive Cancer Network	美国国立综合癌症网络
NK	Natural killer cell	自然杀伤细胞
NRAS	Neuroblastoma rat sarcoma oncogene homolog	成神经细胞瘤鼠肉瘤癌基因
NRS	Numerical Pain Rating Scale	数字分级法
NSE	Neuron-specific Enolase	神经特异性烯醇化酶
PCNA	Proliferating Cell Nuclear Antigen	增殖细胞核抗原
PD-1	Programmed cell death protein 1	程序性死亡受体 1
PD-L1	Programmed cell death protein-ligand 1	程序化死亡受体 - 配体 1
PET/CT	Positron Emission Tomography/Computed Tomography	正电子发射计算机断层扫描 /X 线计算机体层成像
PET/MRI	Positron Emission Tomography/Magnetic Resonance Imaging	正电子发射计算机断层扫描 / 核磁共振断层扫描
PR	Progesterone Receptor	孕激素受体
PS	Performance Status	功能状态评分
RAS	Rat sarcoma viral oncogene	大鼠肉瘤病毒癌基因
RT-PCR	Reverse Transcription-Polymerase Chain Reaction	逆转录 - 聚合酶链反应
SCC	Squamous cell carcinoma antigen	鳞状细胞相关抗原
TCT	Thinprep cytologic test	液基细胞学检查法
TGF	Transforming growth factor	转化生长因子
TNF-α	Tumor necrosis factor-α	肿瘤坏死因子 -α
TPS	Tissue Polypeptide Specific Antigen	组织多肽特异性抗原
TPSA	total Prostate Specific Antigen	总前列腺特异性抗原
TRAIL	TNF-related apoptosis-inducing ligand	肿瘤坏死因子相关凋亡诱导配体
TVS	Transvaginal Ultrasound	经阴道超声检查
VEGF	Vascular Endothelial Growth Factor	血管内皮生长因子
VEGF-R	Vascular Endothelial Growth Factor Receptor	血管内皮生长因子受体
VRS	Verbal Rating Scale	视觉模拟法
WHO	World Health Organization	世界卫生组织

续表

缩写名词	英文全称	中文译名
γ-GGT	γ-glutamyltranspeptidase isoenzyme-Ⅱ	γ- 谷氨酰转肽酶同工酶Ⅱ
18F-FDG	18F-flurodeoxyglucose	18F- 脱氧葡萄糖
	Caspase-3	半胱氨酸蛋白酶 -3
	XELOX	化疗方案:5 氟尿嘧啶联合奥沙利铂

复习思考题答案要点与模拟试卷